Leopoldine Pokieser
Klaus Bernhardt
Alois Kreuzer
Johann Schalleschak

Klinische Zytologie
der Lunge und Pleura

Handbuch und Farbatlas

SpringerWienNewYork

Prim. Dr. Leopoldine Pokieser
OA Dr. Klaus Bernhardt
OA Dr. Alois Kreuzer
OA Dr. Johann Schalleschak
Otto Wagner Spital Wien, Österreich

Gedruckt mit Unterstützung von
Abbott GesmbH Wien
Becton Dickinson GesmbH
DAKO Diagnostics AG Wien
Laborchemie Gerätevertriebs GesmbH
Roche Diagnostics GesmbH Wien
Stiftung zur Förderung der Bekämpfung der Tuberkulose
und anderer Lungenerkrankungen

Satz: Scientific Publishing Services, Madras
Druck und Bindearbeiten: Druckerei Theiss, A-9400 Wolfsberg

Gedruckt auf säurefreiem, chlorfrei gebleichtem Papier – TCF

SPIN: 10695598

Mit 229 färbigen Abbildungen

Die Deutsche Bibliothek – CIP Einheitsaufnahme
Ein Titeldatensatz für diese Publikation ist bei
Der Deutschen Bibliothek erhältlich

ISBN 3-211-83536-9 Springer-Verlag Wien New York

*Dieses Buch widmen wir unseren Familien,
die mit viel Verständnis
unsere Arbeit ermöglicht haben.*

Vorwort

„Das Wichtige bedenkt man nie genug."
(Goethe, Die natürliche Tochter III.1.)

Die tägliche Routinearbeit des Zytologen ist nicht auf die Beurteilung mikroskopischer Zellbilder beschränkt, sondern muss eine Reihe anderer Aspekte und Informationen für die Diagnose eines Krankheitsprozesses mit einbeziehen. Nur mit klinischen und radiologischen Befunden sowie einer ausführlichen Anamnese des Patienten und seinen Krankheitssymptomen können zytologische Bilder richtig interpretiert werden und zu einer exakten Diagnose führen. Das Wichtige einer guten Zytodiagnostik liegt somit in der engen Zusammenarbeit zwischen Klinikern, Radiologen, Laborärzten und Zytologen.

Die Zytologie der Lunge und Pleura erfordert besonders die interdisziplinäre Zusammenschau der Befundergebnisse, weil die Lunge, mehr als irgend ein anderes Organ, endogenen wie auch exogenen Krankheitsursachen ausgesetzt ist und der Respirationstrakt von allen Organen am häufigsten erkrankt.

Mit unserem interdisziplinären Handbuch beabsichtigen wir, dem Leser einen schnellen und detaillierten Zugang zur Information über die Erkrankungen der Lunge und Pleura zu geben und die jeweiligen zytologischen Korrelate mit morphologischen Beschreibungen und Farbbildern aufzuzeigen.

Seit Mitte der fünfziger Jahre ist im Otto Wagner Spital die klinische Anwendung der Zytodiagnostik im Bereich der Lunge und Pleura eine etablierte Untersuchungsmethode.

Durch die technische Weiterentwicklung der Bronchoskopie und bildgebender Verfahren, wie Ultraschall und Computertomographie, hat sich in den letzten Jahren die Art und die Zahl der Gewinnungsmethoden zytologischer Untersuchungsmaterialien um ein Vielfaches erweitert. Die routinemäßige Anwendung von Zusatzuntersuchungen immunzytochemischer Färbungen oder durchflusszytometrischer Analysen hat die diagnostische Aussagekraft der Zytologie erheblich verbessert.

Besonderer Dank gebührt unseren Lehrerinnen, Frau Prim. Dr. Margarethe Fischnaller und Frau OA Dr. Edeltraud Schwarzenberg, die in unserem Haus vor 45 Jahren die Zytologie aufgebaut haben und uns ihr Wissen und ihre Erfahrungen mit viel Geduld erfolgreich weitervermitteln konnten. Viele wertvolle Anregungen und Verbesserungen verdanke ich meinem Freund, dem Radiologen Dr. Milos Mladek. Für einen Großteil der Farbabbildungen möchte ich mich bei unseren Lehrerinnen, aber auch bei Herrn Dr. Ernst Gött und Frau Nadja Starics herzlich bedanken. Anerkennung gebührt auch unserem zytologischen Team und allen Mitarbeitern im Labor für ihre Hilfe und Toleranz, die sie unserer Arbeit entgegengebracht haben.

Leopoldine Pokieser
Februar 2001

Inhalt

Kapitel 1. Materialgewinnung

A. Kreuzer, L. Pokieser

Einleitung

Die Vielfalt der Erkrankungen von Lunge und Pleura erfordert eine geeignete Auswahl an Materialgewinnungsmethoden für eine effiziente klinische Zytodiagnostik. Zur zytologischen Untersuchung gelangen Sputumproben, Bronchialsekrete, bronchioloalveoläre Lavageflüssigkeiten und Bürstenabstriche sowie Imprints von Zangenbiopsien und transbronchialen Nadelaspiraten. Bei lokalisierten peripheren Lungenprozessen und Erkrankungen des Pleuraraumes werden transthorakale Punktionen durchgeführt. Sollten die angeführten Methoden keine klare Diagnose bringen, müssen chirurgische Abklärungen erfolgen. In diesem Kapitel werden die Gewinnungsmethoden aufgezeigt und nach ihrem Invasivitätsgrad eingeteilt.

Sputum – Materialgewinnung

Bei *benignen Erkrankungen* können aus dem Sputum akute von chronischen Entzündungen differenziert sowie reaktive und metaplastische Veränderungen des respiratorischen Epithels beurteilt werden. Für den direkten Erregernachweis spezifischer und unspezifischer Entzündungen, für Kultur und/oder PCR ist die Sputumgewinnung das erste Untersuchungsmaterial.

    Bei *malignen Erkrankungen* ist die Suche nach Tumorzellen im Sputum die wesentlichste Indikationsstellung. Ein positiver Tumorzellnachweis hängt von der Lokalisation und der Type des Tumors ab. Zentral lokalisierte Bronchuskarzinome mit guter Exfoliationstendenz des Tumors, wie Plattenepithelkarzinome oder kleinzellige Karzinome, sind im Sputum häufiger nachweisbar als peripher lokalisierte Adenokarzinome. Ein positiver Tumorzellnachweis hängt nicht von der Größe des Tumors ab. Auch bei kleinen Tumoren, die radiologisch noch invisibel sind, können maligne Zellen im Sputum gefunden werden. Zellveränderungen mit leichten bis mäßigen oder schweren Zellatypien können zytologisch differenziert werden und sind oft der erste Hinweis auf einen malignen Tumor. In diesem Zusammenhang ist die Sputumzytologie zur Früherkennung des Bronchuskarzinoms der beste Screeningtest.

Methoden der Sputumgewinnung

Bei jeder Gewinnungsmethode sollen *an drei aufeinander folgenden Tagen* Sputa gewonnen werden. Weiters sollen von jedem Sputum *drei Ausstriche* angefertigt werden. Ein Einzelsputum hat in der Tumordiagnostik eine Sensitivität von 27% (Tanaka et al. 1985), bei einer kompletten Serie mit drei Sputa gewinnt man eine Sensitivitätssteigerung von 57% (Bedrossian et al. 1976).

Qualitätskriterien sind für die Befundung eines Sputums immer zu beachten. Das Sputum muß Zellen aus tieferen Luftwegen enthalten, wie Alveolarmakrophagen, Flimmerzellen und eventuell auch Alveolarzellen. Ein Sputum, das vorwiegend Zellen aus dem oberen Respirationstrakt enthält, soll trotzdem sorgfältig durchgemustert werden, da kleinzellige Bronchuskarzinome und bronchioloalveoläre Karzinome oft eine massive, schubweise Exfoliation der Tumorzellen aufweisen und ohne Begleitzellen des Bronchialepithels im Sputum zu finden sind. Reine Rachensputa, die nur Speichel und Plattenepithelien der Mundhöhle enthalten, sind zu wiederholen.

Spontansputa

- Morgensputum
- Zähneputzen, Mund und Rachen gründlich mit Wasser ausspülen (um Speichel und ev. Speisereste zu eliminieren)
- Anleitung zum Aushusten aus den tiefen Atemwegen (Arzt oder Krankenschwester)
- In ein breites Gefäß aushusten (bei schmalen Gefäßen produziert der Patient nur Speichel)

Bei Patienten, die nicht in der Lage sind, ein Sputum aus der Tiefe zu produzieren, soll ein induziertes Sputum veranlasst werden.

Induzierte Sputa

- Perorale Broncholytika, um das Aushusten zu erleichtern
- Provokation durch Klopfmassage auf den Rücken erzeugt Hustenreiz und verbessertes Aushusten

- Inhalation von 20 ml einer 3%igen Kochsalzlösung über 15 Minuten, wenn möglich mit einem Inhalationsgerät

Die Sputumgewinnung mit einem Inhalationsgerät ist für das medizinische Personal arbeitsintensiver und wird deshalb seltener angewendet. Es sollte jedoch bei jedem Patienten mit Tumorverdacht ein induziertes Sputum durchgeführt werden, weil die zytologischen Befundergebnisse gegenüber dem Spontansputum eine wesentliche Sensitivitätssteigerung erbringen. In einer prospektiven, randomisierten Studie haben wir bei Patienten mit dringendem Tumorverdacht Spontansputa und induzierte Sputa zytologisch untersucht und verglichen. Die Sensitivität der Spontansputa mit 52% wurde bei induzierten Sputa auf 84% gesteigert (Khajotia et al. 1991).

Postbronchoskopische Sputa

- Gewinnung einer Sputumserie nach dem bronchoskopischen Eingriff bei Verdacht auf einen malignen Krankheitsprozess oder Tuberkulose
- Das beste Untersuchungsergebnis bringt das Sputum vom zweiten Tag (am ersten Tag, unmittelbar nach der Bronchoskopie, enthält das Material meist nur Blut und schleimigen Detritus)

Durch die Manipulation bei einem bronchoskopischen Eingriff wird Zellmaterial aus der Bronchialschleimhaut mechanisch gelöst. Darüber hinaus kommt es durch den Reiz des gesamten Bronchialsystems zu einer gesteigerten Sekretion und Exfoliation von Zellen, die dann ausgehustet werden. Die Tumorzellen sind im flüssigen Medium des Sputums oft besser erhalten als in bronchoskopischen Biopsiematerialien. Eine Tumortypisierung kann durch ein gut erhaltenes Zytoplasma oder eine spezielle Zelllagerung im Tumorverband oft besser beurteilt werden. Bei einigen Fällen ist diese Gewinnungsmethode das einzige Untersuchungsmaterial mit einem positiven Tumorzellnachweis.

Das postbronchoskopische Sputum hat eine gleich hohe Sensitivität für zentral- und peripher lokalisierte Tumoren mit Anschluss an das Bronchialsystem sowie für alle Tumortypen des Bronchuskarzinoms.

Bronchologische Materialgewinnung

Alle Lungenkompartimente und die der Trachea und den Bronchien unmittelbar benachbarten Abschnitte des Mediastinums sind einer bronchologischen Diagnostik gut zugänglich. Bei den endoskopisch gewonnenen Proben handelt es sich vorwiegend um zytologisch verwertbare Materialien. Die Zytologie gewährleistet dabei in vielen Fällen mit einem Minimum an Untersuchungsmaterial optimale diagnostische Ergebnisse. Für Indikationsstellung, Planung und Durchführung der bronchologischen Materialgewinnung sind *bildgebende Verfahren* zum *Nachweis* und zur *Lokalisation* pathologischer Prozesse Bedingung.

Tabelle 1.1. Bronchologische Biopsiemethoden

Zentrale Biopsien unter endoskopischer Sicht	Endobronchiale Biopsien mit Zangen Transbronchiale Biopsien mit Nadeln
Periphere Biopsien unter radiologischer Sicht	Endobronchiale Biopsien mit Bürsten und Zangen Transbronchiale Biopsien mit Zangen und Nadeln

Die *bronchologischen Methoden* umfassen die Aspiration von Bronchialsekret, die bronchoalveoläre Lavage (BAL) sowie endobronchiale und transbronchiale Biopsien unter endoskopischer und/oder radiologischer Sicht (Tab. 1.1).

Biopsieplanung

Der Erfolg einer Biopsie hängt von der anwendbaren Untersuchungs- und Biopsiemethode und von der Beziehung eines pathologischen Geschehens zum Bronchialsystem (endobronchial, extrabronchial) oder zum Lungenparenchym (alveolär, interstitiell) ab. Bei der Biopsieplanung bewährt es sich, die Lunge bzw. das Bronchialsystem modellhaft in drei Abschnitte zu unterteilen (*Abb. 1.1, S. 13*).

Materialgewinnungsmethoden

Bronchialsekret

Indikation:
- Erregerdiagnostik bei Infektionen
- Zytodiagnostik bei benignen und malignen Prozessen

Technik: Die Sekretentnahme erfolgt über den Saugkanal des Fiberbronchoskops oder mit Kanülen und Saugkathetern, die durch den Instrumentierkanal des Bronchoskops eingeführt werden. Das Sekret wird über den gesamten Untersuchungszeitraum gesammelt. Eine gezielte Sekretentnahme ist bei lokalisierten Prozessen (Infiltraten, Höhlen, Abszessen, Bronchiektasien) zweckmäßig. Eingedicktes Sekret kann durch Spülung mit physiologischer Kochsalzlösung mobilisiert werden.

Vorteil: geringes Eingriffsrisiko

Nachteil: Kontamination der Proben mit Erregern aus dem oberen Atemtrakt, Keimverschleppung, Vermengung des Sekretes mit Lokalanästhetikum

Komplikationen: Induktion von Blutungen durch Traumatisierung der Schleimhaut bei Entzündungen und Karzinomen

Bemerkungen: Sonderformen der Sekretgewinnung: kontaminationsgeschützte Sammelmethoden mit Kanülen (Mini-Bal) und Bürsten.

Bürstenbiopsie

Indikation:
- Zytodiagnostik bei benignen und malignen Prozessen
- Erregerdiagnostik bei Infektionen

Technik: Gewinnung von zytologischen Abstrichpräparaten mit teleskopartigen Bürstenkathetersystemen, die durch den Instrumentierkanal des Fiberbronchoskops eingeführt werden.

Vorteil: Gewinnung von repräsentativem und diagnostisch aussagekräftigem Material für die Zytologie. Möglichkeit der Eröffnung peripherer Bronchusabschnitte und Eindringen in Hohlräume nach Durchstoßen von Bronchusverschlüssen

Nachteil: Oberflächenbiopsiemethode, kleine Proben, keine Histologie

Komplikationen: erhöhtes Blutungs- und Pneumothoraxrisiko

Bemerkungen: Bei peripheren Biopsien ist die Entfernung der Sonden zur Pleura schwer einzuschätzen und somit das Pneumothoraxrisiko erhöht.

Zangenbiopsie (Abb. 1.2–1.9)

Indikation:
- Zytologische und histologische Diagnostik lokalisierter und diffuser Erkrankungen der Trachea, der Bronchien und des Lungenparenchyms

Technik: Biopsien mit Zangen, die durch den Instrumentierkanal des Fiberbronchoskops oder des starren Bronchoskops eingeführt werden. Gewinnung von Untersuchungsmaterial durch endobronchiale oder transbronchiale Biopsien

Vorteil: repräsentative Proben für Histologie und Zytologie

Nachteil: Durch Quetschung des Materials können Artefakte auftreten. Bei Obstruktion des Bronchus ist eine periphere Biopsie nicht durchführbar (z. B. narbige Stenosen bei fibrosierenden Prozessen). Die diagnostische Aussagekraft ist bei diffusen Lungenerkrankungen eingeschränkt.

Komplikationen: Blutungen bei zentralen Biopsien, Pneumothorax bei peripheren Biopsien

Bemerkungen: Eine BAL soll vor der transbronchialen Lungenbiopsie durchgeführt werden, um Blutbeimengungen in der Lavageflüssigkeit zu vermeiden.

Bei Kombination von Biopsiemethoden ist dem Verfahren, das das bessere Untersuchungsmaterial garantiert, der Vorzug zu geben (z. B. bei sichtbaren Tumoren: Zange vor Bürste).

Nadelbiopsie

Indikation:
- Gewinnung von diagnostisch repräsentativen Gewebsproben für Histologie und Zytologie bei *lokalisierten* extrabronchial oder peripher gelegenen pathologischen Prozessen
- Erregernachweis aus entzündlichen Infiltraten und Abszessen

Technik: Biopsien mit Nadeln durch den Arbeitskanal des Fiberbronchoskops oder des starren Bronchoskops. Aspiration des Untersuchungsmaterials durch Sog mit einer 50-ml–Spritze unter stochernden und fächernden Bewegungen der Nadelspitze

Vorteil: extrabronchiale Probengewinnung aus der Peripherie (z. B. Rundherde) und bei zentral lokalisierten Prozessen (z. B. Tumoren, Lymphknoten), Überwindung von Bronchusstenosen, Gewinnung von poststenotischen Abszess- oder Höhleninhalten

Nachteil: häufig zu wenig repräsentatives Material für eine histologische Untersuchung

Komplikationen: äußerst selten: Blutung, Pneumothorax, Mediastinalemphysem, Infektion

Bemerkungen: flexible Nadeln mit kleinem Kaliber sind ubiquitär einsetzbar und risikoarm
Starre Nadeln mit größerem Kaliber sind für die Gewinnung histologischer Proben geeignet (ev. Alternative zur Mediastinoskopie).

Broncho Alveoläre Lavage (Abb. 1.2)

Indikation:
- Diagnostik, Differentialdiagnostik und Aktivitätsbeurteilung diffuser Lungenerkrankungen
- Erregernachweis bei opportunistischen Infektionen

Technik: Die Probengewinnung erfolgt aus den peripheren Atemwegen und den Alveolen durch Instillation von mindestens 100 ml physiologischer Kochsalzlösung in 20-40-ml-Portionen. Die Rückgewinnungsrate der Spülflüssigkeit über den Arbeitskanal des Fiberbronchoskops soll 25%–60% betragen. Bei diffusen Lungenerkrankungen werden standardisiert Mittellappen und Lingula lavagiert, bei lokalisierten Prozessen die betroffenen Segmente. Das gewonnene Material repräsentiert die zellulären Veränderungen des Lungenparenchyms.

Vorteil: Risikoarm, deshalb am Beatmungspatienten einsetzbar. Diagnostisches Verfahren erster Wahl bei opportunistischen Infektionen

Nachteil: Verfälschung der Proben durch Blutbeimengungen und Bronchialsekret, begrenzte diagnostische Aussagekraft bei diffusen Lungenerkrankungen mit unterschiedlichen Krankheitsstadien und inhomogener Verteilung

Komplikationen: Schleimhautblutungen, Hypoxämie

Bemerkungen: BAL-Schnellfärbung – Nachweis von Pneumocystis Carinii!

Perthorakale Punktion

Indikation:
- Zytologische und histologische Diagnosen bei umschriebenen Läsionen (Rundherden), die vorzugsweise im Lungenmantel liegen und endoskopisch nicht erreichbar sind

Technik: Die Punktion erfolgt mit Feinnadeln oder speziellen Punktionsbestecken unter Durchleuchtung, CT- oder sonographisch gezielt.

Vorteil: In Kombination mit der zytologischen Schnellfärbung rasche Diagnostik peripherer Herde

Nachteil: hohes Pneumothoraxrisiko, selten interventionsbedürftig

Komplikationen: Pneumothorax, Blutungen, pleurale Schocksituationen

Bemerkungen: Die perthorakale Punktion ersetzt in vielen Fällen eine chirurgische Intervention.

Die bronchologischen Untersuchungsmethoden werden einzeln oder in Kombination angewendet. Für die Auswahl sind im einsehbaren Bereich der endoskopische Lokalbefund (Tab. 1.2) und in der Peripherie der Röntgenbefund (Tab. 1.3) ausschlaggebend.

Im Pulmologischen Zentrum der Stadt Wien wurden in 10 Jahren (1990–1999) 5.177 Patienten mit Bronchuskarzinom bronchologisch abgeklärt.

Tabelle 1.2. Auswahl der Biopsiemethoden nach endoskopischen Kriterien

Endoskopischer Lokalbefund	Probenentnahme
Schleimhautinfiltration	Zange, Bürste
Exophytischer Tumor	Zange
Kompression, verbreiterte Carinae durch Tumor, Lymphknoten, Zysten	Nadel

Tabelle 1.3. Auswahl der Biopsiemethoden nach radiologischen Kriterien

Röntgen	*Probenentnahme*
Infiltrat, Tumor	Bürste, Zange, Nadel
Rundherd	Bürste, Nadel, Zange, perthorakale Punktion
Diffuse Lungenerkrankung	BAL, Zange (transbronchiale Lungenbiopsie)
Höhlen, Kavernen, Abszesse	Kanüle, Bürste, Nadel, Zange

Tabelle 1.4. Bronchologische Materialgewinnung beim Bronchuskarzinom n = 5177 (1990–1999)

Entnahmetechnik	*Anzahl der Patienten*	*Positive Zytologie (%)*
Sekret	4.349	32,5
Zange	2.718	89,8
Bürste	2.231	79,2
Nadel	1.237	71,1
Perthorakale Punktion	792	99,1

Der diagnostische Stellenwert der einzelnen Materialien ist in Tab. 1.4 aufgelistet.

Pleura – Materialgewinnung

Bei den meisten benignen und malignen Erkrankungen der Pleura kommt es zur Ergussbildung. Die Punktion des Pleuraergusses ist die einfachste und am wenigsten invasive Untersuchungsmethode, die in vielen Fällen eine diagnostische Abklärung bringt. Führt jedoch die Pleurapunktion zu keinem klaren diagnostischen Ergebnis, werden weitere Methoden nach einem Stufenplan zunehmenden Invasivitätsgrades eingesetzt.

Pleurapunktion

Die Punktion eines Pleuraergusses sollte bei jedem Patienten mit einem klinisch nicht klärbarem Erguss erfolgen und kann ab Ergussmengen von ca. 100 ml durchgeführt werden. Es ist dies die untere sonographische Nachweisgrenze. Im Thoraxröntgen sind Ergüsse dagegen erst ab einer Menge von 300 ml sichtbar.

Für eine erfolgreiche Punktion sind neben der Flüssigkeitsmenge, die Lokalisation und Lageverschieblichkeit eines Ergusses ausschlaggebend. Die Ansammlung von freier Flüssigkeit in der Pleurahöhle folgt der Schwerkraft. Die freie Beweglichkeit eines Ergusses kann durch Röntgenaufnahmen in unterschiedlicher Position des Patienten beurteilt werden. Diagnostische Probleme können subpulmonal gelegene und abgekapselte Ergüsse in den Interlobärspalten und entlang der mediastinalen Pleura darstellen.

Technik: Für die diagnostische Pleurapunktion werden normale i.v. oder i.m. Injektionskanülen verwendet. Nach Hautdesinfektion und Setzen einer Lokalanästhesie wird mit aufgesetzter Einmalspritze die Punktionsnadel am Oberrand der Rippe des über dem Erguss befindlichen Interkostalraumes in die Pleurahöhle eingeführt, bis Ergussflüssigkeit aspiriert werden kann. Die Punktionsstelle kann bei großen Ergüssen perkutorisch festgelegt werden. Bei lokalisierten abgekapselten oder interlobären Ergüssen erfolgt die Punktion sonographisch oder radiologisch geführt. Das gewonnene Aspirat soll sofort mit einer gerinnungshemmenden Substanz (z. B. 1 Teil Natriumcitrat und 9 Teile Ergussflüssigkeit) versetzt werden, weil geronnenes Material für eine zytologische Untersuchung oft ungeeignet ist. Das gewonnene Material muss makroskopisch beurteilt und dokumentiert werden. Kontamination der Proben mit Blut sind zu berücksichtigen.

Kontraindikationen: nicht behebbare Störung der Blutgerinnung

Komplikationen: Pneumothorax, Blutung, Infektion, Verletzung von Nachbarorganen (Leber, Milz), Luftembolie, pleurale Schockreaktion

Pleurablindbiopsie

Die Pleurablindbiopsie wird zunehmend durch die Thorakoskopie ersetzt. Indikationen sind Ergüsse, bei denen man als Ursache eine Pleuritis tuberkulosa oder eine Karzinose der Pleura vermutet.

Technik: Die Technik der Pleurablindbiopsie ermöglicht nur eine Probenentnahme von der Pleura parietalis. Es handelt sich um Stanzbiopsien. Die trokarartigen Biopsiebestecke bestehen aus einer äußeren Hohlnadel, einem Mandrin und speziellen Biopsiesonden mit einem stumpfen hakenförmigen Ende. Der Punktion erfolgt nach Hautdesinfektion, Setzen einer Lokalanästhesie und einer Stichinzision der Haut.

Kontraindikationen und Komplikationen: wie bei der Pleurapunktion

Thorakoskopie

Bei der Thorakoskopie erfolgen die Biopsien unter endoskopischer Sicht. Es können gezielt die zugängigen Abschnitte der Pleura visceralis und parietalis bioptiert werden. Die Eingriffe werden mit oder ohne Videoassistenz durchgeführt. Man unterscheidet zwischen einer internistischen und einer chirurgischen Thorakoskopie.

VATS (Video-Assisted Thoracis Surgery)

Die VATS wird als chirurgische Technik bei Versagen anderer diagnostischer Methoden zur Abklärung von Pleuraergüssen oder bei Verdacht auf primäre oder sekundäre Pleuratumoren eingesetzt. Es kann gezielt bioptiert werden und bei benignen Tumoren unter Umständen gleichzeitig ein therapeutischer Eingriff erfolgen. Eine Erweiterung des Eingriffes auf eine Thorakotomie ist jederzeit möglich.

Technik: In Allgemeinnarkose werden nach Anlegen eines Pneumothorax über zwei bis mehrere Trokare, ein Thorakoskop mit Endokamera und Instrumente zur Manipulation in die Pleurahöhle eingeführt. Unter Sicht am Bildschirm werden Gewebsproben von suspekten Stellen für zytologische und histologische Untersuchungen entnommen.

Komplikationen: Blutungen, Infektion, Fisteln, Narkoserisiko

Literatur

Bedrossian CVM, Rybka DL (1976) Bronchial brushing during fiberoptic bronchoscopy for the cytodiagnosis of lung cancer: Comparison with sputum and bronchial washings. Acta Cytologica 20: 446–453

Khajotia RR, Mohn A, Pokieser L, Schalleschak J, Vetter N (1991) Induced sputum and cytological diagnosis of lung cancer. Lancet 338: 976–977

Tanaka T, Yamamoto M, Tamura T et al. (1985) Cytological and histologic correlation in primary lung cancer. A study of 154 cases with resectable tumors. Acta Cytologica 29: 49–56

Abbildungen für Kapitel 1

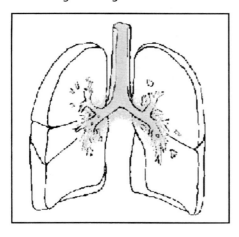

Oben: Zentrale Bronchusabschnitte. Biopsien unter endoskopischer Sicht mit dem Fiberbronchoskop, risikoreiche Biopsien mit dem starren Bronchoskop

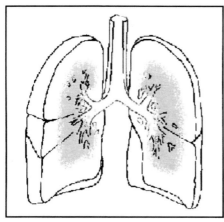

Mitte: Intermediärzone. Biopsien mit dem Fiberbronchoskop unter endoskopischer und/oder radiologischer Sicht

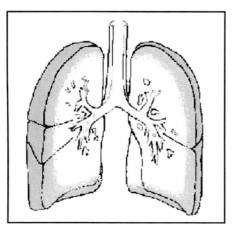

Unten: Lungenmantel. Endoskopische Biopsien oder perthorakale Punktionen unter ausschließlicher Röntgensicht

Abb. 1.1. *Biopsieplanung nach Bronchusabschnitten*

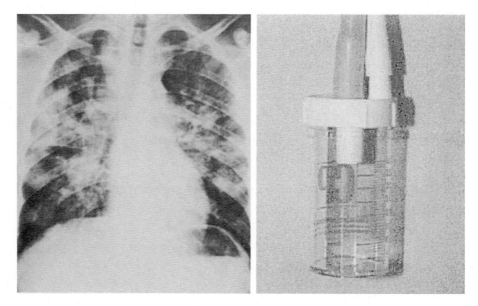

Abb. 1.2. *Thoraxröntgen:* Sarkoidose. *Sammelbehälter* für Lavageflüssigkeiten

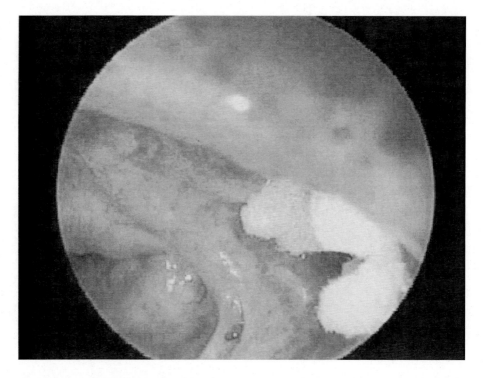

Abb. 1.3. *Aspergillusbesiedlung:* Status post OL-Resektion wegen eines Karzinoms. Resektionsstumpf mit Pilzrasen

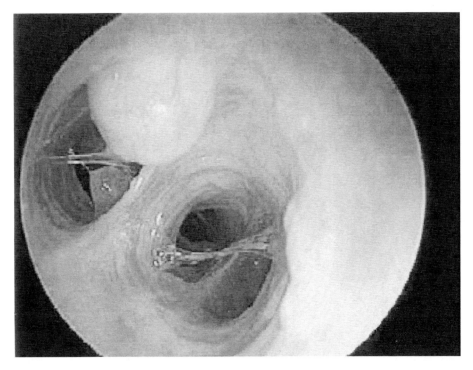

Abb. 1.4. *Hamartom:* Halbkugeliger Tumor mit glatter Oberfläche (Unterlappenbronchus)

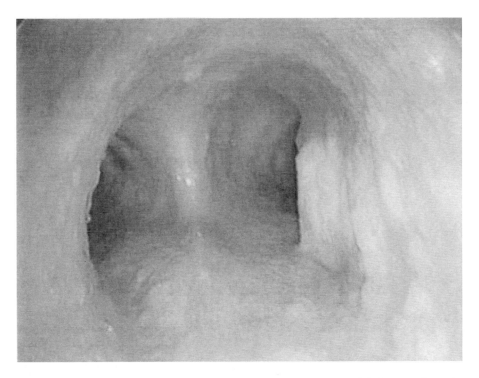

Abb. 1.5. *Tuberkulose:* Granulomatöse Entzündung der Bronchialschleimhaut entlang der rechten tracheobronchialen Übergangszone

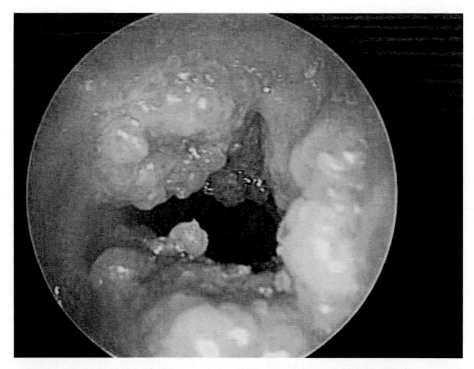

Abb. 1.6. *Papillomatose:* Diffuse zirkulär stenosierende Papillome in der Trachea

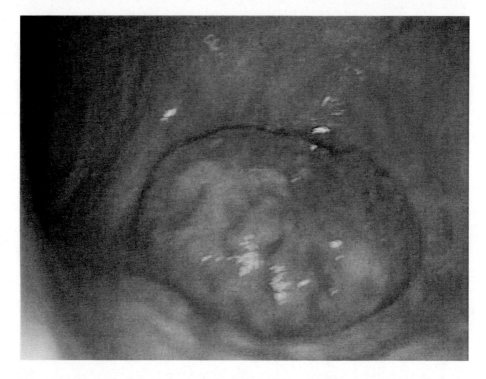

Abb. 1.7. *Karzinoid:* Exophytischer Tumor im linken UL mit Verschluss des Bronchus, verstärkte Vaskularisation

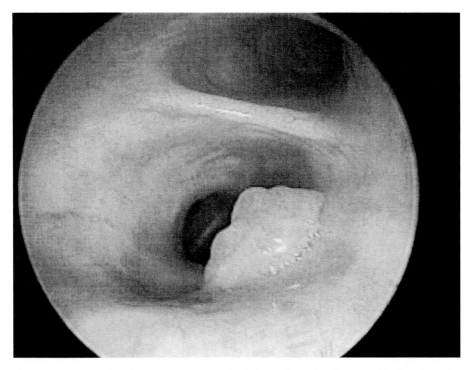

Abb. 1.8. *Bronchuskarzinom:* Kleines exophytisch wachsendes Plattenepithelkarzinom im distalen Abschnitt des Zwischenbronchus

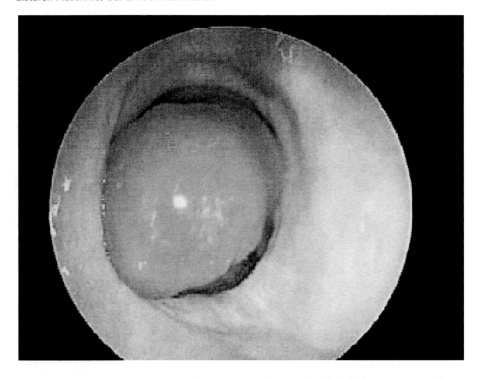

Abb. 1.9. *Metastase:* Gestielter kugeliger Tumor in der Trachea (Schilddrüsenmetastase)

Kapitel 2. Materialverarbeitung
K. Bernhardt

Materialverarbeitung

Präanalytik

Voraussetzung für eine qualitativ hochwertige Verarbeitung und Befundung von zytologischem Material ist eine standardisierte Präanalytik. Adäquate Objektträger und Gefäße, die eindeutige Identifikation sowie eine aussagekräftige Zuweisung sind dabei wesentliche Bestandteile (s. Tab. 2.1).

Materialverarbeitung vor Ort, Lagerung und Versand

Ausstriche

Von Biopsien, Feinnadelpunktion (FNP) oder Operationspräparaten sollten mindestens 3 *(besser 5) Ausstriche* hergestellt werden, bei Bedarf an Spezialfärbungen und immunzytochemischen Färbungen entsprechend mehr.
Die Ausstriche sollten möglichst dünn sein. Dickere Stellen können mit flach aufgesetzten Objektträgern weiter verteilt werden. Für die Papanicolaou-Färbung (PAP) sollten Ausstriche fixiert werden (z. B. Merckofix©), wobei die Fixationstechnik auf die nachfolgende Färbung abgestimmt werden muß. Präparate, die May-Grünwald-Giemsa (MGG)-gefärbt werden, müssen luftgetrocknet werden, da fixierte Präparate nicht MGG-gefärbt werden können. (s. Tab. 2.2)

Flüssige Materialien

Die Lagertemperatur sollte 4 °C betragen, die Lagerdauer 24 Stunden nicht überschreiten. Der Transport bei Raumtemperatur sollte nicht länger als 6 (maximal 12) Stunden dauern. Längere Aufbewahrungszeiten bei 4 °C und

Tabelle 2.1. Präanalytik

Objektträger (OT)	• entfettete Objektträger mit Mattrand • bruchsicher verpackt
Gefäße	• bruchsichere Gefäße mit Schraubverschluss
Kennzeichnung von OT	• Nummerierung (weitere Informationen auf Zuweisung) • Patientenname
Kennzeichnung von Gefäßen	• Patientenname • ev. Etiketten mit Patientendaten • Materialart
Zuweisung	• Patientendaten (Name, Geschlecht, Geburtsdatum) • Anamnese (z. B. Operationen, Radiatio etc.) • Verdachtsdiagnose • Röntgen-, CT*-, MR* (z. B. Lokalisation/Größe/Form) • Materialbeschreibung (Materialart und Lokalisation) • Zusatzuntersuchungen (z. B. Schnellfärbung, Gram, PCR*) • Name des Arztes, der das Material gewonnen hat • Einsender (Krankenhaus/Station)

*Computertomographie (CT), Magnetresonanz (MR), Polymerase Chain Reaction (PCR)

längere Transportzeiten bei Raumtemperatur (speziell bei Temperaturen über 24 °C) können zur Autolyse der Zellen oder zur Überwucherung mit Keimen führen (Wochenende, Feiertage!).

Bei längerer Aufbewahrung oder längerem Transport müssen flüssige Materialien zentrifugiert und dem Sediment Additiva zugefügt werden.

Tabelle 2.2. Verarbeitung von zytologischen Materialien vor Ort

Material	*Verarbeitung vor Ort*
Sputum	• Ausstriche von suspekten Stellen (blutig, missfärbig), Schleim, Partikel • Material mit Zupfnadeln auf Objektträger aufbringen • mit zweitem flach aufgelegtem Objektträger Material sanft verteilen
(Bronchialsekret)	• Ausstriche von suspekten Stellen (blutig, missfärbig), Schleim, Partikel • Material mit Öse auf Objektträger aufbringen • mit zweitem flach aufgelegtem Objektträger Material sanft verteilen
BAL	• siehe flüssige Materialien und Tab. 2.3
Biopsie	• Ausstriche unbedingt *vor* der Versetzung mit Formalin anfertigen • Bürste in einer Richtung ausstreichen • ev. Bürste in 0,9% NaCl ausschwemmen
Imprint	• Ausstriche unbedingt *vor* der Versetzung mit Formalin anfertigen • Blut vom abzustreichenden Material abtupfen • unter leichtem Druck ausstreichen
FNP	• Material auf OT aufbringen • Ausstreichen (mit flach aufgesetztem zweitem Objektträger) • Nadel in 0,9% NaCl ausschwemmen (z. B. für Flowzytometrie) • Zystenpunktate ca. 1:9 mit Natriumcitrat versetzen
Ergüsse etc.	• siehe flüssige Materialien und Tab. 2.3 10–20 ml Erguss einsenden

Tabelle 2.3. Additiva

Additiva	Einsatzbereich
Natriumcitrat (0,11 mol/l)	**Gerinnungshemmung** bei extravasalen Flüssigkeiten 1 Teil Natriumcitrat und 9 Teile Flüssigkeit
RPMI 1640 Medium®	**Stabilisierung für Versand** 1 Teil Sediment und 1 Teil RPMI 1640 Medium®
Cyto-Chex Reagent®	**Stabilisierung für Versand** 1 Teil Sediment und 1 Teil Cyto-Chex Reagent®
(Alkohol 50%)	**Stabilisierung für Versand** 1 Teil Gesamtflüssigkeit und 1 Teil Alkohol 50%

Flüssigen Materialien, die potentiell gerinnen können (z. B. Ergüsse), müssen sofort nach der Gewinnung gerinnungshemmende Substanzen zugesetzt werden (siehe Tab. 2.3).

Eine Sonderstellung hat das *Sputum*. Wegen der Gefahr des Eintrocknens und der physiologischerweise in großer Zahl vorkommenden Keimen sollten Sputa sofort ausgestrichen (siehe Tab 2.2) oder innerhalb weniger Stunden in ein Labor geschickt werden. Zellkulturmedien als Austrocknungsschutz führen zu einer Keimüberwucherung und Fixative (z. B. 50% Alkohol) zur Einschränkung von färbetechnischen Möglichkeiten (keine MGG-Färbung möglich).

Materialverarbeitung im zytologischen Labor

Ausstriche werden im zytologischen Labor ohne weitere Vorbereitung gefärbt. *Sekrete* und *Sputa* werden ausgestrichen (siehe Tab. 2.4).

Tabelle 2.4. Verarbeitung von Flüssigkeiten, Sekreten und Sputa im zytologischen Labor

Material	Verarbeitung
Sputum	• Ausstriche von suspekten Stellen (blutig, missfärbig), Schleim, Partikel • Material mit Zupfnadeln auf Objektträger aufbringen • mit zweitem flach aufgelegtem Objektträger Material sanft verteilen
Bronchialsekret	• Ausstriche von suspekten Stellen (blutig, missfärbig), Schleim, Partikel • Material mit Öse auf Objektträger aufbringen • mit zweitem flach aufgelegtem Objektträger Material sanft verteilen • Bei klarem Sekret Zytozentrifugation und Ausstriche vom Sediment
BAL	• BAL teilen für • Verarbeitung ohne Filtration • Verarbeitung nach Filtration durch Gaze • Zytozentrifugation von filtrierter und unfiltrierter BAL • Ausstreichen des Filterrückstandes
Pleurapunktat	• Zentrifugation • Sediment ausstreichen • Zytozentrifugation • von Gesamtmaterial oder Sediment (abhängig von Zellreichtum)

Tabelle 2.5. Zellanreicherungsverfahren (Material, Einsatzbereich, Technik)

Material	Einsatzbereich	Technik
Pleurapunktat, **Zystenflüssigkeit** (Bronchialsekret, BAL)	Universalmethode	• konventionelle Zentrifugation 10 ml – 1800 U/Min – 5 Min. • Ausstrich des Sediments • Überstand abgießen für weitere Untersuchungen
Pleurapunktat, **Zystenflüssigkeit** (Bronchialsekret, BAL)	empfohlene Weiterverarbeitung	• Zytozentrifugation (Sediment) • 50 μl – 700 U/Min – 10 Min. (⌀ 0,5 cm – Shandon/Cytospin 2®)
BAL (unfiltriert) (Pleurapunktat, Zystenflüssigkeit)	Erregersuche HIV Tumorscreening	• Zytozentrifugation • 500 μ – 700 U/Min – 10 Minuten (⌀ 0,5 cm – Shandon/Cytospin 2®) oder • 500 μ – 500 U/Min – 5 Minuten (⌀ 1,0 cm – Heraeus/Spezialeinsatz®)
BAL (filtriert) (Pleurapunktat, Zystenflüssigkeit)	Differentialzellbild Immunzytochemie	• wie oben

Flüssige Materialien werden Zellanreicherungsverfahren unterzogen (siehe Tab. 2.4 und 2.5). Routinemäßig werden 3 bis 5 Präparate hergestellt. Bei zu erwartenden Spezialfärbungen und immunzytochemischen Färbungen sind entsprechend mehr Präparate anzufertigen.

Vorteil der Zytozentrifugation gegenüber der konventionellen Zentrifugation ist die Konzentrierung der Zellen auf einem kleinen Areal des Objektträgers und der Entzug der flüssigen Phase durch ein Filterpapier. Dies führt zu einem sauberen Hintergrund und zur Ausbreitung der Zellen, wodurch Zytoplasma, Kern und Zellverbände besser beurteilt werden können. Für die Papanicolaou-Färbung (PAP) sollten die Präparate fixiert werden (z. B. Merckofix©), wobei die Fixationstechnik auf die nachfolgende Färbung abgestimmt werden muss. Präparate, die May-Grünwald-Giemsa (MGG)-gefärbt werden, müssen luftgetrocknet werden, da fixierte Präparate nicht MGG gefärbt werden können.

Ausstriche oder Zytozentrifugenpräparate, die bei Raumtemperatur gelagert werden, können ohne zeitliche Begrenzung für Routinefärbungen verwendet werden. Immunzytochemische Färbungen sollten innerhalb weniger Tage nach Ausstrichanfertigung durchgeführt werden. Objektträger, die für spätere immunzytochemische Färbungen vorgesehen sind, sollten bei minus 20 °C aufgehoben werden. Nicht benötigtes Material wird grundsätzlich bis zur endgültigen Erstellung des Befundes bei 4 °C aufbewahrt.

Färbungen

Einleitung

Für zytologische Präparate eignet sich eine Vielzahl von Färbungen. Dieses Kapitel behandelt eine Auswahl von anerkannten und praxisorientierten Methoden, deren Anwendung zur optimalen Befunderhebung geeignet ist.

Die Menge des Materials, die dem zytologischen Labor zur Verfügung steht, ist von der Art der Gewinnung abhängig. Flüssige Materialien wie Ergüsse, Bronchialsekret oder Sputum liegen meist in ausreichender Menge vor. Die Anfertigung einer entsprechenden Anzahl von Ausstrichen oder Zytozentrifugenpräparaten für Färbungen ist somit gewährleistet. Gleiches gilt für Imprints von Operationspräparaten.

Ausstriche von Materialien, die durch Nadeln, Bürsten oder Biopsien gewonnen werden, liegen meist nur in einer limitierten Menge vor. Eine Möglichkeit, zusätzliches Untersuchungsmaterial zu erlangen, ist die Ausschwemmung von Nadeln und Bürsten in physiologischer Kochsalzlösung. Um Ausstrichpräparate mehrfach zu verwenden, können diese auch umgefärbt werden.

Die meist geringe Anzahl von Präparaten erfordert eine sorgfältige Auswahl von Färbetechniken. In diesem Zusammenhang sei auf die notwendige klinische Information und die Möglichkeit einer Schnellfärbung hingewiesen, um diagnostisch relevante Färbungen auszuwählen oder gegebenenfalls Präparate für einen späteren Zeitpunkt aufzuheben.

Grundsätzlich unterscheidet man Schnell-, Routine-, Spezial- und immunzytochemische Färbungen sowie die flowzytometrische Zelltypisierung.

Schnellfärbung

Die Schnellfärbung (z. B. Diff Quik®) ist ein wesentlicher Bestandteil einer effizienten und qualitativ hochwertigen zytologischen Diagnostik und unabhängig von Laboreinrichtungen (keine Färbeautomaten erforderlich).

Das Färbeergebnis entspricht weitgehend der MGG-Färbung (siehe Tab. 2.6). Der Indikation für eine Schnellfärbung liegen laborexterne (werden vom Einsender bestimmt) oder laborinterne Kriterien zugrunde.

- *Laborexterne Kriterien:*
  - „Bedside"-Diagnostik für therapeutische Entscheidungen (z. B. Erregersuche bei Pneumocystis Carinii Pneumonie)
  - Sofortdiagnose bei ambulanten Patienten (z. B. FNP von tastbaren Knoten)
  - Beurteilung der Aussagekraft von endoskopisch oder chirurgisch gewonnenem Material
    - Wiederholung der Materialentnahme bei insuffizientem Material
    - Wechsel der Untersuchungstechnik bei nicht erreichten Herden (z. B. Bürste → transthorakale Feinnadelpunktion)
  - zytologisches Äquivalent zum Gefrierschnitt
    - Dignitätsbestimmung bei fehlender praeoperativer Abklärung
    - intraoperative Abklärung suspekter Areale abseits des Primärherdes
    - intraoperatives Lymphknotenstaging

- *Laborinterne Kriterien:*
  - *BAL:* Bestimmung der prozentuellen Zellverteilung als Indikation für die Lymphozytensubtypisierung
  - *Körperhöhlenergüsse:* Nachweis von Tumorzellen oder Tumorzell-verbänden als Kriterium für eine händische Einzelfärbung, um eine Verschleppung durch den Färbeautomaten auf andere Präparate zu vermeiden

Routinefärbungen

Zu den Routinefärbungen zählen May-Grünwald-Giemsa (MGG) und Papa-nicolaou (PAP). Die Durchführung beider Färbungen sollte angestrebt werden, um das gesamte Spektrum von Zellbestandteilen und Strukturen optimal darstellen zu können (s. Tab. 2.6.). MGG- und PAP-gefärbte Prä-parate können bei Bedarf umgefärbt werden (z. B. MGG → ZN, Gram, PAS, Berlinerblau/PAP → Immunzytochemie).

Spezialfärbungen

Spezialfärbungen heben Zellbestandteile sowie zelluläre und nicht zelluläre Strukturen hervor (s. Tab. 2.7.).

Immunzytochemie

Immunzytochemisch werden Antigene und Rezeptoren des Zytoplasmas oder des Kerns nachgewiesen. Die Immunzytochemie erlaubt die Bestim-mung der Zellherkunft sowie eine über morphologische Kriterien hinaus-gehende Subtypisierung. Die Immunzytochemie wird in der Diagnostik von malignen Tumoren und Lymphomen eingesetzt. Bei gutartigen Lungener-krankungen liegt ihr Haupteinsatzbereich in der Differenzierung benigner Tumoren und in der Diagnostik von Infektionen (z. B. CMV).

Tabelle 2.6. Besonderheiten und Ergebnis von Schnell- und Routinefärbungen

Färbung	Besonderheiten und Ergebnis
Diff Quik®	• Färbeergebnis ähnlich MGG • Kerne erscheinen dunkler! • Verdeutlichung der Nukleolen!

MGG	• Gute Beurteilbarkeit von
	  • Zytoplasma (z. B. Granula)
	  • mesenchymaler Grundsubstanz
	  • Zellen des lymphatischen Gewebes
	  • hämatologischen Zellen und Mastzellen

PAP	• Gute Beurteilbarkeit von
	  • Kernen (Chromatinstruktur)
	  • verhornenden Zellen
	  • erhaltenen Zellen in Detritus und Schleim

Tabelle 2.7. Spezialfärbungen

Methode	Nachweis	Färbeergebnis
Auramin	säurefeste Stäbchen	gelbe Fluoreszenz
Ziehl Neelsen	säurefeste Stäbchen	rot
Gram	Bakterien	Gram-negativ → rot
		Gram-positiv → blau
Tusche	Kryptokokken	Tusche wird verdrängt
	(nur in flüssiger Phase anwendbar)	(wie ausgestanzt)
Grocott	Pilze	schwarz
PAS	Mukopolysacharide, Glykoproteine, u. a.	purpur
Berlinerblau	Hämosiderin (Eisensalz, freies Eisen)	blau
Sudan	Fett	Fett → rot/Kerne → blau

Material: Materialien, die auf Objektträgern aufgebracht sind, können immunzytochemisch gefärbt werden. Flüssigkeiten werden zentrifugiert und das Sediment auf Objektträgern ausgestrichen. Wir bevorzugen die Zytozentrifugation, da die Zellen besser ausgebreitet sind. Die Lagerung der Objektträger kann für einige Tage bei Raumtemperatur erfolgen, für eine längere Aufbewahrung sollten die Präparate jedoch bei minus 20 °C eingefroren werden.

Technik: Grundlage für immunzytochemische Färbungen sind Antikörper, die spezifisch mit einer nachzuweisenden Struktur reagieren. Die Herstellung erfolgt im Allgemeinen über die Immunisierung von Tieren, wobei je nach Technik polyklonale oder monoklonale Antikörper (Primärantikörper) gewonnen werden. Während der weiteren Verarbeitung (indirekte Methode) kommen Sekundärantikörper zum Einsatz, die gegen diese tierischen Immunglobuline gerichtet sind und zur Dedektion der Primärantikörper verwendet werden. Neben immunologischen Reaktionen werden auch spezifische Bindungen auf nicht immunologischer Basis mit Avidin, Streptavidin, Biotin, Protein A oder Lektinen in der Immunzytochemie genützt. Um Antikörper sichtbar zu machen, werden diese an Substanzen gekoppelt, die entweder eine Eigenfarbe aufweisen oder die Dedektion vermitteln. Zu dieser Gruppe gehören unter anderem Fluorochrome (z. B. FITC) und Enzyme (z. B. Peroxydase, alkalische Phosphatase). Fluorochrome werden mit Lichtquellen angeregt, Enzyme katalysieren nach Zugabe von Chromogenen eine Farbreaktion.

Für Routinefragestellungen sind kommerziell erhältliche Testkits (z. B. DAKO LSAB®, Lab Vision UVLVDS®), die mit Ausnahme der Primärantikörper alle Reagenzien enthalten, erhältlich. Oben genannte Testkits basieren auf der Avidin-Biotin-Technik. In einem Dreischrittverfahren wird unkonjugierter Primärantikörper, biotinylierter Sekundärantikörper und mit Enzym markiertes Avidin oder Streptavidin verwendet. Durch Zugabe von geeignetem chromogenen Substrat wird die Antigen-Antikörperreaktion sichtbar gemacht. Zur Beurteilung der Zellmorphologie werden die Präparate abschließend gegengefärbt.

Antikörper und Einsatzbereich: Das Antikörperspektrum (siehe Tab. 2.8) deckt alle Bereiche wie Zytoskelett, Tumormarker, Leukozytenantigene (Clusters of differentiation/CD) bis hin zu Hormonrezeptoren und organspezifischen Oberflächenantigenen ab. Immunzytochemisch können somit weit über die morphologischen Möglichkeiten hinausgehende Zellcharakteristika und erworbene Antigenstrukturen erfasst werden.

Konventionell gefärbte Präparate dienen als Entscheidungsgrundlage für den Einsatz von Antikörpern. Eine restriktive Auswahl der Antikörper ist wegen der meist geringen Menge an zur Verfügung stehendem Material erforderlich. Zusätzliche Präparate können durch Umfärbung von PAP-gefärbten Objektträgern gewonnen werden. Weiters können mit speziellen Stiften (z. B. PAP-PEN©) Präparate geteilt werden, um zwei Antikörper pro Objektträger einsetzen zu können.

Interpretation immunzytochemischer Färbungen:
- In der Gegenfärbung müssen alle Zellen morphologisch definierbar sein
- Beurteilung der „richtigen" Zellpopulation (z. B. Keratin-positive Flimmerzellen bei Keratin-negativen Tumorzellen)
- Normale Zellen müssen als Positivkontrolle mitbeurteilt werden (z. B. Keratin-positive Flimmerzellen)
- Normale Zellen müssen auch als Negativkontrolle mitbeurteilt werden (z. B. Synaptophysin-negative Flimmerzellen)
- Kaum ein AK färbt ausschließlich die diagnostisch relevante Zellpopulation
- Makrophagen und Leukozyten weisen häufig eine unspezifische Reaktion auf
- Sensitivität und Spezifität der AK liegen z. T. weit unter 100%
- Positivität des Präparatehintergrunds bei zerstörtem Zytoplasma und reichlich nackten Tumorzellkernen ist nur eingeschränkt beurteilbar
- Die Dignität kann immunzytochemisch nicht bestimmt werden

Flowzytometrie

Die Flowzytometrie dient der Bestimmung der Zellherkunft und einer über die morphologischen Möglichkeiten hinausgehenden Zelltypisierung. Haupteinsatzbereich ist die Subtypisierung von Lymphozyten für die Differentialdiagnostik von interstitiellen Lungenerkrankungen und die Differenzierung von hämatologischen Systemerkrankungen.

Material: In der Flowzytometrie gelangen flüssige Materialien (Einzelzellsuspensionen) wie peripheres Blut, die Broncho Alveoläre Lavage (BAL), Pleurapunktate sowie Aufschwemmungen von Feinnadelpunktaten und Gewebe zum Einsatz. Einzelzellsuspensionen, die für flowzytometrische Untersuchungen vorgesehen sind, sollten innerhalb von 6 Stunden (in Ausnahmefällen innerhalb von 24 Stunden) verarbeitet werden. Für Routinefragestellungen sollte die Lagerung bei 4 °C erfolgen. Der Transport bei RT sollte nicht länger als 6 Stunden (max 12 Stunden) dauern. Der Einsatz

Tabelle 2.8. Auswahl von Antikörpern für die Immunzytochemie in der Routine-diagnostik

Kurzname	Haupteinsatzbereiche
AFP	Leberzellkarzinom, Keimzelltumoren
Ber-EP4	Adenokarzinom
Calcitonin	Meduläres Schilddrüsenkarzinom
Calretinin	Mesothelzellen
CD 1a	Histiozytosis X
CD 3	T-Lymphozyten
CD 4	T-Helfer-Lymphozyten
CD 8	T-Suppressor-Lymphozyten
CD 15	Morbus Hodgkin
CD 19	B-Lymphozyten
CD 30 (Ki 1)	Morbus Hodgkin, Non-Hodgkin-Lymphome
CD 45 (LCA)	Leukozyten
CEA	Adenokarzinom (Kolonkarzinom)
Chromogranin A	Neuroendokrine Tumoren
CMV	Cytomegalivirus-Infektion
Desmin	Leio- und Rhabdomyosarkom
F VIII	Kaposi-Sarkom
HBME 1	Mesotheliom
HSV 1	Herpes simplex Virus-Infektion
HMB 45	Melanom
HCG	Keimzelltumoren
Pan-Keratin	Karzinome
Östrogenrezeptor	Mammakarzinom
Progesteronrezeptor	Mammakarzinom
PSA	Prostatakarzinom
S 100	Neurogene Tumoren, Histiozytosis X, Melanom
Synaptophysin	Neuroendokrine Tumoren
Thrombomodulin	Mesotheliom, Gefäßtumoren
Thyreoglobulin	Papilläres und follikuläres Schilddrüsenkarzinom
TTF 1	Adenokarzinome der Lunge
Vimentin	Mesenchymale Tumoren

von Additiva ist bei den meisten Fragestellungen zulässig und verbessert jedenfalls die morphologische Beurteilung, die der flowzytometrischen Untersuchung vorausgehen sollte.

Technik: Grundlage der flowzytometrischen Zelltypisierung sind Antikörper, die spezifisch mit einer nachzuweisenden Struktur reagieren. Die Herstellung erfolgt im Allgemeinen über die Immunisierung von Tieren, wobei je nach Technik polyklonale oder monoklonale Antikörper (Primärantikörper) gewonnen werden.

Im Gegensatz zur Immunzytochemie gelangt in der Flowzytometrie vorwiegend die *direkte Methode* zur Anwendung. Bei der direkten Methode werden schon die Primärantikörper, die an die nachzuweisende Struktur gekoppelt werden, mit „Farbstoffen" (Fluorochromen) markiert. Fluoreszenzfarbstoffe (z. B. FITC-Gelbgrün, Phycoerythrin-Rotorange, PerCP-Rot, APC-Rot) erlauben routinemäßig die *simultane Messung von 2 bis 4 Antikörpern* auf ein und derselben Zelle.

Für die *Messung* wird ein Strom aus Einzelzellen über die hydrodynamische Fokusierung an einer Lichtquelle (meist einem Laser) vorbeigeführt. Über das *Vorwärtsstreulicht* (FSC) wird die Zellgröße und über das *Seitwärtsstreulicht* (SCC) die Zellgranularität bestimmt. Weiters regt die Lichtquelle die an die Primärantikörper gekoppelten *Fluoreszenzfarbstoffe* an, deren Streulichtsignal gemessen wird. Neben der „Zellmorphologie" können so weitere (routinemäßig 2 bis 4) Zellcharakteristika bestimmt werden.

Diese standardisierte Technik und die Messung von großen Zellzahlen erlauben neben der Subtypisierung der Zellen eine ausgezeichnete Bestimmung von Zellverhältnissen.

Probenvorbereitung: *Ergüsse* werden zentrifugiert und der Überstand soweit abgegossen, dass eine leicht trübe Suspension entsteht. Die Einstellung auf eine standardisierte Zellzahl ist in der Routinediagnostik nicht erforderlich.

Broncho Alveoläre Lavagen werden vor der Zentrifugation und der Herstellung der Suspension durch Gaze filtriert (Eliminierung des Schleims).

Durch *Feinnadelpunktion* gewonnenes Material wird in physiologischer Kochsalzlösung resuspendiert.

Gewebsstücke werden zerkleinert und in ein Gefäß mit physiologischer NaCl eingebracht. Durch leichtes Schütteln des Gefäßes werden Zellen ausgeschwemmt. Weiters können von der Oberfläche, durch Abschaben mit einem Skalpell, Zellen gewonnen und in physiologischer NaCl aufgeschwemmt werden.

Bei der Probenvorbereitung wird zwischen „Lyse-and-wash"- und „Lyse-no-wash"-Technik unterschieden. Bei der „Lyse-and-wash"-Technik werden über mehrere Waschschritte ungebundene AK und hämolysierte Erythrozyten entfernt. Die „Lyse-no-wash"-Technik erfolgt ohne Waschschritte, wodurch hämolysierte Erythrozyten und ungebundene AK in der zu messenden Einzelzellsuspension erhalten bleiben. Für Routinefragestellungen ist die weniger aufwendige „Lyse-no-wash"-Technik ausreichend. Sobald für die Auswertung parallel beide morphologischen Messkriterien (Zellgröße und Zellgranularität) von Bedeutung sind oder die Zellpopulationen bei der Auswertung nicht ausreichend getrennt werden können, muß auf die „Lyse-and-wash"-Technik zurückgegriffen werden.

Während für die „Lyse-and-wash"-Technik auch der Einsatz eines Anti körpers pro Testansatz möglich ist, empfiehlt sich für die „Lyse-no-wash"-Technik eine mindestens 3-fach Fluoreszenz (besser 4-fach Fluoreszenz).

Antikörper und Einsatzbereich: Das Antikörperspektrum deckt hervorragend die Antigene der CD-Nomenklatur ab, kommerziell erhältliche Antikörper anderer Spezies stehen in weit geringerem Ausmaß zur Verfügung.

Die klassische Indikation für die Flowzytometrie liegt in der Typisierung von Leukozyten.

Tabelle 2.9. Bezeichnung der Primärantikörper, deren Spezifität und Antigenverteilung für die Routinediagnostik (Becton Dickinson 1998)

Bezeichnung	Spezifität/Antigenverteilung
γ_1/γ_2	Isotypenkontrolle
CD3	T-Lymphozyten, Thymozyten
CD4	T-Helferzellen, Thymozyten, Monozyten & Makrophagen (low density)
CD5	T-Lymphozyten, subset B-Lymphozyten
CD8	T-Suppressorzellen, zytotoxische Zellen, Subset NK-Zellen*
CD10	CALLA, NHL
CD11c	Monozyten, Makrophagen, Histiozyten, Granulozyten, NK-Zellen*
CD14	Monozyten, Makrophagen
CD16	NK Zellen, neutrophile Granulozyten, Subset T-Lymphozyten
CD19	B-Lymphozyten
CD23	B-Lymphozyten (low density), aktivierte B-Lymphozyten
CD33	Granulozyten und deren Vorstufen, Monozyten
CD34	haematopoetische Vorläuferzellen
CD38	B-Lymphozyten, aktivierte T-Lymphozyten, CD 34 pos. Zellen
CD45	Leukozyten
CD56	NK-Zellen, zytotoxische T-Lymphozyten
CD138	Plasmazellen
HLA DR	B-Lymphozyten, Monozyten, Makrophagen, aktivierte T-Lymphozyten, Blasten
Kappa	Immunglobulinleichtkette Kappa
Lambda	Immunglobulinleichtkette Lambda

*Natural Killercells (NK-Zellen)

Routinemäßig gelangt die Flowzytometrie in der Differenzierung von „interstitiellen" Lungenerkrankungen (siehe auch Kapitel BAL) und hämatologischen Erkrankungen zum Einsatz. In Tab. 2.9 werden Antikörper beschrieben, die in unserem Labor routinemäßig verwendet werden.

In der Flowzytometrie werden meist Antikörperkombinationen (2 bis 4 Antikörper pro Testansatz/Röhrchen) für den simultanen Nachweis von Strukturen an ein und derselben Zelle eingesetzt. Die Auswahl der einzusetzenden Antikörper wird von der klinischen Fragestellung und der Morphologie bestimmt. In Tab. 2.10 werden Antikörperkombinationen (Basispanels) für die beiden häufigsten klinischen Fragestellungen beschrieben.

Messung: Vergleichbar zur Immunzytochemie werden bei flowzytometrischen Zelltypisierungen nur diagnostisch relevante Zellen beurteilt. Die Auswahl der Zellen erfolgt über das „gating".

Bei der „Lyse-and-wash"-Technik können parallel die beiden morphologischen Parameter (Zellgranularität und Zellgröße) oder die Kombinationen von „Morphologie" und Fluoreszenz zum „gating" herangezogen werden (siehe Abb. 2.1 und 2.2). Gleiches gilt für das „gating" bei der „Lyse-no-wash"-Technik, wenn nur eine geringe Menge an Erythrozyten in der Flüssigkeit vorhanden ist. Bei blutigen Materialien muss bei der „Lyse-no-wash"-Technik über die Kombination eines morphologischen Parameters (Zellgranularität oder Zellgröße) und eines Fluoreszenzparameters „gegatet" werden (siehe Abb. 2.3 und 2.4). Zellzahlen und Zellverhältnisse werden

Tabelle 2.10. Antikörperkombinationen (Basispanels) für die Multiparameteranalyse in der Routine-diagnostik (Bernhardt 1999)

Fragestellung	Material	Basispanels	
		4-fach-Fluoreszenz	2-fach-Fluoreszenz
interstitielle Lungenerkrankung	BAL	CD45/CD3/CD4/CD8 (CD45/CD3/CD19/CD16–56)	CD45/CD14 γ_1/γ_2 CD4/CD8 (CD3/CD8) (CD3/CD4) (CD3/CD19) (CD3/CD16–56)
NHL	BAL, Erguss, Aufschwemmung	CD45/CD3/CD4/CD8 CD45/CD3/CD19/CD16–56 CD45/CD5/CD19/CD23 CD45/CD19/Kappa/Lambda	CD45/CD14 γ_1/γ_2 CD3/CD19 CD3/CD8 CD3/CD4 CD3/CD16–56 CD5/CD19 CD19/CD23 CD19/Kappa CD19/Lambda

schließlich über geräte- und firmenspezifische Softwareprogramme bestimmt.

Interpretation von flowzytometrischen Zelltypisierungen
- Der Flowzytometrie muss eine zytologische Beurteilung des Materials vorausgehen
  - Bestimmung der Zellverteilung
  - Bestimmung der Zellmorphologie
- Die Zellmorphologie muss bei Auswahl der zu bestimmenden Zellen berücksichtigt werden
  - Ausschluss nicht relevanter Zellen mit gleichem Antigenmuster wie pathologische Zellen
  - Ausschluss von Zellen mit unspezifischer Positivität (Makrophagen!)
  - Identifikation von verschiedenen Zellpopulationen
- Die Art des Materials muss berücksichtigt werden
  - Welche Zellen und welche prozentuelle Verteilung sind zu erwarten
    - Lymphknoten → variabler, jedoch hoher B-Zellanteil
    - BAL/Erguss → geringer B-Zellanteil
  - Welche Zellen, in welchem Entwicklungs-/Reifestadium sind zu erwarten
    - Lymphknoten → lymphatische Zellen aller Reifestadien
    - BAL/Erguss → nur reife lymphatische Zellen
- Die meisten Antigene können physiologischerweise auf „normalen" Zellen vorkommen

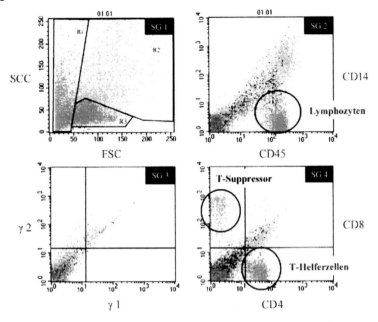

Abb. 2.1. BAL Scattergramme (SG) bei 2 Farbfluoreszenz („lyse-and-wash") *ohne „gating".* Alle Zellen von SG 1 sind in SG 2 bis 4 sichtbar. Farbcodierung: *Rot* – Debris, *Grün* – Granulozyten & AM, *Blau* – Lymphozyten. Abkürzungen: FSC – Zellgröße, SCC – Zellgranularität, CD – Antikörper

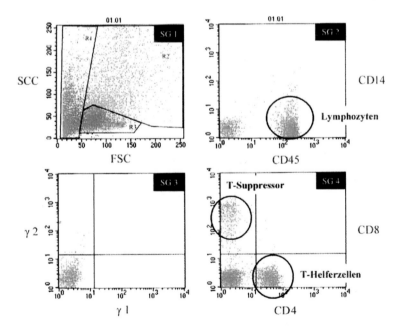

Abb. 2.2. BAL Scattergramme (SG) bei 2 Farbfluoreszenz („lyse-and-wash") *mit „gating"* über Zellmorphologie (R3). Vorwiegend Lymphozyten von SG 1 sind in SG 2 bis 4 sichtbar. Farbcodierung: *Rot* – Debris, *Grün* – Granulozyten & AM, *Blau* – Lymphozyten. Abkürzungen: FSC – Zellgröße, SCC – Zellgranularität, CD – Antikörper

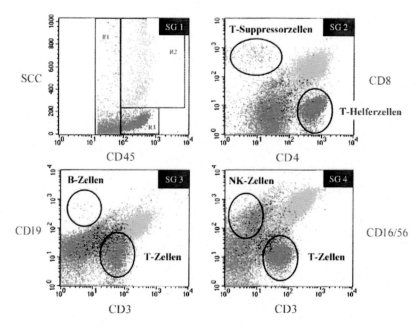

Abb. 2.3. BAL Scattergramme (SG) bei 4 Farbfluoreszenz („lyse-no-wash") *ohne „gating"*. Alle Zellen von SG 1 sind in SG 2 bis 4 sichtbar. Farbcodierung: *Rot* – Debris, *Grün* – Granulozyten & AM, *Blau* – Lymphozyten. Abkürzungen: FSC – Zellgröße, SCC – Zellgranularität, CD – Antikörper

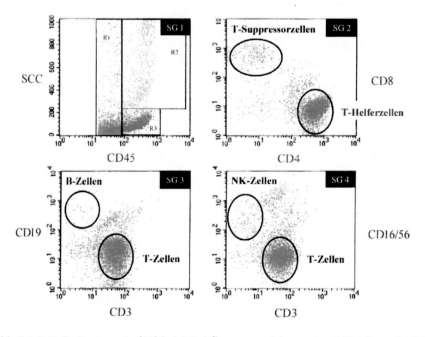

Abb. 2.4. BAL Scattergramme (SG) bei 4 Farbfluoreszenz („lyse-no-wash") *mit „gating"* über Zellmorphologie und Antikörper (R3) Vorwiegend Lymphozyten von SG 1 sind in SG 2 bis 4 sichtbar. Farbcodierung: *Rot* – Debris, *Grün* – Granulozyten & AM, *Blau* – Lymphozyten Abkürzungen: FSC – Zellgröße, SCC – Zellgranularität, CD – Antikörper

Literatur

Becton Dickinson (1998) Immunocytometry Systems, Cytometry Source Book

Bernhardt K (1999) Diagnostische Wertigkeit flowzytometrischer Untersuchungen im Thoraxbereich. In: Freudenberg N, Schenk U (ed) Verhandlungen der Deutschen Gesellschaft für Zytologie. Urban & Fischer Verlag, S 89–99

Einleitung

Dieses Kapitel gibt einen Überblick über jene benignen Erkrankungen, die zytologisch diagnostiziert werden können oder deren Zellbilder zumindest konkrete Hinweise auf die Genese geben können. Voraussetzung dafür ist die Kenntnis der vorkommenden Zellen und Strukturen sowie reaktiver, metaplastischer und degenerativer Zellveränderungen.

Die weitere Einteilung erfolgt nach klinischen Kriterien und Fragestellungen. Unter diesem Aspekt werden die einzelnen Zellbilder infektiösen und nicht infektiösen Erkrankungen sowie benignen Tumoren und tumorartigen Veränderungen zugeordnet.

Zellen und Strukturen

Mundhöhle, Pharynx und Larynx sind von mehrschichtigem, nicht verhornendem Plattenepithel überzogen, die Trachea und das Bronchialsystem von dem ebenfalls mehrschichtigen respiratorischen Epithel. An den Aufzweigungen der zentralen Bronchien tritt metaplastisches Plattenepithel auf. Im Gegensatz zum Plattenepithel haben sämtliche Zellen des respiratorischen Epithels Kontakt mit der Basalmembran (Basalzellen, Flimmerzellen, Becherzellen). Neuroendokrine Zellen, die sich von den pluripotenten Vorläuferzellen herleiten, können nur immunzytochemisch erkannt werden. Im Schleimhautstroma der Bronchien befinden sich lymphatische Zellen in unterschiedlicher Dichte („Bronchus Associated Lymphoid Tissue" – BALT). Die Wand der zentralen Bronchien besteht aus lockerem Bindegewebe, elastischen Fasern und Knorpelspangen. Tiefer liegen seromuköse Bronchialdrüsen. Im Bereich der terminalen Bronchiolen liegt der Übergang in das kubisch respiratorische Epithel. Die Wand der Bronchiolen ist muskelreich, besitzt jedoch keine Knorpelspangen und Drüsen. Die Alveolen sind von einer Schicht Alveolarzellen ausgekleidet. In den Alveolen und Alveolarsepten befinden sich phagozytierende Zellen, die Alveolarmakrophagen.

Epitheliale Zellen:
- *Plattenepithelzellen* (Abb. 3.1): meist einzeln liegende Zellen. Im Exfoliativmaterial überwiegen die Superfizialzellen (polygonales, homogenes Zytoplasma mit kleinem pyknotischen Kern) und die Intermediärzellen (rundovales bis polygonales Zytoplasma mit kleinem rundovalem Kern). Selten sind auch PE aus tieferen Schichten, insbesondere bei entzündlichen Prozessen, zu finden. *Verhornende Plattenepithelzellen* haben ein homogenes, dichtes, opakes Zytoplasma.
- *Flimmerzellen* (Abb. 3.3): einzeln oder in Verbänden liegende zylindrische Zellen mit einer Schlussleiste und Flimmerhaaren am apikalen Pol. Am basalen Pol der Zelle ist das Zytoplasma geschwänzt. Der rundovale Kern liegt exzentrisch gegenüber der Schlussleiste. Das Chromatin ist feingranuliert.
- *Basalzellen* (Abb. 3.5): meist in kleinen Gruppen liegende runde Zellen, mit schmalem Zytoplasma und zentral gelegenem Kern mit feingranulierter Chromatinstruktur. Sie sind kleiner als Flimmerzellen.
- *Becherzellen* (Abb. 3.3): Becherzellen liegen in Gruppen oder sind in Flimmerzellverbände eingelagert. Das Verhältnis von Flimmerzellen zu Becherzellen beträgt 5:1 bis 10:1. Becherzellen sind plumpzylindrische,

mit einer im Zytoplasma gelegenen, meist großen homogenen Schleimvakuole, die im Randbereich deutlich verdichtet ist. Der Kern liegt, wie
bei den Flimmerzellen, exzentrisch, das Chromatin ist feingranuliert.

- *Kubisch respiratorische Zellen* (Abb. 3.6): meist in Straßen liegende
  kubische Zellen mit zentral gelegenen, rundem Kern, mit feingranuliertem Chromatin.
- *Alveolarzellen* (Abb. 3.9): einzeln und in kleinen, ev. dreidimensionalen
  Verbänden gelegene runde bis ovale Zellen, mit mittelbreitem Zytoplasma und einem zentral bis leicht exzentrisch gelegenen Kern, mit
  feingranuliertem Chromatin.
- *Serosazellen* (Abb. 5.1, Abb. 5.3): meist in Verbänden gelegene kubisch
  bis polygonale Zellen mit runden Kernen und granuliertem Chromatin.
  Durch die gleichmäßigen Kernabstände und die deutlichen Zytoplasmagrenzen erscheinen die Verbände schachbrettartig. Serosazell-
  verbände können bei der Gewinnung von Material von pleuranahen
  Herden gefunden werden. Abgeschilferte, einzeln liegende Serosazellen
  in Flüssigkeiten runden sich ab.

Nicht epitheliale Zellen:
- *Alveolarmakrophagen* (Abb. 3.4): immer einzeln liegende rund bis
  rundovale Zellen, meist mit kleinen, vielgestaltigen, schwarzbraunen,
  intrazytoplasmatischen Einschlüssen (Staubpartikeln) oder Vakuolen.
  Der Kern ist rundoval mit granuliertem Chromatin. *Lipidmakrophagen*
  (Abb. 3.65) sind durch intrazytoplasmatische Fetteinschlüsse gekennzeichnet („leere" kreisrunde Vakuolen).
- *Leukozyten* (Abb. 3.41): neutrophile Granulozyten, eosinophile Granulozyten, Lymphozyten Plasmazellen.
- *Mastzellen* (Abb. 3.4, Abb. 3.41): immer einzeln liegende runde Zellen
  mit rundem Kern. Intrazytoplasmatisch befinden sich kugelige blauviolette (MGG-Färbung) Granula, die auch den Kern überdecken können.
- *Bindegewebe, Fibrozyten* (Abb. 3.11, Abb. 3.12): in faserartige Strukturen
  eingebettete oder einzeln liegende schmale, längliche Zellen mit zentral
  gelegenem, spindeligem Kern, dessen Pole spitz zulaufen. Häufig nur
  nackte Zellkerne. Die Kernlagerung in Verbänden erscheint ungeordnet.
- *Glatte Muskelzellen* (Abb. 3.13): praktisch immer in Verbänden
  liegende, schmale, längliche Zellen mit zentral gelegenem Kern, dessen
  Pole abgerundet sind. Die Kernlagerung ist parallel.
- *Knorpelzellen* (Abb. 3.16): in chondromatöser Grundsubstanz liegende
  rundovale Zellen mit hellem Zytoplasma und rundem Kern mit grobem
  Chromatin. Meist findet sich nur ausgestrichene chondromatöse
  Grundsubstanz.
- *Fettzellen* (Abb. 3.62): meist in kleinen Verbänden liegende große
  runde bis polygonale Zellen mit leer erscheinendem Zytoplasma (Fett
  wird durch die Färbungen herausgelöst) und kleinem pyknotischem, an
  den Rand gedrängten Kern.
- *Zellen des Granulationsgewebes* (Abb. 5.34): einzeln oder in Verbänden
  liegende große, plasmareiche, fahnenförmige Zelle mit einem oder
  mehreren großen Kernen und mehreren deutlichen Nukleolen.

- *Endothelien* (Abb. 3.14): schmale längliche Zellen mit dunklem länglichem Kern. Endothelien liegen praktisch immer als Kapillare oder kleines Gefäß vor.
- *Speisereste* (Abb. 3.48, Abb. 5.18): Die Zellen entsprechen Pflanzenzellen (groß und vielgestaltig) oder quergestreiften Muskelzellen.

Nicht zelluläre Komponenten:

- *Schleim:* Homogene Wolken und Schlieren ohne Struktur. *Curschmann-Spiralen* (Abb. 3.43) sind spiralförmige Ausgüsse von kleinen Bronchiolen, haben eine dunkle zentrale Achse und eine transparente Peripherie.
- *Charcot-Leyden-Kristalle* (Abb. 3.42, Abb. 5.19): Diese Kristalle entstehen aus Abbauprodukten der eosinophilen Granulozyten, haben eine rhombische Form und eine homogene Struktur.
- *Elastische Fasern* (Abb. 3.15): fadenförmige, homogene Strukturen.
- *Fremdkörper* (Abb. 3.47): extra- oder intrazelluläre, meist kristalloide Gebilde. Eine Sonderform stellen die *Asbestkörperchen* (Abb. 3.46) dar. Sie sind längliche, keulenförmige, segmentierte Strukturen mit einer zentralen Asbestfaser, an die tropfenförmig ein Eisenproteingemisch angelagert ist. Die Eigenfarbe der Asbestkörperchen ist Braun.
- *Pollen* (Abb. 3.18): Pollen sind meist große, rundovale bis vielgestaltige pflanzliche Strukturen, umgeben von einer dicken Membran. Die Eigenfarbe ist Gelb bis Braun.
- *Psammonkörperchen* (Abb. 3.17): dreidimensionale, unregelmäßig bis rundliche, konzentrisch geschichtete semitransparente Körperchen.
- *Erreger:* Bakterien, Pilze, Parasiten (siehe entsprechende Kapitel).

Reaktion, Metaplasie und Degeneration

Reaktion

Reaktive Veränderungen des respiratorischen Epithels treten im akuten bis subakuten Stadium von benignen Erkrankungen und als Begleitreaktion bei malignen Erkrankungen auf. Reaktive Veränderungen sind häufig von einer Vermehrung von Granulozyten und/oder Lymphozyten begleitet.

Reaktive Zellveränderungen
- Flimmerzellen/Alveolarzellen (Abb. 3.7, Abb. 3.9, Abb. 3.52)
  - Mehr- bis Vielkernigkeit
  - Größenzunahme des Kerns mit Auflockerung und/oder Verklumpung des Chromatins
  - ein bis mehrere große, rundovale, deutliche Nukleolen (die Nukleolen eines Kerns sind gleich groß!)
  - Größenzunahme und intensive Anfärbung des Zytoplasmas
  - Kern/Plasmarelation bleibt erhalten
  - ev. Verlust der Flimmerhaare
  - ev. dreidimensionale oder kugelige Verbände alveolärer Zellen (häufig in postbronchoskopischem Exfoliativmaterial)

- in Verbänden oder Straßen gelegen Basalzellen (Basalzellhyperplasie) (Abb. 3.5)
- Becherzellen (Abb. 3.3, Abb. 3.8)
  - mehr als 1 Becherzelle pro 5 Flimmerzellen (Becherzellvermehrung)
  - in großen Verbänden gelegene Becherzellen (Becherzellhyperplasie)
- Vermehrung von Mastzellen
- vielkernige Alveolarmakrophagen (Abb. 3.10)

Metaplasie

Metaplastische Veränderungen treten bei lang andauernden Reizen und chronischen Erkrankungen auf. Die Metaplasie ist der Ersatz eines reifen Gewebes durch ein anders differenziertes reifes Gewebe, z. T. mit Verlust der ursprünglichen Funktion. Die fokale Umwandlung des respiratorischen Epithels der Trachea und der Bronchien in mehrschichtiges Plattenepithel wird als Plattenepithelmetaplasie bezeichnet.

Plattenepithelmetaplasie (Abb. 3.2, Abb. 3.21)
- Einzeln oder in Verbänden gelegene mittelgroße, ovale Zellen mit dunklen, z. T. entrundeten Kernen und dichtem Zytoplasma. Die Kern-Plasmarelation ist zu Gunsten des Kerns verschoben.
- Kleine Zellen mit pyknotischem Kern und dichtem, z. T. verhornendem Zytoplasma
- Runde, zytoplasmareiche Zellen mit zentralem pyknotischem Kern (Rundmetaplasien)
- Plattenepithelschollen

Degeneration

Degenerative Zellveränderungen sind Zeichen des beginnenden Zelluntergangs und können in vivo oder in vitro entstehen.

Degenerative Zellveränderungen (Abb. 3.15, Abb. 3.53, Abb. 3.65, Abb. 5.10, Abb. 5.31)
- Vergrößerung des Kerns mit Auflockerung des Chromatins → Verlust der Chromatinstruktur → Chromatinschlieren (Artefakt durch das Ausstreichen)
- Kernpyknose
- Vakuolisierung des Zytoplasmas → Auflösung des Zytoplasmas → nackte Zellkerne
- Makrophagen mit vakuolisiertem Zytoplasma (Lipidmakrophagen)
- zerfallende Granulozyten → granulozytärer Detritus
- elastische Fasern sind oft die einzigen erhaltenen Strukturen
- ev. Bindegewebe, Fibrozyten und Zellen des Granulationsgewebes als Zeichen von *Reparaturmechanismen*

Infektiöse Erkrankungen

Einleitung

Infektiöse Erkrankungen werden durch Erreger hervorgerufen. Die Art der Mikroorganismen und das spezifische und unspezifische Immunsystem des Menschen bestimmen, ob eine Infektion mit nachfolgender Erkrankung erfolgt und welche zytologischen Veränderungen nachgewiesen werden können.

Allgemeine Zeichen von infektiösen Erkrankungen sind reaktive Veränderungen der physiologisch vorkommenden Zellen sowie die Vermehrung von Granulozyten, Lymphozyten, Makrophagen und Mastzellen. Länger dauernde Erkrankungen führen zu metaplastischen und degenerativen Zellveränderungen. Auch Zeichen von Reparaturmechanismen können gefunden werden. Schwerpunkt der Zytologie ist der schnelle zytologische Nachweis von Erregern oder erregerassoziierter Zellveränderungen.

Bakterien

Definition: Bakterien sind einzellige Mikroorganismen (Prokaryonten), die sich durch Spaltung vermehren.

Epidemiologie/Ätiologie: Bakterien sind ubiquitär vorkommende Mikroorganismen, die Entzündungen hervorrufen können, wobei einige Bakterien zur physiologischen Flora des Menschen gehören. Im Respirationstrakt findet man bei 15–50% gesunder Erwachsener eine passagere Kontamination mit pathogenen Keimen ohne klinisch relevante Symptome. Bakterielle Pneumonien und Bronchitiden entstehen durch Mikroaspiration oder Tröpfcheninfektion bei praedisponierenden Faktoren. Bakterien verursachen bis 90% der ambulant erworbenen Pneumonien und über 90% der nosokomialen Pneumonien (Hien 2000d).

Klinik: Kardinalsymptome von Pneumonien sind Husten, Fieber und ev. Dyspnoe. Röntgenologisch sieht man flächenhafte Infiltrate und ev. Hiluslymphknotenvergrößerungen.

Das Blutbild zeigt eine Leukozytose (Granulozytose), und serologisch findet man eine Erhöhung von Entzündungsparametern (z. B. Blutsenkungsgeschwindigkeit, CRP, γ-Globuline).

Neben der Zytologie wird der Erregernachweis für eine exakte taxonomonische Zuordnung mittels Kultur und Polymerase Chain Reaktion (PCR) durchgeführt.

Zytologie: (Abb. 3.19, Abb. 3.20) Zytologisch können in Routinefärbungen (z. B. Schnellfärbung, MGG, PAP) Kokken, Stäbchen und schraubenförmige Bakterien unterschieden werden. Die Gram-Färbung erlaubt eine weitere Unterscheidung in Gram-positive und Gram-negative Keime. Der zytologische Nachweis von Bakterien kann innerhalb kürzester Zeit geführt werden und wird als Entscheidungsgrundlage für den Beginn von therapeutischen Maßnahmen eingesetzt.

Große Bedeutung hat der Nachweis von Bakterien besonders in Materialien, die normalerweise keimfrei sind (z. B. transthorakale FNP, Pleurapunktat). Eine Sonderstellung nehmen säurefeste Stäbchen (z. B. Mykobakterien) ein. Sie können mit Auramin und Ziehl Neelsen selektiv dargestellt werden.

Übersicht:
- reichlich neutrophile Granulozyten und granulozytärer Detritus
- Mastzellen

Detailsicht:
- reaktive Zellen des respiratorischen Epithels und ev. Becherzellvermehrung
- Bakterien

Mykobakterien/Tuberkulose

Definition: Tuberkulose ist eine Infektionserkrankung, die durch Mykobakterien (aerobe, säurefeste Stäbchen) ausgelöst wird.

Epidemiologie/Ätiologie: In west- und mitteleuropäischen Staaten sowie den Vereinigten Staaten von Amerika ist ein kontinuierlicher Rückgang der Neuerkrankungen zu beobachten. Die Anzahl der jährlichen Neuerkrankungen ist weltweit jedoch sehr unterschiedlich. Die Inzidenz beträgt in Deutschland 14/100 000 und in den USA 7/100 000 (CDC 1998, Hien 2000h). Afrika, Asien, aber auch Staaten in Osteuropa weisen jedoch eine wesentlich höhere Inzidenz auf (z. T. weit über 70/100 000). Im Jahr 1999 wurden in Österreich 17 Neuerkrankungen von pulmonaler und extrapulmonaler Tuberkulose pro 100 000 Einwohner gemeldet (Wolf et al. 2000). Die Erkrankungsrate ist wesentlich von sozialen Faktoren abhängig. Risikogruppen sind Patienten in schlechtem Allgemeinzustand, Alkoholkranke und Patienten mit Immundefekten.

Die Tuberkulose ist eine Tröpfcheninfektion, vorwiegend ausgelöst durch das *Mykobakterium tuberkulosis*. In weit über 90% manifestiert sich die Tuberkulose ausschließlich in der Lunge. Davon abzugrenzen sind Erkrankungen, die von *nicht tuberkulösen Mykobakterien (NTM)* verursacht werden. Die wichtigsten NTM sind M. avium, M. intracellulare, M. kansasii und M. fortuitum. NTM sind ubiquitär vorkommende Bakterien, die für gesunde Menschen sehr selten pathogen sind, bei Patienten mit Immundefekten (z. B. AIDS) jedoch ein ähnliches Krankheitsbild wie das Mykobakterium tuberkulosis hervorrufen.

Klinik: Grundsätzlich wird zwischen Primär- und Postprimärtuberkulose unterschieden.

Die *Primärtuberkulose* ist meist selbstlimitierend, betrifft vorwiegend Unter- oder Mittellappen und stellt sich radiologisch als Infiltrat, ev. mit

Hiluslymphomen, dar. Bei schlechter Abwehrlage ist eine progrediente Primärtuberkulose mit Generalisation möglich.

Die *Postprimärtuberkulose* entsteht durch endogene Reinfektion (Reaktivierung persistierender Mykobakterien) oder exogene Reinfektion und kann sich Monate bis Jahre nach der Primärtuberkulose entwickeln. 90% der Postprimärtuberkulosen werden durch eine hämatogene Streuung verursacht und sind in den Lungenspitzen lokalisiert. Die Klinik ist stadienabhängig und reicht von asymptomatischen Patienten bis zu subfebrilen Temperaturen, Gewichtsverlust und Nachtschweiß. Das Röntgenbild zeigt unscharf begrenzte Infiltrate, Hiluslymphome und ev. Kavernenbildung. Verkalkung, Fibrosierung, aber auch Kavernenbildung sind Ausdruck von postspezifischen Residuen.

Die seltene *Miliartuberkulose* geht mit hohem Fieber und bei Mitbeteiligung der Hirnhäute mit Meningismus einher. Röntgenologisch ist eine disseminierte, feinnoduläre Zeichnung erkennbar.

Eine besondere Verlaufsform ist die Ausbildung eines *Tuberkuloms*. Es dürfte zumeist der Rest einer Primärtuberkulose sein oder durch appositionelles Wachstum von Streuherden entstehen. Bildgebende Verfahren zeigen einen Rundherd.

Eckpfeiler der Diagnostik sind Klinik, bildgebende Verfahren, Hauttests, der Erregernachweis (Auraminfärbung, Ziehl Neelsen, Bactec, Kultur, PCR) und die Morphologie. Serologische Bestimmung von Antikörpern haben bis dato keine klinische Relevanz erlangt.

Zytologie: (Abb. 3.21–3.26, Abb. 3.49, Abb. 5.13, Abb. 5.14, Abb. 5.30) An erster Stelle in der zytologischen Diagnostik steht die *Bakterioskopie* (Auramin, Ziehl Neelsen). Die Sensitivität des Nachweises von säurefesten Stäbchen liegt bei bronchoskopisch gewonnenem Material bei etwa 60%. MGG-gefärbte Präparate mit schmierigem Detritus sollten auf Ziehl Neelsen umgefärbt werden, da hier häufig säurefeste Stäbchen gefunden werden. Zusammen mit dem zytologischen Nachweis des schmierigen Detritus, Epitheloidzellen und Riesenzellen vom Langhanstyp erhöht sich die Sensitivität auf 70% (eigene Daten).

In der zytologischen Tuberkulosediagnostik ist die Wertigkeit der Materialien unterschiedlich. Biopsien und Imprints, aber auch perthorakale Punktate enthalten wesentlich häufiger diagnostische relevante Zellen als Exfoliativmaterial. Gut geeignet ist Exfoliativmaterial für den Nachweis von säurefesten Stäbchen. In Pleuraergüssen, mit Ausnahme des tuberkulösen Empyems, werden selten zytologische Kriterien für eine Tuberkulose oder säurefeste Stäbchen gefunden.

Übersicht:
- reichlich Granulozyten (meist auch granulozytäre BAL!)
- ev. schmieriger Detritus mit zerfallenden Granulozyten
- einige Lymphozyten
- ev. reichlich z. T. reaktive lymphatische Zellen (als Zeichen eines Lymphknoteneinbruchs)

- ev. amorphe, bröckelige Strukturen (Kalk)

Detailsicht:
- reaktive Veränderungen von Zellen des respiratorischen Epithels
- Becherzellvermehrung
- alveoläre Zellen mit länglichen Kernen
- Rundmetaplasien und Metaplasien z. T. mit Atypien
- Epitheloidzellen (meist in Gruppen liegende längliche, schmale, sich gegenseitig überlagernde Zellkerne, die Zytoplasmagrenze der Einzelzelle ist nicht erkennbar, dieses Symplasma ist nach außen hin meist unscharf begrenzt)
- Riesenzellen vom Langhanstyp mit peripher („hufeisenförmig") gelegenen, ovalen bis länglichen Kernen und scharf begrenztem Zytoplasma

Differentialdiagnosen:
- *Sarkoidose* (Abb. 3.39, Abb. 3.40): meist einzeln, ev. in kleinen Gruppen liegende Epitheloidzellen mit eher rundovalen Kernen und scharf begrenztem Zytoplasma (*vorwiegend* in Lymphknotenbiopsien zu finden), selten Entzündungszeichen, kein Detritus, meist lymphozytäre BAL mit hoher T-Helfer/T-Suppressor-Ratio (meist über 3).
- *Sarcoid reaction (im Lymphabflussgebiet maligner Tumoren):* meist einzeln, ev. in kleinen Gruppen liegende Epitheloidzellen mit eher rundovalen Kernen und scharf begrenztem Zytoplasma (*nur* in Lymphknotenbiopsien zu finden), kein Detritus, normale Zellverteilung in der BAL
- *Exogen-allergische Alveolitis* (Abb. 3.41): selten Nachweis von Epitheloidzellen, kein Detritus, im subakuten Stadium buntes Zellbild in der BAL, spezifische IgG oder praezipitierende Antikörper im Serum.
- *Granulomatöse Erkrankungen anderer Genese:*
- *Viruspneumonie (DD bei Lymphknoteneinbruch):* keine Epitheloidzellen, lymphozytäre BAL mit lymphatischen Reaktionsformen.
- *Non-Hodgkin-Lymphome (Abb. 4.47, Abb. 4.48) (DD bei Lymphknoteneinbruch):* atypische lymphatische Zellen, ev. homogene Lymphozytenpopulation (bei niedrig malignen NHL), Immunzytochemie.

Viren

Definition: Viren sind Mikroorganismen, die aus DNS/RNS, Proteinmantel (Kapsid) und ev. lipidhaltiger Hülle bestehen und sich ausschließlich in Wirtszellen vermehren.

Epidemiologie/Ätiologie: 10% der ambulant erworbenen Pneumonien werden von Viren (z. B. Adenoviren, Influenzaviren und Rhinoviren) durch Tröpfcheninfektion verursacht (Hien 2000b). Bei immungeschwächten Patienten können auch Herpes simplex (HSV) und Zytomegalievirus (CMV) pneumonische Veränderungen hervorrufen. Das Human-Papilloma-Virus (HPV) ist meist mit Plattenepithelpapillomen oder einer Papillomatose assoziiert.

Klinik: Klinisch können virale Pneumonien meist nicht von Pneumonien anderer Genese unterschieden werden. Symptome sind u.a. Husten, Fieber und ev. Dyspnoe. Im Thoraxröntgen sieht man diffuse Verschattungen oder Infiltrate.

Der Erregernachweis erfolgt meist indirekt über die serologische Bestimmung von Antikörpern. Der direkte Nachweis ist immunzytochemisch oder molekularbiologisch möglich.

Zytologie: (Abb. 3.27 bis Abb. 3.30, Abb. 3.56) Zytologisch bieten die meisten viralen Infekte ein unspezifisches Bild mit stark reaktiven Veränderungen des respiratorischen Epithels und Vermehrung von Lymphozyten. Typische virusassoziierte Zellveränderungen sieht man bei Infektionen mit Viren der Herpesgruppe (HSV, CMV) und bei HPV. Diese Viren befallen bevorzugt bestimmte Zellsysteme: HPV das Plattenepithel, HSV Plattenepithel und seltener Zylinderepithel, CMV Alveolarzellen und Makrophagen.

HSV- und HPV-assoziierte Zellveränderungen sind in Biopsien gut erkennbar, Veränderungen durch CMV werden vorwiegend in der BAL gesehen.

Der direkte Erregernachweis ist mit Immunzytochemie und in situ Hybridisierung möglich.

Übersicht:
- reaktive Veränderungen des respiratorischen Epithels
- vermehrt Lymphozyten

Detailsicht:
- *HSV:* große mehrkernige Zellen mit dicht nebeneinander liegenden, dunklen Kernen. Das Kernchromatin ist wenig strukturiert (MGG). In der PAP-Färbung ist das Kernchromatin verwaschen und strukturlos (Milchglaskerne)
- *CMV:*
  - einkernige Zellen mit vergrößertem dunklem Kern und deutlicher Kernmembran mit Kernrandaufhellung (Eulenaugenzellen)
  - einkernige Zellen mit vergrößertem, dunklen Kern und intrazytoplasmatischen blauvioletten (MGG), groben, homogenen Einschlüssen.
- *HPV:* siehe Kapitel Plattenepithelpapillom/Papillomatose

Differentialdiagnosen:
- *Mehrkernige Tumorzellen (DD bei HSV):* unterschiedlich große Kerne innerhalb einer Zelle, kein Milchglasphänomen in der PAP-Färbung

Candida

Definition: einzelliger Hefepilz, der sich durch Sprossung vermehrt

Epidemiologie/Ätiologie: Candidaspezies sind ubiquitär vorkommende Pilze und fakultativ pathogen. Sie können die Mundschleimhaut und den Gastrointestinaltrakt ohne Krankheitszeichen besiedeln.

Pilzpneumonien zählen zu den opportunistischen Infektionen und betreffen vorwiegend Patienten mit geschwächtem Immunsystem (z. B. HIV). Vorgeschädigtes Gewebe (z. B. Tumoren, Bronchiektasien) sind ebenfalls Wegbereiter für klinisch relevante Infektionen.

Klinik: Klinik und bildgebende Verfahren entsprechen schweren Pneumonien. Der Nachweis des Erregers erfolgt morphologisch und kulturell.

Zytologie: (Abb. 3.31) Der Nachweis von Candida, insbesondere im Sputum, ist nicht gleichbedeutend mit einer klinisch relevanten Infektion. Die Verdachtsdiagnose einer Pilzpneumonie kann nur bei bronchoskopisch gewonnenem Material (z. B. BAL) und gleichzeitigem Nachweis massiv entzündlicher Veränderungen gestellt werden.

Übersicht:
- reichlich Granulozyten, granulozytärer Detritus
- Pseudohyphen

Detailsicht:
- reaktive Veränderungen des respiratorischen Epithels
- segmentierte Pseudohyphen mit dichter homogener Struktur
- rundovale Pilzsporen mit Doppelmembran

Differentialdiagnosen:
- *Aspergillus* (Abb. 3.32): hohl erscheinende („bambusartige"), septierte Hyphen mit rechtwinkeligen (dichotonen) Verzweigungen, Konidiophoren.
- *Cryptococcus neoformans* (Abb. 3.34): runde, kugelige Sporen mit breiter Doppelmembran.
- *Pilze anderer Spezies:*

Aspergillus

Definition: Aspergillus gehört in die Gruppe der Schimmelpilze.

Epidemiologie/Ätiologie: Aspergillus ist ein ubiquitär in der Umwelt vorkommender Schimmelpilz, der aerogen übertragen wird. Die 3 Formen der Aspergillose sind das Aspergillom, die allergisch pulmonale Aspergillose (ABPA) und die invasive Aspergillose (Hien 2000c).

Das *Aspergillom* ist ein wuchernder Pilz in praeformierten Hohlräumen (Zysten, Kavernen), wie sie durch Tuberkulose, Lungeninfarkte oder zerfallende Tumoren entstehen können. Eine verminderte Immunabwehr begünstigt das Auftreten eines Aspergilloms.

Die *ABPA* kann sich bei Patienten mit chronischen Lungenerkrankungen durch Kolonisation der Bronchien mit Aspergillus entwickeln und betrifft bevorzugt Patienten mit allergischem Asthma bronchiale. Aspergillus verursacht bei diesen Patienten eine IgG- und IgE-vermittelte Reaktion mit Eosinophilie.

Die *invasive Aspergillose* tritt vorwiegend bei immunsupprimmierten Patienten mit Granulozytopenie auf.

Klinik: Die klinischen Symptome sind abhängig von der Art der Infektion. Das *Aspergillom* verursacht keine oder nur wenige Beschwerden. Bildgebende Verfahren zeigen eine Kaverne mit einer ballartigen Struktur und darüberliegender Luftsichel. In der Kultur kann Aspergillus wachsen und im Serum können präzipitierende Antikörper und/oder spezifische IgG nachgewiesen werden.

Die *ABPA* geht mit Symptomen eines exazerbierenden Asthmas einher. Radiologisch führt die ABPA zu wandernden Infiltraten, die Bronchien erscheinend verdickt und unscharf begrenzt. Blutbild und Exfoliativmaterialien zeigen eine Eosinophilie. Im Serum sind gesamt- und spezifisches IgE erhöht sowie ev. spez. IgG.

Die *invasive Aspergillose* ist eine lebensbedrohliche Erkrankung. Aspergillus infiltriert dabei die Bronchien, das Lungenparenchym und die Gefäße. Eine hämatogene Streuung kann u. a. zur Endokarditis oder Meningitis führen. Die Symptome sind unspezifisch. Radiologisch zeigt sich primär ein Infiltrat, das in Folge durch Einschmelzung zur Kavernenbildung führen kann. Der Nachweis von Aspergillusantigen in Exfoliativmaterial oder Serum ist hochspezifisch, jedoch wenig sensitiv. Diagnostisch beweisend ist eine positive Blutkultur.

Zytologie: (Abb. 3.32, Abb. 3.33, Abb. 5.16) Aspergillus kann in Exfoliativmaterialien und Biopsien nachgewiesen werden und wird am besten mit der PAP-Färbung dargestellt. Da MGG und PAP nur die dünne Wand der Hyphen, nicht jedoch deren innere Struktur färben, sieht man gelegentlich nur ausgesparte Areale im Detritus (Negativbild in Form der Hyphen). Wegen dieser „Strukturlosigkeit" muss mit mindestens 600-facher Vergrößerung mikroskopiert werden.

Übersicht:
- in Haufen liegendes detritisches Material
- reichlich neutrophile Granulozyten beim *Aspergillom und bei der Aspergillose*
- eosinophile Granulozyten bei der *ABPA*

Detailsicht:
- reaktive und degenerative Zellen der Bronchialschleimhaut
- meist in Haufen liegende, hohl erscheinende („bambusartige"), septierte Hyphen mit rechtwinkeligen (dichotomen) Verzweigungen
- ev. nur ausgesparte Areale im Detritus
- ev. nur in Haufen liegende Hyphenbruchstücke
- ev. Fruchtköpfchen (Konidiophoren)

Differentialdiagnosen:
- *Candida* (Abb. 3.31): segmentierte Pseudohyphen mit dichter homogener Struktur, rundovale Pilzsporen mit Doppelmembran.
- *Pilze anderer Spezies:*

Cryptococcus neoformans

Definition: einzelliger Hefepilz, der sich durch Sprossung vermehrt.

Epidemiologie/Ätiologie: Cryptococcus neoformans ist ein im Erdreich und Vogelkot vorkommender Pilz, der per inhalationem in die Lunge gelangen kann. Die Lunge kann der einzige Manifestationsort bleiben oder es erfolgt eine Dissemination in andere Gewebe, vorzugsweise in das Zentralnervensystem. Die Inzidenz ist weltweit sehr niedrig. Eine Kryptokokkeninfektion betrifft vorwiegend Patienten mit beeinträchtigter zellulärer Immunität (Bolitschek 1991). Bei AIDS-Patienten handelt es sich um die zweithäufigste Pilzinfektion nach Candida und zählt zu den schwersten opportunistischen Infektionen, die in etwa 90% das Zentralnervensystem und in etwa 40% die Lunge oder Pleura betrifft (Rondanelli 1989a).

Klinik: Die Lungenkryptokokkose geht asymptomatisch oder mit uncharakteristischen Symptomen einher. Das Thoraxröntgen zeigt unterschiedliche Veränderungen wie solitäre oder multiple noduläre Strukturen, flächige Infiltrationen, seltener interstitielle Infiltrate und Pleuraergüsse.

Kryptokokken können zytologisch, kulturell oder serologisch mit einem Latexagglutinationstest (Antigennachweis) diagnostiziert werden.

Zytologie: (Abb. 3.34) Kryptokokken liegen extrazellulär oder intrazytoplasmatisch in Makrophagen. In flüssigen Materialien können Kryptokokken mit der Tuschfärbung nachgewiesen werden (ausgestanzte runde Löcher mit Doppelkontur). Der Nachweis von Kryptokokken in der Tuschefärbung sollte jedoch mit konventionellen Färbungen wie MGG, PAP oder Grocott verifiziert werden.

Übersicht:
- reichlich Granulozyten und reaktive Veränderungen des respiratorischen Epithels
- mehrkernige Riesenzellen

Detailsicht:
- runde, kugelige Sporen mit breiter Doppelmembran (Polysacharidkapsel)
- keine Pseudohyphen

Differentialdiagnosen:
- *Candida* (Abb. 3.31): ovale Sporen mit schmaler Doppelmembran
- *Pilzsporen anderer Spezies*

Pneumocystis Carinii

Definition: Pneumocystis Carinii (PC) wurde bis vor kurzem den Protozoen zugerechnet. Neueste Erkenntnisse machen es wahrscheinlich, daß PC zu den Pilzen (Askomyceten) gehört (Hien 2000f).

Epidemiologie/Ätiologie: PC ist ein ubiquitär vorkommender Organismus. 85% aller Menschen werden in der Kindheit infiziert, ohne ernsthaft zu erkranken. Pneumocystis Carinii Pneumonien (PCP) zählen zu den opportunistischen Infektionen, die ausschließlich bei Patienten mit Immundefekten auftreten. PCP gilt als AIDS-definierende Erkrankung bei HIV-positiven Patienten und ist häufig das Erstsymptom. Die Inzidenz bei HIV-positiven Patienten lag Ende der 80er Jahre noch zwischen 55 und 75 Prozent (Rondanelli 1989b). In den letzten Jahren haben Therapie und Prophylaxe zu einem deutlichen Rückgang von PCP geführt. 1990 konnten wir in unserem Krankengut bei 65 Patienten PC-Kolonien in der BAL nachweisen, im Jahre 1999 erkrankten nur mehr 15 Patienten.

Die primäre Übertragung von PC erfolgt aerogen. Die meisten Pneumocystis Carinii Infektionen sind durch eine Reinfektion verursacht und treten bei einem Abfall der T-Helferzellen unter 200 Zellen pro Mikroliter auf. Der Erreger führt fast ausschließlich zur PCP, klinisch relevante Infektionen anderer Lokalisationen sind extrem selten.

Klinik: Trockener Husten, Dyspnoe und Fieber sind die Hauptsymptome einer PCP. Radiologisch lassen sich in über 90% der Fälle bilaterale, diffus retikulonoduläre Infiltrate nachweisen. Der zelluläre Immunstatus ist für den Beginn der PC-Prophylaxe von Bedeutung. Serologische Untersuchungen liefern keine weiteren Hinweise.

Zytologie: (Abb. 3.35, Abb. 3.36) Die BAL ist Material der Wahl für die Diagnostik einer PCP. Induziertes Sputum und Bronchialsekret haben eine wesentlich geringere Aussagekraft. Diff Quik®, MGG und PAP färben sowohl die Zystenwand als auch die eingelagerten Sporozoiten. Die Versilberung nach Grocott, Immunfluoreszenz und Immunzytochemie (nur Darstellung der Zystenwand) bieten keinen Vorteil gegenüber konventionellen Färbungen. Die Schnellfärbung (z. B. Diff Quik®) der BAL bietet die effizienteste Diagnostik aller erwähnten Nachweismethoden. Die Spezifität liegt bei 98%, die Sensitivität bei 92% (Armbruster et al. 1995).

Übersicht:
- Kolonien von kleinen Zysten

Detailsicht:
- normale Zellverteilung, ev. Vermehrung von eosinophilen und neutrophilen Granulozyten sowie Lymphozyten in der BAL
- Kolonien bestehend aus vielen rundovalen Zysten (4–6 μ) mit mehreren eingelagerten punkt- oder strichförmigen Strukturen (Sporozoiten)
- ev. einzelne Zysten im Zytoplasma von Alveolarmakrophagen
- Haufen von Sporozoiten in wolkiger Struktur bei bestehender PC-Prophylaxe oder Therapie (Zystenwand ist bereits zerstört)

Differentialdiagnosen:
- *Pilzsporen* (Abb. 3.31, Abb. 3.34): Doppelmembran, ev. in kleineren Gruppen liegend, Pilzhyphen.
- *Schleim:* Keine punkt- oder strichförmigen Strukturen (= Sporozoiten).

Leishmania donovanii (Kala-Azar)

Definition: Leishmania donovanii sind Protozoen der Familie Trypanosomatide.

Epidemiologie/Ätiologie: Die viszerale Leishmaniose tritt endemisch in tropischen und subtropischen Regionen, selten auch im mediterranen Raum auf. Betroffen sind vorwiegend Kinder und junge Erwachsene. Die von der Sandfliege percutan übertragenen Erreger vermehren sich in Makrophagen. Über das Blut gelangen die Erreger in Leber, Milz, Knochenmark und Lymphknoten. Bei schweren Infektionen können alle Organe betroffen sein. Die Inkubationszeit beträgt 3 bis 8 Monate.

Klinik: Die Patienten zeigen 5 Hauptsymptome: Hepatosplenomegalie, Panzytopenie, Lymphadenopathie, Fieber und im fortgeschrittenen Stadium Kachexie. Chronischer Husten weist auf die seltene Lungenbeteiligung hin. Bildgebende Verfahren zeigen neben der massiven Hepatosplenomegalie diffuse interstitielle Verdichtungen in der Lunge. Serologisch kann die Infektion mit dem indirekten Immunfluoreszenztest nachgewiesen werden.

Zytologie: (Abb. 3.37) Leishmanien liegen meist intrazellulär und werden bevorzugt in Exfoliativmaterial gefunden.

> **Übersicht:**
> - reichlich Makrophagen und Granulozyten
>
> **Detailsicht:**
> - 2–4 μ große, rundovale Erreger mit einer dünner Zellmembran, einem großen Nukleus und einem stäbchenförmigen Kinetoplasten

Differentialdiagnosen:
- *andere intrazytoplasmatische Einschlüsse*

Echinokokkus

Definition: Echinokokkus gehört in die Gruppe der Bandwürmer (Zestoden).

Epidemiologie/Ätiologie: Die Echinokokkose wird im Wesentlichen von zwei Spezies, dem Echinokokkus granulosus (Hundebandwurm) und dem

Echinokokkus multilokularis (Fuchsbandwurm), hervorgerufen und gilt als seltene, aber gefährlichste Helminthose. Echinokokkus granulosus, der Erreger der zystischen Echinokokkose, tritt weltweit auf. Echinokokkus multilokularis, der Erreger der alveolären Echinokokkose, ist auf die nördliche Hemisphäre beschränkt. In Österreich treten durchschnittlich 32 Fälle zystischer und 2 Fälle alveolärer Echinokokkose pro Jahr auf (Auer 1999). Bandwürmer leben als Parasiten in Hunden, Füchsen und anderen Karnivoren (Endwirt). Die Infektion des Menschen (Zwischenwirt) erfolgt durch die orale Aufnahme von Bandwurmeiern, die von den Endwirten ausgeschieden wurden. Im Dünndarm des Menschen werden Larven freigesetzt, die durch die Darmwand dringen und auf dem Blutweg u. a. in die Lunge (15–30%) oder Leber (50–70%) gelangen, wo sie sich zu Zysten (Finnen) entwickeln. Das expansive oder infiltrative Wachstum schädigt das Wirtsgewebe. Brechen die Zysten auf, kommt es zur hämatogenen Streuung und neuerlicher Zystenbildung in anderen Organen.

Klinik: Die pulmonale Echinokokkose kann jahrelang asymptomatisch verlaufen. Auftretende Symptome spiegeln meist eine Kompression oder Verdrängung wider. Rupturierte Zysten können zu einem anaphylaktischen Schock führen. *E. granulosus* stellt sich radiologisch meist als riesige unilokuläre Zyste mit kleinen Tochterzysten im Inneren dar. *E. multilokularis* imponiert radiologisch als Konglomerat von bis zu haselnussgroßen Bläschen, die den typischen alveolären Aufbau ergeben. Radiologisch gesicherte Echinokokkuszysten dürfen nicht punktiert werde (Gefahr der Streuung).

Die serologische Diagnostik basiert auf dem Nachweis spezifischer Antikörper mittels eines Enzymimmunoassays oder Hämagglutinationstests, als Bestätigungstest dienen Westernblot-Verfahren (Mitt. Österr. Ges. f. Tropenmed. 1991).

Zytologie: (Abb. 5.17, Abb. 5.20) In Biopsien oder FNP können alle Strukturen des Finnenstadiums gefunden werden. In Exfoliativmaterial zeigen sich meist Teile des Hakenkranzes. Die Finne ist eine dünnwandige, mit Flüssigkeit gefüllte Blase, die gekämmert sein kann. Die innere zelluläre Keimschicht der Wand bildet kleine Bläschen (Brutkapseln) aus, in deren Inneren sich Kopfanlagen (Skolizes) mit vier Saugnäpfen entwickeln und der doppelte Hakenkranz entsteht.

Hakenkranz und Häkchen bestehen aus Chitin und werden neben MGG und PAP auch in der Auraminfärbung gut dargestellt.

Übersicht:
- reichlich Granulozyten und reaktive Zellen des respiratorischen Epithels
- Hakenkranz
- ev. gesamte Finne mit Hakenkranz und Brutkapseln

Detailsicht:
- einzeln liegende Häkchen („Haifischflossen")
- runde Bläschen (Brutkapseln)

Strongyloides stercoralis

Definition: Strongyloides stercoralis gehört in die Gruppe der Rundwürmer (Nematoden).

Epidemiologie/Ätiologie: Strongyloides stercoralis lebt saprophytär auf Fäkalien und feuchter Erde. Man vermutet, dass etwa 35 Millionen Menschen, vorwiegend in tropischen Regionen, infiziert sind. Die höchste Inzidenz wird in Brasilien mit 85% angegeben. Ein erhöhtes Risiko zu erkranken haben Personen mit Immundefizienz und Mangelernährung (Kayser 1992d).

Die Infektion des Menschen erfolgt durch filariforme Larven, die perkutan eindringen und über die Blut- und Lymphbahn in die Lunge gelangen. Durch Verschlucken von Sputum gelangen die Larven in den Darmtrakt. Hier entwickeln sich reife Würmer, die wiederum Eier legen. Aus diesen Eiern entstehen rabditiforme Larven, die ausgeschieden werden und sich im Erdreich zur infektiösen Form (filariforme Larve) entwickeln. Bei einer verzögerten Ausscheidung von rabditiformen Larven kann sich die infektiöse Form der Larven im Darmtrakt des Menschen bilden. Diese Larven können durch die Darmschleimhaut in den Blutkreislauf und die Lunge gelangen. Hier spricht man von Autoinfektion.

Klinik: 50% mit Strongyloides stercoralis infizierte Patienten sind symptomlos. Klinisch kann man drei Phasen unterscheiden. Primär treten Hauterscheinungen an der Eintrittsstelle auf, gefolgt von uncharakteristischen pulmonalen Symptomen wie Husten und schließlich Magendarmbeschwerden wie Erbrechen und Diarrhöe. Das Thoraxröntgen ist üblicherweise unauffällig oder zeigt diffuse interstitielle Infiltrate.

Zytologie: (Abb. 3.38) Strongyloides stercoralis kann sowohl in Exfoliativmaterialien als auch in Biopsien gefunden werden.

Übersicht:
- wenig bis reichlich Granulozyten und reaktive Zellen des respiratorischen Epithels

Detailsicht:
- ca. 1 mm lange spindelige, transparente Larve mit kurzer Mundhöhle, gut sichtbarem Verdauungskanal und einer Einkerbung im hinteren Drittel
- ovale, von einer dünnen Membran begrenzte Wurmeier; unter der Membran befindet sich ein schmaler strukturloser Saum

Differentialdiagnosen:
- *Infektionen mit anderen Nematoden*

Nicht infektiöse Erkrankungen

Einleitung

Eine Reihe von nicht infektiösen Lungenerkrankungen ist zytologisch eindeutig diagnostizierbar. In anderen Fällen kann ein Hinweis auf die Genese gegeben oder eine Verdachtsdiagnose gestellt werden. Von großer Bedeutung ist die Auswahl des richtigen Untersuchungsmaterials.

Klinik, Serologie und Zelltypisierung werden in die Differenzierung mit einbezogen, um die Aussagekraft zu erhöhen. Die Broncho Alveoläre Lavage (BAL) nimmt als Material in diesem Bereich eine Sonderstellung ein, sodass ihr ein eigenes zusammenfassendes Kapitel gewidmet ist.

Sarkoidose

Definition: Die Sarkoidose ist eine granulomatöse Multiorganerkrankung unbekannter Ätiologie, deren Hauptmanifestationen die Lunge und deren regionale Lymphknoten sind (Kummer et al. 1998).

Epidemiologie/Ätiologie: Die Sarkoidose tritt meist bei jüngeren Erwachsenen auf. Die ländliche Bevölkerung ist häufiger betroffen als Städter. Die Inzidenz liegt in Europa bei etwa 40/100 000 Personen pro Jahr.

Man nimmt an, dass die Bildung der Granulome auf die Aktivierung des zellulären Immunsystems, insbesondere auf aktivierte CD 4-positive T-Lymphozyten und Makrophagen zurückzuführen ist (Kayser 1992c).

Klinik: Der Atemtrakt ist in 87% der Fälle betroffen (James et al. 1985). 40% der Patienten sind bei der Erstdiagnose (meist Zufallsbefund) symptomlos. Allgemeinsymptome sind subfebrile Temperaturen, Gelenksbeschwerden, Belastungsdyspnoe oder allgemeines Krankheitsgefühl. In der Regel werden 3 klinische Bilder unterschieden (Kummer et al. 1998).

- *Löfgren-Syndrom:* akute fieberhafte Erkrankung mit Arthralgien, Erythema nodosum und bihilärer Lymphknotenschwellung
- *Zufallsbefund:* hiläre Lymphknotenschwellung beidseitig bei asymptomatischen Patienten
- *Lungenfibrose:* Diagnosestellung erst bei beginnender respiratorischer Insuffizienz. Radiologisch werden abhängig vom Stadium bihiläre Lymphome, eine interstitielle Streifenzeichnung, kleinfleckige Infiltrate oder miliare Veränderungen beobachtet.

Serologisch findet man eine Erhöhung der Akut-Phase-Proteine, eine Vermehrung der Gammaglobuline, ev. eine Erhöhung des Serumkalziums sowie eine vermehrte Ausscheidung von Kalzium über die Niere. Die Bestimmung des Angiotensin Converting Enzyms (ACE) gilt als wichtiger Aktivitätsparameter.

Zytologie: (Abb. 3.39, Abb. 3.40) Material der Wahl bei Verdacht auf Sarkoidose ist die *perbronchiale Lymphknotenbiopsie* und die *BAL*. In der

Biopsie findet man zwischen Zellen des lymphatischen Gewebes Epitheloidzellen und Riesenzellen vom Langhanstyp. Aus der *BAL* werden das Differentialzellbild und die Lymphozytensubpopulationen bestimmt. Die Subtypisierung der Lymphozyten kann immunzytochemisch oder flowzytometrisch erfolgen, wobei wir der Flowzytometrie den Vorzug geben. Wichtigster Parameter ist die T-Helfer/T-Suppressor-Ratio, die meist über 3 liegt (siehe auch Kapitel BAL).

Perbronchiale Lymphknotenbiopsie
Übersicht:
- reichlich Zellen des lymphatischen Gewebes, ev. lymphatische Reaktionsformen
- Epitheloidzellen, ev. vielkernige Riesenzellen

Detailsicht:
- meist einzeln oder in kleinen Gruppen liegende Epitheloidzellen mit gut begrenztem, blassem Zytoplasma mit rundovalen Kernen
- selten Riesenzellen vom Langhanstyp mit peripher gelegenen („hufeisenförmig"), ovalen bis länglichen Kernen und scharf begrenztem Zytoplasma
- kein Detritus (im Gegensatz zur Tuberkulose nicht nekrotisierende Granulome)

BAL
Übersicht:
- monotones Zellbild (2 Zellkomponenten)

Detailsicht:
- reichlich Lymphozyten (%-Anteil der Lymphozyten ist stadien- und aktivitätsabhängig)
- Alveolarmakrophagen (AM)
- ev. ganz vereinzelt Granulozyten

Differentialdiagnosen:
- *Tuberkulose* (Abb. 3.23, Abb. 3.25): schmieriger Detritus (zentrale Nekrose), Epitheloidzellen liegen meist in einem Symplasma, die Kerne sind länglich bis schmal und überlagern sich. Meist granulozytäre, selten lymphozytäre BAL (stadienabhängig) mit niederer T-Helfer/T-Suppressor-Ratio (meist unter 3), Ziehl Neelsen, PCR.
- *Exogen-allergische Alveolitis* (Abb. 3.41): selten Nachweis von Epitheloidzellen; im subakuten Stadium → lymphozytäre BAL mit buntem Zellbild (6 Zellkomponenten → Lymphozyten, neutrophile und eosinophile Granulozyten, Plasmazellen, Mastzellen, AM) und niederer T-Helfer/ T-Suppressor-Ratio (meist unter 1), spezifische IgG oder praezipitierende Antikörper im Serum.
- *Sarcoid reaction (im Lymphabflussgebiet maligner Tumoren)*: meist einzeln, ev. in kleinen Gruppen liegende Epitheloidzellen mit scharf begrenztem Zytoplasma und rundovalen Kernen (nur in Lymphknotenbiopsien zu finden), normale Zellverteilung in der BAL, Anamnese.

- *Granulomatöse Erkrankungen anderer Genese:*
- *Viruspneumonie:* keine Epitheloidzellen, lymphozytäre BAL mit lymphatischen Reaktionsformen und niederer T-Helfer/T-Suppressor-Ratio.

Exogen-allergische Alveolitis

Definition: Die exogen-allergische Alveolitis (EAA) ist eine humorale (Typ III) und zelluläre (Typ IV) Immunreakion auf spezifische Antigene in den Alveolen und terminalen Bronchien (Jäger et al. 1998).

Epidemiologie/Ätiologie: Die Ursache für die EAA sind in Feinstäuben enthaltene tierische Proteine (z. B. Vogelkot), pflanzliche Substanzen (z. B. Holzfasern), Arzneimittel (z. B. Amiodaron), Chemikalien (z. B. Isozyanate), Bakterien (z. B. Mikropolyspora faeni, Thermoaktinomyceten) oder Schimmelpilze (z. B. Aspergillus). Klassische Vertreter sind die Vogelhalterlunge und die Farmerlunge. Die Vogelhalterlunge wird durch Allergene im Vogelkot (Proteine, Schimmelpilze) oder Vogelserum (Proteine) hervorgerufen. Die Farmerlunge wird durch Allergene (z. B. Thermoaktinomyceten, Mikropolyspora faeni, Aspergillus) im schimmeligen Heu ausgelöst.

Klinik: Charakteristische Symptome im akuten Stadium sind Husten, Schüttelfrost, Fieber und Dyspnoe, die nach einer Latenzzeit von 3 bis 8 Stunden nach Inhalation des Allergens auftreten. Lungenfunktionstests zeigen eine restriktive Ventilations- und Diffusionsstörung. Die Symptome halten von wenigen Stunden bis einigen Tagen an. Bei wiederholtem Allergenkontakt über viele Jahre führt die allergische Entzündung zu Lungenfibrose und Emphysembildung.
   Im Thoraxröntgen sieht man, abhängig vom Stadium, besonders in den Mittel- und Unterfeldern eine meist bilaterale interstitielle Strukturvermehrung mit reticulonodulären Verschattungen, Zeichen einer Fibrose oder Emphysems. Serologisch können meistens spezifische IgG (UniCAP®) oder praezipitierende Antikörper (Doppeldiffusionstest nach Ouchterlony) nachgewiesen werden. Eine Abgrenzung manifest Erkrankter von exponierten Gesunden ist jedoch mit dem Antikörpernachweis nicht möglich.

Zytologie: (Abb. 3.41) Material der Wahl in der zytologischen Diagnostik der EAA ist die Broncho Alveoläre Lavage (BAL) und ev. die perbronchiale Punktion. In der perbronchialen Punktion wird nach Zeichen einer granulomatösen Erkrankung gesucht. In der BAL werden das Differentialzellbild und die Lymphozytensubpopulationen bestimmt. Die Subtypisierung der Lymphozyten kann immunzytochemisch oder flowzytometrisch erfolgen, wobei wir der Flowzytometrie den Vorzug geben. Wichtigster Parameter ist die T-Helfer/T-Suppressor-Ratio, die meist unter 1 liegt. Weiters ist der prozentuelle Anteil von Natural Killercells erhöht (siehe auch Kapitel BAL).
   Die Zellzusammensetzung der BAL ist von der Zeitspanne zwischen Exposition und Materialgewinnung abhängig. Meist erfolgt die bron-

choskopische Materialgewinnung einige Tage nach der Exposition im subakuten Stadium, in selteneren Fällen im akuten oder chronischen Stadium.

Perbronchiale Punktion
Übersicht:
- Zellen des respiratorischen Epithels, z. T. reaktiv verändert
- stadienabhängig vermehrt neutrophile Granulozyten oder Lymphozyten
Detailsicht:
- selten einzeln oder in kleinen Gruppen liegende Epitheloidzellen mit gut begrenztem, blassem Zytoplasma und rundovalem bis länglichem Kern

BAL
Detailsicht akutes Stadium:
- überwiegend neutrophile Granulozyten
- Alveolarmakrophagen
- einige Lymphozyten
Detailsicht subakutes Stadium:
- buntes Zellbild (6 Zellkomponenten)
- reichlich Lymphozyten (bis 70%)
- vermehrt neutrophile und eosinophile Granulozyten
- einige Mastzellen
- vereinzelt Plasmazellen!
- Alveolarmakrophagen
Detailsicht chronisches Stadium:
- überwiegend Alveolarmakrophagen
- vermehrt neutrophile und eosinophile Granulozyten
- einige Lymphozyten (neutrophile und eosinophile Granulozyten > Lymphozyten)

Differentialdiagnosen:
Granulozytäre BAL:
- erregerbedingte Entzündungen (Abb. 3.19): Nachweis von Bakterien, Pilze, etc.
- Fibrosierende Prozesse: vermehrt eosinophile Granulozyten

Lymphozytäre BAL:
- Sarkoidose (Abb. 3.40): monotones Zellbild mit 2 Zellkomponenten (Alveolarmakrophagen und Lymphozyten), hohe T-Helfer/T-Suppressor-Ratio (meist über 3)
- Viruspneumonie: Lymphozytose mit lymphatischen Reaktionsformen
- Non-Hodgkin-Lymphome: atypische lymphatische Zellen, ev. homogene Lymphozytenpopulation (bei niedrig malignen NHL), Flowzytometrie

Granulomatöse Erkrankungen anderer Genese:

Asthma bronchiale

Definition: Asthma ist eine variable und reversible Atemwegsobstruktion infolge Entzündung und Hyperreaktivität der Atemwege (Nolte 1991).

Epidemiologie/Ätiologie: Die Häufigkeitsangaben von Asthma bronchiale schwanken zwischen 0,2 und 10%. Dies liegt an regionalen Unterschieden und an der mangelhaften Standardisierung vieler epidemiologischer Untersuchungen. In den Industrieländern dürften mindestens 5% der Erwachsenen an einem behandlungsbedürftigen Asthma leiden (Nolte 1991).

Man unterscheidet zwischen *exogenem* (allergischem) und *endogenem* (intrinsic) *Asthma* bronchiale. Weitgehend aufgeklärt ist der IgE-vermittelte Mechanismus des exogen-allergischen Asthmas. Nach der Sensibilisierung führt ein neuerlicher Kontakt des Allergens zur *Sofortreaktion*. Dabei werden in erster Linie aus Mastzellen praeformierte Substanzen (z. B. Histamin) mit direkter bronchokonstriktorischer Wirkung freigesetzt. Mit Verzögerung werden Lipidmediatoren (z. B. Leukotriene) neu gebildet. Die *Spätreaktion* wird von Chemokinen, die in Mastzellen, eosinophilen Granulozyten und Makrophagen produziert werden und zur Einwanderung von Entzündungszellen führen, verursacht. Diese Zellen erhalten wiederum durch die Freisetzung von Mediatoren die Entzündung aufrecht.

Klinik: Die Symptome bei Asthma bronchiale sind vielfältig und reichen von nur auskultatorisch diagnostizierbarem Giemen bis zu massiver Atemnot. Radiologisch findet man in fortgeschrittenem Stadium Zeichen der Überblähung mit abgeflachten Zwerchfellkuppen.

Die weitere Diagnostik erfolgt mit Anamnese, Lungenfunktions-, Provokations- und Hauttests sowie mit der serologische Bestimmung von Gesamt- und spezifischem IgE.

Zytologie: (Abb. 3.42, Abb. 3.43, Abb. 5.19) Charakteristische Zellbilder werden vorwiegend im Sputum und Bronchialsekret gefunden. Eosinophile Granulozyten und eosinophiler Detritus werden in der MGG-Färbung gut dargestellt.

Übersicht:
- reichlich eosinophile (mäßig neutrophile) Granulozyten
- eosinophiler Detritus (zugrunde gegangene eosinophile Granulozyten)
- Charcot-Kristalle [homogene, rhombische Strukturen, die sich je nach Färbung intensiv rot (PAP) oder blau (MGG) anfärben]
- Curschmann-Spiralen (Schleimausgüsse der terminalen Bronchiolen mit dunkler zentraler Achse und transparenter Peripherie)

Detailsicht:
- reaktive Zellveränderungen des respiratorischen Epithels
- Metaplasien, z. T. mit Atypien

Differentialdiagnosen:
- *Eosinophile Pneumonie:* normales Gesamt- und spezifisches IgE, Klinik.
- *Eosinophilie bei Parasiten* (Abb. 3.35): Erregernachweis
- *Eosinophilie (Entzündungen) anderer Genese*

Histiozytosis X

Definition: Die pulmonale Histiozytosis X (HX) oder das pulmonale eosinophile Granulom ist eine granulomatöse Infiltration von Langerhans-Zellen (HX-Zellen) in den Alveolarsepten und Bronchialwänden (Colby et al. 1995c).

Epidemiologie/Ätiologie: HX tritt typischerweise im dritten oder vierten Lebensjahrzehnt bei Rauchern auf. Die Ätiologie der Erkrankung ist nicht bekannt. Bei den meisten Patienten mit pulmonaler Histiozytosis X ist die Erkrankung auf die Lunge beschränkt (Colby et al. 1995c).

Klinik: 25% der Erkrankungen verlaufen asymptomatisch und weisen nur ein pathologisches Lungenröntgen auf (Hien 2000e). Auftretende Symptome sind unspezifisch und umfassen Husten, Thoraxschmerzen, Fieber und Gewichtsverlust. Bildgebende Verfahren zeigen bevorzugt in den Ober- und Mittelfeldern bilaterale, retikuläre oder retikulonoduläre Infiltrate, z. T. mit zystischen Veränderungen.

Zytologie: (Abb. 3.44) Die Langerhans-Zellen sind schwer von Makrophagen abzugrenzen und werden immunzytochemisch (CD1a) nachgewiesen. Über 4% Langerhans-Zellen sprechen für das Vorliegen einer HX. So können 50% der Fälle mit der BAL diagnostiziert werden (Hien 2000e). Elektronenmikroskopisch können X-Körperchen nachgewiesen werden. Materialien von transbronchialen oder offenen Lungenbiopsien zeigen nur unspezifische Zellveränderungen.

Transbronchiale Lungenbiopsie
Übersicht:
- ev. Vermehrung von eosinophilen und neutrophilen Granulozyten sowie Lymphozyten

Detailsicht:
- unspezifische reaktive Veränderungen
- ev. Fibrozyten und Zellen des Granulationsgewebes (als Zeichen einer Fibrose in älteren Läsionen)

BAL
Übersicht:
- sehr zellreiche BAL
- ev. Vermehrung von eosinophilen und neutrophilen Granulozyten sowie Lymphozyten

Detailsicht:
- HX-Zellen über 4% (CD1a positive mononukleäre Zellen mit gekerbtem Kern)

Differentialdiagnosen:
- *interstitielle Lungenerkrankungen anderer Genese:* meist unter 4% HX-Zellen.
- *Lungenfibrose:* meist unter 4% HX-Zellen.
- *eosinophile Pneumonie:* deutliche Vermehrung der eosinophilen Granulozyten.

Alveolarproteinose

Definition: Die Alveolarproteinose ist eine Ansammlung von fett- und eiweißhaltigen Stoffen in den Alveolen größerer Lungenbezirke.

Epidemiologie/Ätiologie: Die primäre Alveolarproteinose ist eine seltene Erkrankung ungeklärter Ursache, die vorwiegend bei Männern, unabhängig vom Lebensalter, auftritt. Es ist nicht bekannt, ob eine vermehrte Produktion oder eine verminderte Clearence von physiologischerweise vorkommenden Substanzen (Surfaktant und Phospholipide) die Grundlage für eine Alveolarproteinose bilden (Kayser 1992a). Die sekundäre Form tritt nach Infektionen (z. B. Pneumocystis Carinii) auf und wird im Rahmen von hämatologischen Systemerkrankungen oder induziert durch Medikamente beschrieben. Auch geschnupfte oder inhalierte Drogen können das Zellbild einer Alveolarproteinose imitieren.

Klinik: Etwa ein Drittel der Patienten sind beschwerdefrei. Mögliche Symptome sind langsam zunehmende Dyspnoe, Husten und erhöhte Temperatur. Die Lungenfunktion zeigt eine Diffusionsstörung mit Restriktion ohne Obstruktion. Bildgebende Verfahren zeigen bilaterale, zentral gelegene, noduläre Infiltrate ohne Beteiligung der peripheren Lungenanteile und ohne Hiluslymphknotenvergrößerungen.

Zytologie: (Abb. 3.45, Abb. 5.22) Material der Wahl in der Diagnostik der Alveolarproteinose ist die BAL, deren milchig-trübes Aussehen pathognomonisch ist (Ferlinz 1993). Extra- und intrazellulär können reichlich PAS-positive und Sudan-positive Substanzen nachgewiesen werden.

Übersicht:
- homogene bis klumpige Strukturen
- Zelldetritus
- ev. Cholesterinkristalle

Detailsicht:
- homogene/klumpige, rund bis vielgestaltige Strukturen (erinnern an hyaline Zylinder)

- Makrophagen mit homogenen Einschlüssen und/oder vakuolisiertem Zytoplasma
- ev. vermehrt Lymphozyten und/oder Granulozyten
- detritische Zellen
- stark reaktive alveoläre Zellen mit dunklen Kernen und deutlichen Nukleolen

Pneumokoniosen

Definition: Pneumokoniosen sind chronische, generalisierte, interstitielle Lungenerkrankungen, die durch langdauernde Inhalation von anorganischen Stäuben verursacht werden (Costabel 1998a).

Epidemiologie/Ätiologie: Asbestose, Silikose, Anthrakose und Mischstaubpneumokoniosen sind die bekanntesten Vertreter unter den Pneumokoniosen.

Unter *Asbestose* versteht man eine fibrosierende Lungenerkrankung, die durch die Inhalation von Asbeststaub hervorgerufen wird. Die Praevalenz der Asbestose liegt zwischen 6 und 25% bei exponierten Personen und weist heute noch eine steigende Inzidenz auf. Zu den assoziierten Erkrankungen zählen das Mesotheliom, aber auch Lungenkarzinome (Kayser 1992b).

Unter *Silikose* versteht man einen granulomatösen Lungenprozess, der durch Inhalation von kristallinen Silikaten (Quarz) hervorgerufen wird. 25% dieser Patienten erkranken zusätzlich an Tuberkulose. Bronchialkarzinome treten 6-mal häufiger als bei der Normalbevölkerung auf. Neu auftretende Silikosen sind heute selten (Hien 2000k).

Unter *Anthrakose* versteht man die Ablagerung von Rußpartikeln in der Lunge. Die Anthrakose tritt nicht nur bei Kohlebergwerksarbeitern, sondern in geringerem Ausmaß auch bei der Stadtbevölkerung auf.

Inhalierte Staubpartikel werden über das mukoziliäre System ausgeschieden. Wenn die mukoziliäre Clearance überschritten wird, erreichen die Staubpartikel die terminalen Atemwege, wo sie phagozytiert werden und in das lymphatische System gelangen. Ursache von fibrosierenden Prozessen sind Asbest und Quarzanteile in den inhalierten Stäuben. Diese Materialien stimulieren Makrophagen, die Substanzen freisetzen, welche zur Aktivierung von Fibroblasten führen (Costabel 1998a).

Klinik: Bei allen Pneumokoniosen treten relevante klinische Symptome erst lange nach Exposition auf.

Die *Asbestose* verursacht unspezifische Symptome wie Husten, Dyspnoe oder Thoraxschmerzen sowie aufgrund pleuraler Veränderungen Ergüsse. Radiologisch (konventionelles Röntgen und HRCT) findet man vor allem in den Unterlappen, je nach Stadium retikulonoduläre Verschattungen sowie Pleuraverdickungen oder Plaques.

Symptome bei *Silikose* sind unspezifisch und treten meist erst nach jahrzehntelanger Exposition auf. Bildgebende Verfahren zeigen feinnoduläre Verschattungen (z. T. mit Kalkeinlagerung), die bevorzugt in den Oberfeldern lokalisiert sind.

Die reine *Anthrakose* verursacht keine klinisch relevanten Beschwerden und zeigt radiologisch meist kein Korrelat. Bei zusätzlicher Exposition mit Silikaten kann es zu einer progressiven Fibrose kommen.

Zytologie: (Abb. 3.46, Abb. 3.47) Material der Wahl sind die BAL und die perbronchiale Lungenbiopsie. In der BAL können morphologische Äquivalente der anorganischen Stäube gefunden werden, in der perbronchialen Lungenbiopsie zusätzlich Zeichen von fibrosierenden Veränderungen. Der Nachweis von Staubpartikeln, Kristallen oder anthrakotischem Pigment weist lediglich auf die Exposition, nicht jedoch auf eine manifeste Erkrankung hin.

Perbronchiale Punktion
Übersicht:
- ev. Vermehrung von neutrophilen Granulozyten
- ev. Becherzellvermehrung und vielkernige Riesenzellen

Detailsicht:
- reaktive Veränderungen von Zellen der Bronchialschleimhaut
- ev. Fibrozyten und Zellen des Granulationsgewebes
- Partikel und Makrophageneinschlüsse wie bei der BAL beschrieben

BAL
Übersicht:
- vermehrt neutrophile und eosinophile Granulozyten oder Lymphozyten
- mehrkernige Alveolarmakrophagen

Detailsicht:
- Asbestkörperchen sind keulenförmige, längliche Strukturen mit zentraler Asbestfaser und tropfenförmig angelagerten Glycoproteinen, Hämosiderin und Ferritin. Sie haben eine goldbraune Eigenfarbe und färben sich nicht mit MGG und PAP (Asbestose)
- Alveolarmakrophagen mit phagozytierten, doppelbrechenden Kristallen (Silikose)
- Alveolarmakrophagen mit phagozytierten amorphen, schwarzen Partikeln (Anthrakose)

Differentialdiagnosen:
- *Staubexposition ohne Krankheitszeichen*
- *Fibrosierende Prozesse anderer Genese*

Aspiration

Definition: Inhalation von flüssigen oder festen Materialien.

Epidemiologie/Ätiologie: Die Aspiration flüssiger oder fester Materialien tritt vorwiegend bei Kindern, älteren Personen und Patienten mit neurologischen Erkrankungen auf. Wird das Aspirat nicht abgehustet oder entfernt, kann eine *Aspirationspneumonie* entstehen. Ursache sind aspirierte pathogene Keime, aber auch die Verschleppung größerer Mengen von Keimen der Mundflora. Typischerweise handelt es sich um eine Mischinfektion mit 3–4 Keimen, die in Kombination pathogen wirken. 60% der Aspirationspneumonien werden durch Anaerobier ausgelöst.

Die Inhalation von fetthaltige Substanzen (z. B. Nasentropfen) kann zu einer *Lipidpneumonie* führen.

Durch die Aspiration von Magensäure kann das *Mendelson-Syndrom*, eine abakterielle, chemische Pneumonitis, entstehen.

Die Abkapselung von Fremdkörpern kann, nach längerem symptomlosem Intervall, zu einer *poststenotischen Pneumonie* führen.

Klinik: Im akuten Stadium der Aspiration kommt es zu Husten, Tachypnoe und bei Verschluss eines größeren Bronchus zu Dyspnoe. Wenn das Aspirat nicht entfernt wird, treten die Symptome der Begleitreaktion des Gewebes, wie Fieber und pneumonische Beschwerden, in den Vordergrund.

Größere und/oder röntgendichte Fremdkörper und pneumonische Infiltrate können mit bildgebenden Verfahren erkannt werden.

Zytologie: (Abb. 3.48, Abb. 3.65, Abb. 5.18) Zelluläre Bestandteile (meist Speisereste pflanzlichen oder tierischen Ursprungs) sollten vorwiegend im Bronchialsekret gesucht werden. Das Sputum ist für den Nachweis von Aspiraten nicht geeignet, da Speisereste aus dem Mundraum zu Verunreinigungen führen können. Fetthaltige Substanzen können mit Spezialfärbungen (Sudan) nachgewiesen werden.

Übersicht:
- große Pflanzenzellen, meist mit hellem Zytoplasma
- quergestreifte Muskelzellen
- reichlich Granulozyten bei bestehender Pneumonie

Detailsicht:
- reaktive Zellen des respiratorischen Epithels
- Metaplasien, z. T. mit Atypien bei länger bestehender Pneumonie oder wiederholter Aspiration
- ev. reichlich Bakterien
- ev. Lipidmakrophagen

Differentialdiagnosen:
- *Tumorzellen:* hyperchromatischer Kern, kleineres Zytoplasma
- *Pollen* (Abb. 3.18): goldbraune Eigenfarbe

Broncholithiasis/Kalzifikation

Definition: Broncholithen sind kalzifizierte Strukturen in der Bronchialschleimhaut oder in praeformierten Hohlräumen.

Epidemiologie/Ätiologie: seltene Erkrankung, vorwiegend bei Patienten mit chronisch entzündlichen Erkrankungen (z. B. Tuberkulose), Kavernen oder Bronchiektasien.

Klinik: Die Symptome sind unspezifisch, entsprechen der Grundkrankheit und reichen von bronchitischen Beschwerden bis zu Haemoptysen. Broncholithen oder Kalzifikationen sind radiologisch gut sichtbar und befinden sich häufig in tuberkulösen Narben und im Bereich der Bronchusaufzweigungen. Broncholithen und Kalzifikationen haben keine wesentliche diagnostische Relevanz.

Zytologie: (Abb. 3.49, Abb. 3.50) Zytologisch ist Material von Broncholithen meist nicht von Kalzifikationen zu unterscheiden. Kalk wird von MGG und PAP nicht gefärbt.

> **Übersicht:**
> - reichlich Granulozyten, granulozytärer Detritus
> - ev. schmierig-wolkiger Detritus (bei Grunderkrankung Tuberkulose)
>
> **Detailsicht:**
> - ev. reaktive Zellen des respiratorischen Epithels
> - Metaplasien und metaplastische Zellverbände
> - dreidimensionale, semitransparente, amorphe, bröckelige Strukturen
> - Konzentrisch geschichtete, rundliche, semitransparente Strukturen

Therapieeffekte/Zellveränderungen anderer Ursache

Definition: durch Chemo-, Strahlen- und endobronchiale Lasertherapie sowie durch Lokalanästhetika oder Formalin hervorgerufene Veränderungen von physiologisch vorkommenden Zellen und Tumorzellen.

Epidemiologie/Ätiologie: Chemo- und Strahlentherapie werden bei malignen Tumoren therapeutisch, palliativ oder zum praeoperativen „down staging" eingesetzt.

Strahlenbedingte Veränderungen (Pneumonitis/Fibrose) treten in gesundem Gewebe bei Applikation von mehr als 40 Gy innerhalb von 5 Wochen auf (Hien 2000g).

Die *endobronchiale Lasertherapie* wird zur Rekanalisation des Tracheobronchialsystems bei Einengung oder Verschlüssen durch Neoplasien angewandt. Exophytisch wachsende benigne und maligne Tumoren können abgetragen werden.

Klinik: Chemo- und Strahlentherapie haben ein weites Spektrum von klinischen Symptomen und betreffen selten die Lunge allein. Strahlenpneumonitis und beginnende Lungenfibrose können lange asymptomatisch verlaufen.

Bei einer Strahlenpneumonitis zeigt das Thoraxröntgen diffuse interstitielle Veränderungen und in späteren Stadien das typische Bild wie bei Lungenfibrose. Im HRCT sind milchglasartige Trübungen häufig.

Zytologie: (Abb. 3.51 bis 3.54, Abb. 5.31, Abb. 5.33) Chemo-, Strahlen- und endobronchiale Lasertherapie verändern das Erscheinungsbild von

benignen und malignen Zellen, wodurch die Bestimmung der Dignität
erschwert wird.

Chemotherapie führt vorwiegend zu degenerativen Zellveränderungen.
Charakteristische Zellveränderungen entstehen durch die *Strahlentherapie*.
Zytologische Zeichen der Strahlentherapie müssen nicht mit der klinischen
Diagnose einer Strahlenpneumonitis einhergehen und können jahrelang
bestehen bleiben. Nach erfolgter Strahlentherapie sollte eine Bestimmung des Tumortyps nur bei Kenntnis der Primärdiagnose erfolgen.
Insbesondere unreife Tumoren wie das kleinzellige Karzinom (Neuroendokrines Karzinom Grad 3) können Charakteristika eines Plattenepithelkarzinoms annehmen.

Auch die *endobronchiale Lasertherapie* führt zu charakteristischen
Zellveränderungen. Dies kann zu Schwierigkeiten bei der Abgrenzung von
spindeligen mesenchymalen Zellen führen.

Strahlentherapie
Übersicht:
- dichte Zellverbände
- reaktive Zellveränderungen der Bronchialschleimhaut (vielkernige
  Zellen, Becherzellvermehrung)
- Detritus und detritische nackte Zellkerne
- ev. reichlich Granulozyten

Detailsicht:
- ev. Entdifferenzierung der Zellen (z. B. Verlust der Flimmerhaare)
- Vergrößerung des Zytoplasmas und der Zellkerne (erhaltene Kern-
  Plasmarelation)
- ev. homogenes bis opakes Zytoplasma
- ev. Amphophilie des Zytoplasmas (fließender Farbumschlag von rötlich
  in bläulich)
- ev. Entmischungen oder Vakuolisierung des Zytoplasmas
- Chromatinvergröberung, Vermehrung und Verdeutlichung der Nukleolen, Karyorhexis
- einzeln und in Verbänden gelegene Metaplasien, z. T. mit Atypien
- ev. Fibrozyten, Fibroblasten, Zellen des Granulationsgewebes und
  Bindegewebe als Zeichen von fibrotischen Veränderungen

Lasertherapie
Übersicht:
- reaktive Zellveränderungen (vielkernige Zellen, Becherzellvermehrung)
- Detritus und detritische nackte Zellkerne
- meist parallel gelagerte, spindelige Zellen

Detailsicht:
- spindelige Zellen mit länglichen Kernen und vergröbertem, dunklem
  Chromatin

Weitere Ursachen für Zellveränderungen entstehen durch Kontakt mit
Lokalanästhetika oder Formalin. Zellveränderungen durch Lokalanästhetika
findet man bei Endoskopien in Lokalanästhesie und bei Feinnadelpunktaten.

Formalineffekte sind bei Imprints von Materialien, die vorher in Formalin eingebracht wurden, zu erwarten.

Lokalanästhetika:
- unscharfe Zytoplasmagrenzen
- Homogenisierung (verwaschenes Aussehen) des Chromatins
- keine Zuordnung der Zellen möglich

Formalin:
- Zellschrumpfung wie bei Fixierung
- MGG-Färbung nicht möglich

Differentialdiagnosen:

- *Viruspneumonie (DD Strahlenpneumonitis):* keine Amphophilie des Zytoplasmas, keine Zytoplasmaentmischungen, koilozytäre Zellveränderungen bei HPV-Infektion, mehrkernige Zellen mit verwaschenem Chromatin bei HSV.
- *Metaplasien bei chronischen Erkrankungen (Abb. 3.2) (DD Strahlenpneumonitis):* Homogenes Zytoplasma, keine Amphophilie oder Vakuolisierung des Zytoplasmas.
- *Verhornendes Plattenepithelkarzinom (Abb. 4.3) (DD Strahlenpneumonitis):* hochgradige Kernatypien, bizarre Zytoplasmaformen, Zytoplasmaentmischungen.
- *Bindegewebe/Fibrozyten (Abb. 3.11, Abb. 3.12) (DD endobronchiale Lasertherapie):* schmäleres Zytoplasma, helles und eher feines Chromatin.
- *Muskelzellen (Abb. 3.13) (DD endobronchiale Lasertherapie):* feineres Chromatin.

Benigne Tumoren und tumorartige Veränderungen

Einleitung

Benigne Lungentumoren sind mit Ausnahme des Hamartoms selten, meist Zufallsbefunde bei Routineröntgenuntersuchungen, und verursachen wegen der oft peripheren Lage kaum Symptome.

Form und Aussehen der Zellen entsprechen weitgehend den „normalen" Zellen. Grundlage der zytologischen Diagnostik sind die Beurteilung der Zellmenge, der Zellzusammensetzung und ev. vorhandener Atypien. Weiters werden immunzytochemische Färbungen zur Differenzierung der Zellherkunft herangezogen.

Das *Hamartom* bietet ein typisches Zellbild, das auch ohne weitere klinische Angaben gut erkennbar ist. *Plattenepithelpapillom/Papillomatose, Fibrom, Lipom, Neurofibrom/Neurilemmom* und die *angiofollikuläre Hyperplasie (M. Castleman)* sind zytologisch in Zusammenschau mit klinischen Angaben diagnostizierbar.

Unter *Pseudotumoren* versteht man das klinische und radiologische Bild eines Neoplasmas, dessen Ursache eine Entzündung oder Flüssigkeitsretention ist (z. B. Aspergillom, Tuberkulom – siehe Kapitel „infektiöse Erkrankungen").

Plattenepithelpapillom/Papillomatose

Definition: Plattenepithelpapillome sind benigne, exophytisch wachsende, epitheliale Neubildungen, aufgebaut aus Plattenepithel. Das Auftreten von multiplen Papillomen im Bereich der Trachea und der Bronchien wird als Papillomatose bezeichnet (Shanmugaratnam 1991).

Epidemiologie/Ätiologie: Das Plattenepithelpapillom und die Papillomatose sind seltene, vorwiegend bei Kindern und Jugendlichen auftretende, meist rezidivierende Erkrankungen. Das Human Papilloma Virus (HPV) wird als Ursache für Plattenepithelpapillome angenommen (Colby 1995b). Die juvenile Papillomatose begünstigt die Entwicklung von Plattenepithelkarzinomen. Im Durchschnitt treten diese Tumoren 15 Jahre nach der Erstdiagnose einer Papillomatose auf (Basheda et al. 1991).

Klinik: Die Symptome sind von Zahl und Lokalisation der Papillome abhängig. Die Papillomatose beginnt meist im Bereich der Trachea und breitet sich in die Bronchien aus. Multiple Papillome der Trachea führen häufig zu Dyspnoe, während solitäre bronchiale Papillome asymptomatisch sein können oder zu Obstruktion und rezidivierenden Pneumonien führen können. Das Thoraxröntgen ist meist unauffällig.

Zytologie: (Abb. 3.55, Abb. 3.56) Zytologische Veränderungen werden in Biopsien und in Exfoliativmaterial gefunden. Zellatypien können im Laufe der Erkrankung unterschiedlichst ausgeprägt sein. Die Zellatypien können im Sputum zur Fehldiagnose Plattenepithelkarzinom führen. Zum Nachweis der viralen Genese (HPV) sollte in jedem Fall eine in situ Hybridisierung durchgeführt werden.

Übersicht:
- dichte, z. T. papilläre Zellverbände mit unregelmäßigen Kernabständen und Kernüberlagerungen
- einzeln liegende Zellen mit hyperchromatischen Kernen

Detailsicht:
- einzeln und in Verbänden gelegene Zellen mit pflasterzelliger Differenzierung
- dichte Verbände metaplastischer Zellen, wobei die Zellen in den Randzonen zylindrisch erscheinen können und gelegentlich eine Schlussleiste angedeutet ist
- atypische Zellen mit vergrößerten Kernen, unregelmäßiger Kernform, grobem Chromatin und z. T. opakem oder verhornendem Zytoplasma

- atypische, z. T. mehrkernige Zellen mit vergrößerten Kernen, unregelmäßiger Kernform, grobem Chromatin und perinukleärer Aufhellung (koilozytäre Veränderungen)
- kleine Zellen mit dichtem, z. T. verhornendem Zytoplasma und pyknotischem Kern
- reaktive Zellen der Bronchialschleimhaut als Umgebungsreaktion

Differentialdiagnosen:
- *Viruspneumonie:* vorwiegend stark reaktive Zellveränderungen, papilläre Zellverbände ohne Atypien.
- *Metaplasien bei chronischen Erkrankungen (Abb. 3.2):* keine koilozytären Veränderungen.
- *Therapieeffekt (Radiatio) (Abb. 3.51):* keine koilozytären Veränderungen, Amphophilie und Vakuolisierung des Zytoplasmas.
- *(Verhornendes) Plattenepithelkarzinom (Abb. 4.1 bis Abb. 4.3, Abb. 4.9, Abb. 4.10):* hochgradige Kernatypien, bizarre Zytoplasmaformen, Zytoplasmaentmischungen.

Hamartom

Definition: Hamartome der Lunge sind geschwulstartige Fehlbildungen, die normale Zellen des Ausgangsorgans in atypischer Zusammensetzung oder Menge enthalten. Hamartome bestehen aus respiratorischem Epithel und mesenchymalem Gewebe – in unterschiedlichem Ausmaß aus Knorpel, Bindegewebe, Fettgewebe und Muskelzellen (Colby et al. 1995a).

Epidemiologie/Ätiologie: Das Hamartom ist der häufigste gutartige Tumor der Lunge. Die Inzidenz in der Bevölkerung liegt bei 0,3%, Männer sind häufiger betroffen als Frauen. Der Altersgipfel liegt zwischen dem 50. und 65. Lebensjahr (Schmidt 1998). Im Zeitraum von 1990 bis 1999 konnten wir bei 111 Patienten ein Hamartom diagnostizieren, das sind etwa 1,5% der diagnostizierten benignen und malignen Lungentumoren.

Klinik: Hamartome sind meist Zufallsbefunde bei asymptomatischen Patienten. Symptome entstehen meist nur bei zentraler oder endobronchialer Lokalisation. Sie werden durch sekundäre Pneumonien, Atelektasen oder selten durch Ventilstenosen, die zu einseitiger Lungenüberblähung und Schmerzen führen, hervorgerufen. Meist sind Hamartome solitär (kleiner als 4 cm im Durchmesser) und peripher gelegen, multilokuläre Formen können jedoch auftreten (King 1982).

Radiologisch imponieren Hamartome als scharf begrenzte, eventuell lobulierte Rundherde, z. T. mit „popcornartiger" Verkalkung. Im Laufe der Jahre kann eine langsame Größenzunahme beobachtet werden. Im CT weisen sie aufgrund ihres Fettanteils Areale unterschiedlicher Dichte auf.

Zytologie: (Abb. 3.57 bis Abb. 3.59) In der praeoperativen Diagnostik ist, wegen der meist peripheren Lokalisation von Hamartomen, die transthorakale Feinnadelpunktion der endobronchialen Materialgewinnung überlegen. Die hohe Konsistenz von Hamartomen führt bei transthorakaler Materialgewinnung zu zellarmen, blutigen Präparaten. Nur Imprints von Operationspräparaten weisen meist reichlich Zellmaterial auf.

Die zytologische Diagnose beruht auf dem Nachweis des epithelialen und zumindest einer Komponente des mesenchymalen Anteils des Tumors, wobei das Mengenverhältnis der epithelialen Zellen und der mesenchymalen Komponenten stark variieren kann.

In der Diagnostik von Hamartomen wird die MGG-Färbung bevorzugt, da der mesenchymale Anteil, insbesondere die Grundsubstanz, nur in dieser Färbung gut dargestellt wird.

Übersicht:
- in kleinen, flachen Verbänden oder Gruppen gelegene kubische Zellen (epithelialer Anteil)
- mesenchymale Grundsubstanz

Detailsicht:
- kubische Zellen mit zentral gelegenem runden Kern (z. T. mit beträchtlichen Kerngrößenschwankungen) und schmalem bis mittelbreitem Zytoplasma
- wolkige Grundsubstanz mit eingelagerten ovalen bis länglichen Kernen
- dichte, inhomogene, fasrige, myxömatöse Grundsubstanz, ev. mit eingelagerten ovalen bis länglichen Kernen
- dichte inhomogene chondromatöse Grundsubstanz, ev. mit Knorpelzellen
- Bindegewebe/Fibrozyten, Fettgewebe/Fetttropfen, Muskelgewebe/Muskelzellen

Differentialdiagnosen:
- *(Hochdifferenziertes) Adenokarzinom (DD-epithelialer Anteil) (Abb. 4.11, Abb. 4.12, Abb. 4.17):* bei Fehlen des mesenchymalen Anteils mögliche Missinterpretation des epithelialen Anteils. Kernüberlagerungen im Verband, Kernhyperchromasie, eher feingranuliertes Chromatin und Nukleolen weisen auf ein Adenokarzinom hin.
- *Karzinoid (DD-epithelialer Anteil) (Abb. 4.19, Abb. 4.20):* bei Fehlen des mesenchymalen Anteils mögliche Missinterpretation des epithelialen Anteils. Karzinoide haben ein körniges Chromatin und sind Synaptophysin-positiv.
- *Basalzellgruppen, Fett-, Muskel-, Knorpel und Bindegewebe:* Fehlinterpretation von physiologischerweise vorkommenden Strukturen als mesenchymaler bzw. epithelialer Anteil eines Hamartoms.
- *Benigne mesenchymale Tumoren:* keine epitheliale Komponente nachweisbar.

Seltene benigne Tumoren

Definition: intrapulmonales Fibrom, Lipom, Neurofibrom/Neurilemmom, angiofollikuläre Lymphknotenhyperplasie (M. Castleman).

Epidemiologie/Ätiologie: Intrapulmonale Fibrome und Lipome treten vorwiegend bei Männern im Erwachsenenalter auf, Neurofibrome/ Neurilemmome bei Kindern und jungen Erwachsenen. Risikofaktoren sind keine bekannt.

Klinik: Alle oben genannten benignen Tumoren sind meist Zufallsbefunde bei Routineröntgen von asymptomatischen Patienten. Intrapulmonale Fibrome, Lipome, Neurofibrome/Neurilemmome stellen sich als gutbegrenzte Rundherde im Thoraxröntgen dar. Mit Ausnahme des Lipoms liegen diese Rundherde meist peripher. Das Lipom kann aufgrund seiner Dichte in der Computertomographie von den anderen benignen Tumoren differenziert werden. Bei der angiofollikulären Lymphknotenhyperplasie (M. Castleman) werden radiologisch meist Hiluslymphome beschrieben, selten intrapulmonale Veränderungen.

Zytologie

Intrapulmonales Fibrom (Abb. 3.61)
Übersicht:
- zellarme Präparate mit blutigem Hintergrund (hohe Konsistenz des Tumors)
- einzeln liegende, plumpe, spindelige Zellen und Zellkerne, homogen erscheinende Zellpopulation

Detailsicht:
- plumpe, spindelige Zellkerne mit feinem, gleichmäßig verteiltem Chromatin
- nur wenige Zellen mit erhaltenem länglichem, spindelförmigem Zytoplasma
- Einzelzellen können z. T. eine mittelgradige Polymorphie aufweisen
- Keratin-negativ, Vimentin-positiv, S100-negativ

Differentialdiagnosen:
- *Fibrosierende Prozesse:* meist wenige zwischen respiratorischem Epithel gelegene Fibrozyten.
- *Neurofibrom/Neurilemmom (Abb. 3.63, Abb. 3.64):* spiralförmig angeordnete Zellen, zyklamfarbene Grundsubstanz, S100-positiv.
- *Fibrosarkom (Abb. 4.33):* meist zellreiche Präparate. Spindelige Zellen mit erheblichen Größenschwankungen, Kerne mit grobem Chromatin, z. T. mit Querstreifung und großen Nukleolen.

Zytologie

Lipom (Abb. 3.62)
Übersicht:
- große Fettzellverbände
Detailsicht:
- ev. auffallend große Fettzellen

Differentialdiagnosen
Orthotopes Fettgewebe

Zytologie

Neurofibrom/Neurilemmom (Abb. 3.63, Abb. 3.64)
Übersicht:
- meist blutige zellarme Präparate
Detailsicht:
- kleine Verbände mit z. T. spiralförmig angeordneten Zellen mit spindeligen Kernen und z. T. länglichem, ausgezipfeltem Zytoplasma
- spindelige Zellkerne ohne Zytoplasma
- Zellen sind z. T. in eine zyklamfarbene (MGG) Grundsubstanz eingebettet
- Keratin-negativ, Vimentin-positiv, S100-positiv

Differentialdiagnosen:
- *Fibrom* (Abb. 3.61): keine spiralförmige Lagerung der Zellen, keine zyklamfarbene Grundsubstanz, S 100-negativ
- *Fibrosierende Prozesse:* meist wenige zwischen respiratorischem Epithel gelegene spindelige Zellen und nackte Zellkerne

Zytologie

Angiofollikuläre Lymphknotenhyperplasie (M. Castleman) (Abb. 3.60)
Übersicht:
- Zellen des lymphatischen Gewebes mit eingestreuten großen Zellkernen
- Kapillaren, z. T. in Knäuel gelegen
Detailsicht:
- lymphatische Reaktionsformen und ev. Plasmazellen
- polymorphe Zellen, z. T. mit reichlich Zytoplasma und großen Kernen mit deutlichen Nukleolen

Differentialdiagnosen:
- *Reaktive lymphatische Zellen:* keine Gefäßknäuel, keine großkernigen Zellen
- *Tumorzellen:* Kern-Plasma-Relation meist zum Kern verschoben.
- *M. Hodgkin (Abb. 4.45):* Granulomzellen und Reed Sternbergzellen haben große prominente Nukleolen, CD30- und CD15-positiv.

Broncho Alveoläre Lavage (BAL)

Einleitung

Für die Routinediagnostik ist der zelluläre Anteil der BAL von Interesse. Diagnostisch beweisend ist die BAL beim mikroskopischen Nachweis von *Erregern* und *Tumorzellen* sowie bei der *Alveolarproteinose*. Diagnostische

Hinweise gibt die BAL durch das Differentialzellbild und die immunologische Zelltypisierung bei *interstitiellen Lungenerkrankungen* und durch den Nachweis von Kristallen und Partikeln bei *Staubexposition* und *Pneumokoniosen.*

Keine differentialdiagnostische Bedeutung besitzt die absolute Zellzahl, die großen Schwankungen unterliegt. Chemische und immunologische Untersuchungen aus dem Überstand sind für pathophysiologische Untersuchungen wesentlich, in der Differentialdiagnostik von klinisch relevanten Erkrankungen haben sie jedoch bis dato keinen Eingang gefunden.

Lagerung und Versand

Die Lagertemperatur sollte 4 °C betragen, die Lagerdauer 24 Stunden nicht überschreiten. Der Transport bei Raumtemperatur sollte nicht länger als 6 (maximal 12) Stunden dauern. Längere Aufbewahrungszeiten bei 4 °C und längere Transportzeiten bei Raumtemperatur (speziell bei Temperaturen über 24 °C) können zur Autolyse der Zellen oder zur Überwucherung mit Keimen führen. Bei oben genannten Bedingungen bleibt die Morphologie der zellulären Komponenten erhalten, das Differentialzellbild weitgehend unverändert und die Zelltypisierung mit monoklonalen Antikörpern wird kaum beeinträchtigt.

Wenn die Verarbeitung innerhalb von 24 Stunden nach Gewinnung der BAL nicht gewährleistet ist, kann das Sediment in Konservierungsmedien (z. B. Cyto-Chex Reagent®) resuspendiert werden (siehe Kapitel 2, Tab 2.3).

Materialverarbeitung/Färbungen

Für die Routinediagnostik werden mindestens *1 Zytozentrifugenpräparat aus unfiltriertem* Material und *4 Zytozentrifugenpräparate aus filtriertem Material* (Gaze) angefertigt. Weitere Zytozentrifugenpräparate werden abhängig von der klinischen Fragestellung und dem Ergebnis der Schnellfärbung hergestellt. Langstriche sind aufgrund der Zellarmut der BAL für zytologische Untersuchungen nicht geeignet. Ein filtriertes und ein unfiltriertes Zytozentrifugenpräparate werden sofort „schnellgefärbt" (z. B. Diff Quik®). Die Schnellfärbung des *unfiltrierten Materials* dient dem *Erreger- und Tumorscreening,* die Schnellfärbung des *filtrierten Materials* der Bestimmung des prozentuellen *Lymphozytenanteils.* Ein 5(10)%iger Anteil von Lymphozyten und die klinische Fragestellung gelten als Indikation für eine Lymphozytensubtypisierung (Tab. 3.1, 3.2)

Die verbleibenden filtrierten Zytozentrifugenpräparate werden routinemäßig MGG- und PAP-gefärbt (siehe Kapitel 2, Tab 2.4, Tab 2.5, Tab 2.6, Tab 2.7).

Zellverteilung und Normalwerte

Vor der Auszählung der Zellen im Zytozentrifugenpräparat muss in der Übersicht die gleichmäßige Verteilung der einzelnen Populationen über-

Tabelle 3.1. Normale Zellverteilung und Lymphozytensubpopulationen in der BAL (Costabel 1998b, Speich 1998)

Zellverteilung und Lymphozytensubpopulationen in der BAL (Normalkollektiv)	
Alveolarmakrophagen	>85%
neutrophile Granulozyten	<3%
eosinophile Granulozyten	<2%
Lymphozyten	<10%
Mastzellen	<1%
Plasmazellen	–
T-Lymphozyten (CD3)	>63% (meist >80%)
B-Lymphozyten (CD19)	<4%
Natural Killercells (CD16/56)	<14%
aktivierte T-Lymphozyten (CD3/HLA DR)	<5%
T-Helfer/T-Suppressor-Ratio (CD3/4//CD3/8)	1,0–3,5

prüft werden. Für die Bestimmung des prozentuellen Anteils der Zellen sollten mindestens 200 Zellen ausgezählt werden. Unserer Erfahrung nach unterscheidet sich die prozentuelle Zellverteilung in Zytozentrifugenpräparaten und Langstrichen in keinem diagnostisch relevantem Ausmaß.

Die prozentuelle Zellverteilung ist im Wesentlichen unabhängig von Alter und Geschlecht. Lediglich bei Rauchern ist der prozentuelle Anteil der Alveolarmakrophagen auf Kosten des Anteils der Lymphozyten erhöht. Der Anteil der neutrophilen und eosinophilen Granulozyten bleibt unverändert. Die T-Helfer/T-Suppressor-Ratio liegt bei Rauchern im unteren Normbereich oder sogar niedriger (Costabel 1998b).

Qualitätskontrolle

Plattenepithelien, Keime aus dem oberen Respirationstrakt und Flimmerzellen weisen auf eine inadäquate Materialgewinnung hin. Ein Anteil von mehr als 10% *epithelialer Zellen* führt zu einem nur bedingt verwertbaren Differentialzellbild, da nicht mehr ausschließlich der bronchioloalveoläre Raum beurteilt wird. Bakterien und Pilze bei gleichzeitig reichlich *Plattenepithelien* lassen auf Verunreinigungen aus dem Nasen- Rachenraum schließen. Auch *Erythrozyten* gelangen häufig iatrogen in die BAL. Unserer Erfahrung nach verändern sie jedoch das Differentialzellbild in keinem klinisch relevanten Ausmaß, wenn man von BALs absieht, die zum überwiegenden Teil aus Erythrozyten bestehen. Zur Abschätzung der Wertigkeit einer Blutbeimengung kann das Differentialblutbild herangezogen werden (z. B. lymphozytäre BAL mit reichlich Erythrozyten bei Differentialblutbild mit überwiegend Granulozyten – Verunreinigung klinisch nicht relevant).

Infektiöse Erkrankungen

Einen großen Stellenwert besitzt die BAL in der Abklärung von infektiösen Erkrankungen. Neben mikrobiologischen Untersuchungsmethoden bietet die BAL die Möglichkeit eines schnellen, effizienten und kostengünstigen morphologischen Erregernachweises (Diff Quik®, Gram).

Reichlich neutrophile Granulozyten und phagozytierte *Bakterien* weisen auf eine bakterielle Ursache der Pneumonien hin (Sensitivität 86%, Spezifität 96%) (Chastre et al. 1989).

Bei Tuberkulose können in der Kultur *Mykobakterien* mit einer Sensitivität von 88% nachgewiesen werden. Die Sensitivität von Sputum und Bronchialsekret liegt lediglich bei 50%. Werden alle 3 Materialien kombiniert, resultiert eine Trefferquote von 94% (De Gracia 1988).

Für den Nachweis von *Pneumozystis Carinii* ist die Gewinnung der BAL, mit einer Sensitivität von über 95%, die zuverlässigste diagnostische Methode (Teuscher et al. 1992).

Pseudohyphen und Sporen von *Candidaspezies* können Teil der Mundflora sein und durch Verschleppung bei der Materialgewinnung in die BAL gelangen. Wenn das Zellbild jedoch von reichlich Granulozyten und granulozytärem Detritus geprägt wird und keine Plattenepithelien aus Mund- und Rachenraum gefunden werden, ist eine pilzbedingte Infektion der unteren Atemwege sehr wahrscheinlich. Das Auffinden von *Aspergillus* oder *Cryptococcus neoformans* kann in den meisten Fällen als pathogen angenommen werden.

Durch *CMV* verursachte Pneumonien stellen insbesondere bei immunsupprimierten Patienten oder Patienten mit Immundefekten ein diagnostisches Problem dar. Entscheidend ist die Differenzierung zwischen CMV-Besiedelung und CMV-Infektion. Hierbei ist der Nachweis von virusassoziierten Zellveränderungen in der BAL der in situ Hybridisierung ebenbürtig und immunzytochemischen Färbungen überlegen (Schalleschak 1997).

Zytologisch eindeutig identifizierbare Erreger wie *Strongyloides stercoralis* und *Leishmanien* zählen in Mitteleuropa zu den Raritäten und werden gelegentlich bei Patienten mit Immundefekten, insbesondere bei AIDS-Patienten, gefunden.

Nicht infektiöse Erkrankungen

Diagnostisch beweisend und Material der Wahl ist die BAL bei Verdacht auf *Alveolarproteinose*. Hier liegt Sensitivität und Spezifität bei 100% (Costabel et al. 1996).

Eine definitive Diagnose ist auch durch den Nachweis von *Tumorzellen* möglich. Der Einsatz der BAL zur Abklärung von malignen Geschehen empfiehlt sich bei interstitieller Strukturvermehrung (z. B. Bronchiolo Alveoläres Karzinom, Lymphangiosis karzinomatosa oder maligne hämatologische Systemerkrankungen). Die Sensitivität der BAL bei den oben genannten Malignomen liegt bei bis zu 90% (Costabel et al. 1996).

Für die Differentialdiagnose von *interstitiellen Lungenerkrankungen* sind das Differentialzellbild (Alveolarmakrophagen, neutrophile und eosinophile Granulozyten, Lymphozyten, Mastzellen, Plasmazellen) und die immunologische Zelltypisierung von Bedeutung.

Die klassische Indikation zur Typisierung der Lymphozyten (Flowzytometrie) ist die Differentialdiagnose von Sarkoidose versus Exogen-allergischer Alveolitis.

Die *Sarkoidose* weist, abhängig von der Aktivität, meist eine T-Helfer/T-Suppressor-Ratio (CD4/CD8) über 3 auf. Eine CD4/CD8-Ratio über 6,0 findet man fast ausschließlich bei Sarkoidose (Bernhardt 1997).

Die *exogen-allergische Alveolitis* (EAA) im subakutem Stadium und die *Tuberkulose* sind meist durch eine CD4/CD8-Ratio weit unter 1 und einem erhöhtem Anteil von Natural Killercells (NK-Zellen) gekennzeichnet.

Bei der *Bronchiolitis obliterans mit organisierender Pneumonie* (BOOP) findet man ebenfalls eine niedrige CD4/CD8-Ratio, die NK-Zellen liegen jedoch im Normbereich.

Für die Diagnostik der *Histiozytosis X* ist die Bestimmung des prozentuellen Anteils der Langerhans-Zellen von Bedeutung. Morphologisch sind sie von Alveolarmakrophagen kaum zu unterscheiden, immunzytochemisch werden sie durch den Antikörper CD1a charakterisiert. Ein Anteil von mehr als 4% positiver Zellen kann als Hinweis auf das Vorliegen einer Histiozytosis X gewertet werden. (Costabel 1996).

Weitere Indikationen zur BAL sind *Staubexposition* und Verdacht auf *Pneumokoniosen*. Der Nachweis von Staubpartikeln, Kristallen oder anthrakotischem Pigment weist lediglich auf die Exposition, nicht jedoch auf eine manifeste Erkrankung hin.

Lipidpneumonien, die durch die Inhalation ölhaltiger Substanzen (z. B. Nasentropfen) entstehen können, werden durch den Nachweis von extra- und intrazellulärem Fett in der BAL diagnostiziert.

Tabelle 3.2. Differentialzellbild und Zelltypisierung (Bernhardt 1997, Costabel 1996)

Lymphozytensubpopulationen und Zellverteilung in der BAL

Erkrankung	Lympho.	Neutr. Gr.[a]	Eos. Gr.[a]	PZ[*]	MZ[°]	NK[b]	CD4/CD8
Sarkoidose	⇑⇑	↔	↔	−	+	↔	⇑
EAA (subakut)	⇑⇑	(↑)	↑	+	+	>17%	⇓
Tuberkulose	⇑	⇑	↔	+	+	↑	(↓)
BOOP	⇑	↑	<20%	+	+	<13%	↓
Fibrose	(↑)	⇑	↑	−	+	↔	↔
Eos. Pneumonie	(↑)	↔	>20%	+	+	↔	(↓)
Histiozytosis X	(↑)	(↑)	(↑)	−	−	↔	↔

↑= erhöht, ↓= erniedrigt, ↔ normal, + vorhanden, − nicht vorhanden, * = Plasmazellen, °= Mastzellen
[a]Gr. = granulozytn, [b]NK=Natural Killercells

Tabelle 3.3. Erkrankungen und diagnostische Kriterien (Makroskopie, Zytologie, Labor) Hinweise auf Abbildungen im Bildteil finden sich auch bei den Einzelkapiteln

Erkrankung	Diagnostische Kriterien
	Lymphozytose
Sarkoidose (aktiv)	monotones Zellbild (AM*, Lymphozyten)
	hohe T-Helfer/T-Suppressor-Ratio, ACE im Serum
EAA* (subakutes Stadium)	buntes Zellbild (AM, Lympho, Granulo, MZ, PZ)*
	niedere T-Helfer/T-Suppressor-Ratio
	präzipitierende Antikörper/spez. IgG im Serum
Tuberkulose	niedere T-Helfer/T-Suppressor-Ratio
	Ziehl-Neelsen-Färbung, PCR, Kultur
	ev. Riesenzellen vom Langhanstyp, Epitheloidzellen
BOOP	buntes Zellbild mit reichlich Granulozyten
	niedere T-Helfer/T-Suppressor-Ratio
NHL	atypische Lymphozyten
	Flowzytometrie, Immunzytochemie
Pneumokoniosen	Makrophageneinschlüsse, Kristalle, amorphe
	Strukturen, Asbestkörperchen
Kollagenosen	antinukleäre Antikörper im Serum
	hohe T-Helfer/T-Suppressor-Ratio
Virusinfekt	virusassoziierte Zellveränderungen
	ISH*, Immunzytochemie, PCR*
	Antikörper im Serum
	Neutrophilie
Fibrosierende Erkrankungen	meist auch vermehrt eosinophile Granulozyten
Kollagenosen	antinukleäre Antikörper im Serum
Pneumokoniosen	Makrophageneinschlüsse, Kristalle, Asbestkörperchen
Bronchopulmonale Infekte	Erregernachweis, Kultur
Tuberkulose	Ziehl-Neelsen-Färbung, PCR*, Kultur ev. Riesenzellen vom
	Langhans-Typ, Epitheloidzellen
Lipidpneumonie (Abb. 3.65)	intra- und extrazellulärer Fettnachweis (Sudan)
	Eosinophilie
Eosinophile Pneumonie	über 20% eosinophile Granulozyten
ABPA	Aspergillusnachweis, spezifisches IgE im Serum
Fibrosierende Erkrankungen	
	Uncharakteristische Zellverteilung
Histiozytosis X	über 4% CD1a-positive Zellen
	Ausschlussdiagnosen bei normaler Zellverteilung/Zellbild
Aktive EAA*	siehe oben
Aktive Sarkoidose	siehe oben
Alveolarproteinose	makroskopisch milchig-trüb
	homogene vielgestaltige Strukturen
Alveoläre Hämorrhagie (Abb. 3.66)	makroskopisch blutig
	reichlich Erythrozyten, AM Berlinerblau-positiv

*AM Alveolarmakrophage, MZ Mastzelle, PZ Plasmazelle, ISH in-situ-Hybridisierung, PCR Polymerase Chain Reaction, EAA exogen-allergische Alveolitis, ABPA Allergisch bronchopulmonale Aspergillose

Literatur

Armbruster A, Pokieser L, Hassl A (1995) Diagnosis of Pneumocystis carinii Pneumonia by Bronchoalveolar Lavage in AIDS Patients. Acta Cytologica 39: 1089–1093

Auer H (1999) Zur Epidemiologie der Echinokokkosen in Österreich. In: Janata O, Reisinger E (Eds) Infektiologie: Aktuelle Aspekte. Jahrbuch 1999. ÖVG, S 105–112

Basheda S, Gephardt GN, Stoller JK (1991) Columnar Papilloma of the Bronchus. Case Report and Literature Review. Am. Rev. Respir. Dis. 144: 1400–1402

Bernhardt K (1997) Flowzytometrie zur erweiterten Thoraxdiagnostik. Acta Medica Austriaca 1: 5–7

Bolitschek J, Würtz J, Achatz M, Aigner K (1991) Kryptokokkose bei Nicht-AIDS-Patienten. Atemw.-Lungenkrkh. 17/1: 57–59

Centers for Disease Control (1998) Tuberculosis Morbidity United States 1997. MMWR 47: 253–257

Chastre J, Fagon J, Soler P, Domart Y, Pierre J, Dombret M, Gibert C, Hance A (1989) Quantification of BAL cells containing intracellular bacteria rapidly identifies ventilated patients with nosocomial pneumonia. Chest 95: 190–192

Colby TV, Koss MN, William DT (1995a) Hamartoma. In: Atlas of Tumor Pathology – Tumors of the Lower Respiratory Tract. Washington, AFIP (American Registry of Pathology Armed Forces Institute of Pathology), pp 319

Colby TV, Koss MN, William DT (1995b) Papillary Tumors of the Bronchial Tree. In: Atlas of Tumor Pathology – Tumors of the Lower Respiratory Tract. Washington, AFIP (American Registry of Pathology Armed Forces Institute of Pathology), pp 49–56

Colby TV, Koss MN, William DT (1995c) Pulmonary Histiocytosis X. In: Atlas of Tumor Pathology – Tumors of the Lower Respiratory Tract. Washington, AFIP (American Registry of Pathology Armed Forces Institute of Pathology), pp 459–461

Costabel U (1998a) Pneumokoniosen. In: Atlas of Bronchoalveolar Lavage. Chapman & Hall Medical, London, pp 47–54

Costabel U (1998b) Smokers. In: Atlas of Bronchoalveolar Lavage. Chapman & Hall Medical, London, pp 16

Costabel U, Guzman J (1996) Die klinische Bedeutung der bronchoalveolären Lavage. Atemw.- und Lungenerkrankungen 22/2: 110–114

De Gracia J, Curull V, Vidal R, Riba A, Orriols R, Martin M, Morell F (1988) Diagnostic value of BAL in suspected pulmonary tuberculosis. Chest 93: 329–332

Ferlinz R, (1993) Empfehlungen zur diagostischen bronchoalveolären Lavage der Deutschen Gesellschaft für Pneumologie. Pneumologie 47: 607–619

Hien P (2000b) Ambulant erworbene Pneumonien. In: Praktische Pneumologie. Springer, Berlin, Heidelberg New York Tokyo, S 149–156

Hien P (2000c) Pilzpneumonien. In: Praktische Pneumologie. Springer, Berlin, Heidelberg New York Tokyo, S 185–187

Hien P (2000d) Pneumonien. In: Praktische Pneumologie. Springer Verlag, Berlin, Heidelberg New York Tokyo, S 149–162

Hien P (2000e) Pulmonale Histiozytose X. In: Praktische Pneumologie. Springer, Berlin, Heidelberg New York Tokyo, S 627–629

Hien P (2000f) Pulmonale Infekte bei AIDS-Patienten. In: Praktische Pneumologie. Springer, Berlin, Heidelberg New York Tokyo, S 169–172

Hien P (2000g) Strahlenpneumonitis. In: Praktische Pneumologie. Springer, Berlin, Heidelberg New York Tokyo, S 293–294

Hien P (2000h) Tuberkulose. In: Praktische Pneumologie. Springer, Berlin, Heidelberg New York Tokyo, S 203

Hien P (2000k) Silikose und seltene Pneumokoniosen In: Praktische Pneumologie. Springer, Berlin Heidelberg New York Tokyo, S 285–291

Jäger D, Baur X (1998) Berufsbedingte bronchopulmonale Erkrankungen. In: Nolte D (ed) Manuale pneumologicum. Dustri, München, I-17/S 1–25

James D, Williams W (1985) Sarcoidosis and other granulomatous disorders. Saunders, Philadelphia

Kayser K (1992a) Alveolar Proteinosis. In: Analytical Lung Pathology. Springer, Berlin Heidelberg New York, pp 45–46

Kayser K (1992b) Asbestos-Associated Diseases. In: Analytical Lung Pathology. Springer, Berlin Heidelberg New York, pp 62–64

Kayser K (1992c) Sarcoidosis. In: Analytical Lung Pathology. Springer, Berlin Heidelberg New York, pp 319

Kayser K (1992d) Strongyloidiasis. In: Analytical Lung Pathology. Springer, Berlin Heidelberg New York, S 339–340

King TE, Christopher KL, Schwarz MI (1982) Multiple pulmonary chondromatous hamartomas. Hum. Pathol. 13:496–497

Kummer F, Klech H (1998) Sarkoidose. In: Nolte D (ed) Manuale pneumologicum. Dustri, München, I-9/ S 1–26

Mitt. Österr. Ges. Tropenmed (1991) Parasitol. 13:47–58

Nolte D (1991) Asthma. Urban & Schwarzenberg, München

Rondanelli E (1989a) Cryptococcosis. In: AIDS Clinical and Laboratory Atlas. Edizioni Medico Scientifiche Pavia, pp 92–98

Rondanelli E (1989b) Pneumocystosis. In: AIDS Clinical and Laboratory Atlas. Edizioni Medico Scientifiche Pavia, pp 42–46

Schalleschak J, Baar N (1997) Relevanz CMV-assoziierter Zellveränderungen – Vergleichsstudie von Zytologie, Immunzytologie und In Situ Hybridisierung. In: Freudenberg N, Hilgarth M, Baltisser I, Dinges H (ed) Verhandlungen der Deutschen Gesellschaft für Zytologie. Gustav Fischer Verlag, S 222–229

Schmidt (1998) Benigne Lungentumore. In: Nolte D (ed) Manuale pneumologicum. Dustri-Verlag, München, I-16/S 51

Shanmugaratnam K (1991) Histological typing of tumors of the upper respiratory tract and ear, 2nd ed. International Histological Classification of Tumors. World Health Organization. Springer, Berlin Heidelberg New York

Speich R (1998) Bronchoalveoläre Lavage. In: Nolte D (ed) Manuale pneumologicum. Dustri-Verlag, München, II-4/pp 1-28

Teuscher A, Opravil M, Speich R, Kuster H, Siegenthaler W, Russi E, Lüthy R (1992) Diagnose und Verlauf nach Ausschluß einer Pneumocystis carinii Pneumonie bei HIV-infizierten. Dtsch. Med. Wochenschr. 117:1052–1055

Wolf K, Rumetshofer R (2000) Tuberkulose an der Wende zum dritten Jahrtausend. Pneumologie 1:13–17

Lungenkarzinom

Einleitung

Epidemiologische Entwicklung: Noch zu Beginn des 20. Jahrhunderts war das Lungenkarzinom eine seltene Erkrankung, heute ist es in Europa und den USA die häufigste Krebstodesursache. Diese Entwicklung ist eng verbunden mit der Änderung der Rauchgewohnheiten. Zur Zeit des 1. Weltkrieges wurde die Zigarette entwickelt; die Zahl der Raucher stieg. Seit dem 2. Weltkrieg vollzieht sich ein gesellschaftlicher Wandel. In den Industrieländern rauchen immer mehr Frauen, und derzeit ist ein Anstieg jugendlicher Raucher zu beobachten.

Statistisch gesehen ist das Pulmonalkarzinom die häufigste Krebserkrankung bei Männern, in den USA seit 1989 auch bei Frauen (Silverberg et al. 1989). Europa weist ebenfalls eine steigende Zahl weiblicher Lungenkarzinompatienten auf. In Österreich ist z. B. das Lungenkarzinom nach Brust- und Dickdarmkrebs das dritthäufigste Malignom der Frau. 1997 wies die österreichische Krebsstatistik 3.770 Fälle von Lungenkarzinom aus (2.698 Männer, 1.072 Frauen), das sind 46,7 Fälle auf 100.000 Einwohner (Statistisches Zentralamt; Krebsinzidenz Österreich 1997).

Prognose: Die Prognose ist trotz intensiver Bemühungen, vor allem auf dem Gebiet der Chemotherapie, seit 25 Jahren fast unverändert. Bei den nicht kleinzelligen Lungenkarzinomen (NSCLC) liegt die 5a-Überlebensrate bei 10–13%, beim kleinzelligen Karzinom unter 1% (Hien 2000).

Therapie: Die chirurgische Tumorentfernung ist die einzige Therapieform mit Heilungschance, doch nur bei 20–25% der Patienten wird das Karzinom in einem resezierbaren Stadium diagnostiziert. Bei den operablen Fällen handelt es sich zumeist um Plattenepithelkarzinome, seltener um andere nicht kleinzellige Karzinome (NSCLC). Der Anteil der operablen kleinzelligen Karzinome (SCLC) ist verschwindend gering. Diese zeigen aber ein gutes Ansprechen auf Chemotherapie, eine Behandlungsmöglichkeit, die auch beim inoperablen Adenokarzinom angewandt wird. Bei inoperablen Plattenepithelkarzinomen ist die Bestrahlung die primäre Therapiealternative.

Für eine effiziente Therapie sind eine frühe Erkennung und eine möglichst genaue Typisierung des Tumors erforderlich. Diese soll mit geringer Belastung des Patienten in kurzer Zeit vorliegen. Die Zytologie erfüllt diese Erfordernisse, insbesondere die Unterscheidung von kleinzelligen und nicht kleinzelligen Karzinomen (Tab. 4.1). Dabei kann die morphologische Diagnose durch immunzytochemische Färbungen unterstützt werden. In seltenen Fällen liefert die Bestimmung der Serumtumormarker einen ergänzenden Hinweis. (Tab. 4.2)

Klassifikation

Die Klassifikation der Lungenkarzinome spiegelt die Pluripotenz der pulmonalen Zellen wider. Nur ca. ein Drittel der Lungenkarzinome wird von einem

Tabelle 4.1. 9.141 Patienten mit Lungenkarzinom (Pulmologisches Zentrum der Stadt Wien, 1985–1999). Vergleich der Anteile von Plattenepithel-, Adeno- und kleinzelligem Karzinom

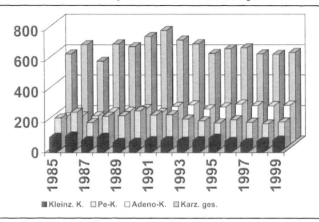

Tabelle 4.2. Serumtumormarker mit Serum-Normalwert *, ** und Einsatzbereich

Tumormarker	Normalwert Serum	Einsatzbereich
AFP	<10 µg/l	**Leberzellkarzinom**
Alpha-Feto-Protein		nicht seminomatöse Keimzelltumoren
CA 19-9	<40 kU/l	**Pankreaskarzinom, Gallenwegskarzinom**
Carbohydrat-AG 19-9		Kolon/Rektumkarzinom, Magenkarzinom
CA 125	<35 kU/l	**Ovarialkarzinom (serös)**
Cancer Antigen 125		
CA 15-3	<40 kU/l	**Mammakarzinom**
Cancer Antigen 15-3		
CA 72-4	<6 kU/l	**Magenkarzinom,**
Cancer Antigen 72-4		Ovarialkarzinom (muzinös)
CEA	<5 µg/l	**Kolon/Rektumkarzinom, Mammakarzinom,**
Carcino-Embryonales AG		Pankreaskarzinom, Magenkarzinom, Lungenkarzinom
HCG	<5 kU/l	**Chorionkarzinom (AFP-), Blasenmole**
Choriongonadotropin		nicht seminomatöse Keimzelltumore, z. T. Seminom (AFP-)
CYFRA 21-1	<3,3 µg/l	nicht-kleinzelliges Lungenkarzinom, Blasenkarzinom
Cytokeratinfragment 19		
NSE	<12,5 µg/l	**kleinzelliges Lungenkarzinom**
Neuronspezifische Enolase		
PSA	<4 µg/l	**Prostatakarzinom**
Prostataspezifisches AG		

*(Thomas et al. 1998)
**In Ergussflüssigkeiten liegen die Messwerte um ein Vielfaches über dem Serumwert. Einheitliche Normalwerte sind nicht erhoben

einzigen Tumorzelltyp gebildet (Roggli et al. 1985, Dunnill et al. 1986). In der überwiegenden Zahl der Fälle liegen zwei, eventuell auch drei Komponenten vor, wobei diese Tumoren der dominierenden Komponente zugeordnet werden. Einheitlich aufgebaut sind vorwiegend die kleinzelligen Karzinome.

Die Zytologie beurteilt die morphologischen Kriterien der einzelnen Zelle und die Wuchsform der Verbände und kann nicht wie die Histologie die Gewebsarchitektur miteinbeziehen. Deshalb sind zur zytologischen Typisierung der Lungenkarzinome histologische Einteilungen nur mit Einschränkungen einsetzbar. Wir verwenden eine Einteilung (Tab. 4.4),

Tabelle 4.3. Histologische Klassifikation der Lungenkarzinome

WHO/IASCL (International Association of the Study of Lung Cancer) 1999 (Travis et al. 1999)

Plattenepithelkarzinom
Varianten   spindelzellig
                                      klarzellig
                                      kleinzellig
                                      basaloid

Kleinzelliges Karzinom
Variante   gemischtes kleinzelliges Karzinom

Adenokarzinom
• azinär
• papillär
• Bronchiolo-alveoläres Karzinom
                                      nicht verschleimend
                                      verschleimend
                                      gemischt verschleimend und nicht verschleimend oder unbestimmt
• gemischt
Varianten   gut differenziertes fetales Adenokarzinom
                                      muzinöses („Kolloid-") Karzinom
                                      muzinöses Zystadenokarzinom
                                      Siegelringzellkarzinom
                                      klarzelliges Karzinom

Großzelliges Karzinom
Varianten   großzelliges neuroendokrines Karzinom
                                      basaloides Karzinom
                                      lymphoepitheliomartiges Karzinom
                                      klarzelliges Karzinom
                                      großzelliges Karzinom mit rhabdoidem Phenotyp

Adenosquamöses Karzinom
Karzinome mit pleomorphen, sarkomatoiden oder sarkomatösen Elementen
• Karzinome mit Spindel- und/oder Riesenzellen
                                      pleomorphes Karzinom
                                      spindelzelliges Karzinom
                                      riesenzelliges Karzinom
• Karzinosarkom
• Blastom (pulmonales Blastom)
• andere

Karzinoidtumor
• typisches Karzinoid
• atypisches Karzinoid

Bronchialdrüsenkarzinom
• Adenoid-zystisches Karzinom
• Mukoepidermoidkarzinom
• andere

unklassifizierte Karzinome

die sich an die WHO/IASCL (International Association of the Study of Lung Cancer)-Klassifikation 1999 (Tab. 4.3) anlehnt.

Abweichend von der WHO/IASCL-Klassifikation unterteilen wir das *Plattenepithelkarzinom* nach dem Differenzierungsgrad in hoch differenziert – verhornend, mittel differenziert – nicht verhornend und niedrig differenziert – basaloid. Wir folgen damit M. Bibbo (Bibbo M 1997).

Die Unterteilung der *Adenokarzinome* des Bronchus in acinär, papillär oder solid ist zytologisch nicht möglich, sie entfällt daher. Die Variante des Siegelringzellkarzinoms (in unserem Institut: Becherzellkarzinom) ist aufgrund seiner Morphologie erfassbar.

Bei den *neuroendokrinen Karzinomen* wenden wir die Tumorklassifikation der Österreichischen Gesellschaft für Pathologie 1994 an (Popper et al. 1994). Das großzellige neuroendokrine Karzinom bleibt jedoch unberücksichtigt, da es zytologisch nicht eindeutig diagnostizierbar ist.

Das *großzellige Karzinom* scheint in unserer Einteilung nicht auf, da es sich unserer Erfahrung nach aufgrund der Zellmorphologie um Plattenepithel- oder häufiger um Adenokarzinome handelt. Diese Beobachtung deckt sich mit entsprechenden Aussagen in der Literatur aufgrund elektronenoptischer, immunhistochemischer und genetischer Untersuchungen (Colbi et al. 1995).

Tabelle 4.4. Zytologische Einteilung der Lungenkarzinome

Plattenepithelkarzinom	
verhornend	hoch differenziert
nicht verhornend	mäßig differenziert
basaloid	niedrig differenziert
Adenokarzinom	
Adenokarzinom des Bronchus	
Variante: Siegelringzellkarzinom (Becherzellkarzinom)	
Bronchiolo-alveoläres Karzinom	
Adenosquamöses Karzinom	
Neuroendokrines Karzinom (NEC)	
typisches Karzinoid (NEC Grad I)	
Variante: spindelzelliges Karzinoid	
atypisches Karzinoid (NEC Grad II)	
Kleinzelliges Karzinom (NEC Grad III)	
Karzinome mit pleomorphen, sarkomatoiden oder sarkomatösen Elementen	
Karzinosarkom	
Bronchialdrüsenkarzinom	
Adenoid-zystisches Karzinom	
Mukoepidermoidkarzinom	

Plattenepithelkarzinom

Definition: maligner epithelialer Tumor mit pflasterzelligem Aussehen

Epidemiologie/Ätiologie: Bis in die 80er Jahre war das Plattenepithelkarzinom mit einem Anteil von 30–40% der häufigste Subtyp des Lungenkarzinoms (Carter et al. 1980). Doch schon 1988 konnte Johnston durch die

Tabelle 4.5. Prozentueller Anteil von Plattenepithel- und Adenokarzinom, 1985–1999, n = 9.141

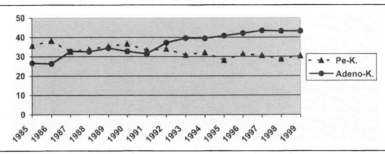

retrospektive statistische Aufarbeitung der Tumortypenverteilung von 15 Jahren einen prozentuellen Rückgang des Plattenepithelkarzinoms bei gleichzeitigem Anstieg des Adenokarzinoms beobachten. Im eigenen Krankengut war dieser Trend ab Ende der 80er Jahre erkennbar (Tab. 4.5). 1999 lag der Anteil des Plattenepithelkarzinoms bei 30,4%.

An Plattenepithelkarzinomen erkranken in erster Linie Männer jenseits des 50. Lebensjahres. Für die Erkrankung bestehen nachgewiesene *Risikofaktoren*. Der weitaus bedeutendste ist das Rauchen. 98% der Betroffenen sind Raucher (Colby et al. 1995a). Weiters sind berufsbedingte Risikofaktoren wie Arsen, Asbest, Teerprodukte, Uran, Nickel, Chromverbindungen u. a. m. gesichert, wobei Schadstoffexposition in Kombination mit Rauchen zu einer Potenzierung des Risikos führt. Wahrscheinlich spielen auch Virusinfektionen eine Rolle. In 5–25% der Plattenepithelkarzinome konnte HPV-Virus-DNA der Serotypen 31, 33, 35, 16, 11 oder 6 nachgewiesen werden (Popper et al. 1992).

Beim Plattenepithelkarzinom werden im Gegensatz zu den anderen Lungenkarzinomen *Vorstadien* des invasiven Karzinoms als gesichert angenommen (Auerbach et al. 1979). Die Einteilung der Entwicklungsstufen vom intakten Epithel zum invasiven Karzinom stammt von Saccomanno und beruht auf Sputumuntersuchungen von Bergleuten in Uranminen (Saccomanno et al. 1974). Die Stufen sind Plattenepithelmetaplasie ohne Atypien, mit leichten Atypien, mit mäßigen Atypien, mit schweren Atypien (=leichte, mäßige und schwere Dysplasie) und Carcinoma in situ. Beim Carcinoma in situ ist die gesamte Breite des Epithels durch Tumorzellen ersetzt, die Basalmembran jedoch erhalten. Es ist häufig multilokulär anzutreffen (Auerbach et al. 1957). Der Übergang von der mäßigen Atypie über das Ca in situ zum invasiven Karzinom dauert mit durchschnittlich 12,6 Jahren relativ lange (Nasiell et al. 1977). Aber auch die Theorie eines direkten Überganges der intakten Schleimhaut in ein Carcinoma in situ bzw. invasives Karzinom wird vertreten (Melamed 1977).

Klinik: Die Klinik hängt in erster Linie von der Lage und der Größe des Tumors ab. Zwei Drittel der Plattenepithelkarzinome liegen zentral, und zwar bevorzugt an den Teilungsstellen der Bronchien, ein Drittel peripher. Aus der zentralen Lage folgt, dass relativ früh Beschwerden auftreten; direkte (z. B. Hämoptysen), aber auch indirekte durch poststenotische Pneumonien oder Atelektasen.

Der Symptomkomplex umfasst Husten, verstärkten Auswurf, Hämopty-sen, Thoraxschmerz, Dyspnoe sowie uncharakteristische Beschwerden wie Mattigkeit, Müdigkeit, Krankheitsgefühl, Gewichtsverlust, Fieber. Selten werden *Horner'sche Trias* (Infiltration des Plexus cervicalis), *Heiserkeit* (Schädigung des N. recurrens), *Zwerchfellhochstand* (Schädigung des N. phrenicus), *Zyanose mit Hals- und Gesichtsschwellung* (obere Ein-flussstauung) und *Paraneoplasien* beobachtet. Bei den Paraneoplasien handelt es sich um *Hyperkalzämie* durch ein Parathyreoid-hormon-like Peptide und die *hypertrophe pulmonale Osteoathropathie*, eine entzündliche Verdickung des Periosts der Unterarme und -schenkel, verbunden mit Arthropathie und Trommelschlegelfingern. Diese können auch als alleiniges Symptom auftre-ten. *Pleuraergüsse* sind zumeist parapneumonisch oder stauungsbedingt (Staging!). Die seltenen malignen Ergüsse entstehen unserer Erfahrung nach in erster Linie durch Einwachsen des Tumors in die Pleurahöhle.

Die 5-Jahres-Überlebensrate ist mit 20–30% günstiger als bei den anderen Tumortypen (Kaiser 1992a).

Das *Röntgenbild* zeigt bei *zentralen Tumoren* eine tumoröse Raum-forderung oder indirekte Tumorzeichen wie pneumonische Infiltrate und Atelektasen. Bei *peripheren Tumoren* sind Tumorknoten oder Infiltrate vorhanden. Ein zentraler Tumorzerfall ist typisch für das Plat-tenepithelkarzinom und kann röntgenologisch als Abszess oder Kaverne fehlgedeutet werden.

Zytologie: Wir unterscheiden ein *hoch differenziertes-verhornendes*, ein *mäßig differenziertes-nicht verhornendes* und ein *niedrig differenziertes-basaloides* Plattenepithelkarzinom. Tritt nicht nur eine dieser Untergruppen auf, wird der Tumor der vorherrschenden Komponente zugeordnet. Bei der Zuordnung ist zu bedenken, dass der Differenzierungsgrad auch vom vorliegenden Material abhängt. Sputum und Sekrete zeigen meist höher differenzierte, verhornende, zur Exfoliation neigende Zellen aus den Randzonen des Tumors, Biopsien liefern Zellmaterial aus den oft weniger differenzierten zentralen Anteilen.

Ein *Carcinoma in situ* kann zytologisch nicht von einem invasiven Karzinom unterschieden werden, da die Beziehung des Tumors zur Basalmembran nicht geklärt werden kann. Es bestehen jedoch Hinweise für das Vorliegen eines Carcinoma in situ, und zwar das Fehlen von Entzündung oder Nekrose, das vorwiegende Auftreten von Verbänden anstatt Einzelzellen und eine nur mäßige Zellpolymorphie bei vorhandener Kernpolymorphie.

Verhornendes (hoch differenziertes) Plattenepithelkarzinom
(Abb. 4.1, 4.2, 4.3, 4.4, 5.58)

Übersicht
- schmieriger, nekrotischer, opaker (wachsartig schimmernder) Hinter-grund, eventuell mit Hornkügelchen bei *nekrotischem Zerfall*
- entzündlich detritischer Hintergrund mit z. T. zerfallenen Granulozyten und reaktiv veränderten Zellen der Bronchialschleimhaut bei *Begleit-*

entzündung oder Ulzeration
- mäßig detritischer Hintergrund mit Granulozyten, Lymphozyten und z. T. vielkernigen schaumigen Makrophagen bei *poststenotischer Pneumonie*
- einzeln liegende Tumorzellen und eventuell nackte Kerne
- kleine, flache, „puzzleartige" Verbände

Detailsicht
- extrem polymorphe, in der Größe erheblich schwankende, bizarre Zellen (Kaulquappen-, Fiberzellen) mit kleinen bis mittelgroßen, meist zentral gelegenen, extrem polymorphen Kernen (rund, eckig, spindelig oder die Zellform imitierend)
- Geisterzellen (=kernlose Zellen) und Hornschollen, selten Zellkannibalismus (=Phagozytose einer Tumorzelle durch eine andere)
- die Kerne mit klumpigem bis strukturlos homogenem Chromatin (Pyknose) und nur selten erkennbaren Nukleolen
- Kern-Plasma-Relation ausgeglichen oder plasmabetont
- das Plasma mit pathologischer Verhornung, eventuell intrazellulären Hornkugeln (MGG blau, PAP intensiv rot) oder perinukleärer feiner Vakuolisierung bei Degeneration

Differentialdiagnosen:
- *Tuberkulöser Detritus:* Bei perthorakalen FNPs liegt häufig nur Detritus vor. Das Fehlen von Zellen mit spitzen und eckigen pyknotischen Kernen ist ein Hinweis auf Tuberkulose (PAP-Färbung günstig). *Mykobakteriennachweis* (Auramin- und ZN-Färbung)
- *Plattenepithel-Papillome/-Papillomatose:* Im Exfoliativmaterial findet man fast nur Einzelzellen und keine Verbände. Die Zellen zeigen Veränderungen von Metaplasien ohne Atypien bis zu solchen mit schweren Atypien sowie Mehrkernigkeit und Koilozyten. *Immunzytochemie* und/oder *In-situ-Hybridisierung:* HPV
- *Begleitmetaplasien:* Speziell bei chronischen Entzündungen (z. B. Tbc, Bronchiektasien) und kleinzelligen Karzinomen findet man Metaplasien mit leichten bis mäßigen Atypien. Die Zellen sind rund bis rundoval, eventuell mit Plasmahernien (tränenartige Plasmaausläufer), die Kerne hyperchromatisch, auch pyknotisch, aber meist rund (Abb. 4.24).
- *Lasereffekt:* meist parallel gelagerte Fiberzellen mit elongierten hyperchromatischen bis pyknotischen Kernen und opakem Plasma. Es besteht nur diese eine Zellart, bizarre Kern- und Zellformen fehlen (Abb. 3.54).

Nicht verhornendes (mäßig differenziertes) Plattenepithelkarzinom
(Abb. 4.5, 4.6, 4.7, 4.8, 5.57)

Übersicht
- schmieriger, nekrotischer Hintergrund bei *nekrotischem Zerfall*
- entzündlich detritischer Hintergrund mit z. T. zerfallenen Granulozyten und reaktiv veränderten Zellen der Bronchialschleimhaut bei *Begleitentzündung oder Ulzeration*

- mäßig detritischer Hintergrund mit Granulozyten, Lymphozyten und z. T. vielkernigen schaumigen Makrophagen bei *poststenotischer Pneumonie*
- flache Verbände mit hoher Kerndichte (nuclear crowding) und meist schlechter Abgrenzbarkeit der einzelnen Zellen = Eindruck eines Plasmasees
- einzeln liegende Tumorzellen und nackte Kerne, auch Riesenkerne

Detailsicht
- mittelgroße bis große rundovale, eher monomorphe Zellen mit meist zentral gelegenen, großen (mittelgroß bis riesig), plumpen, rundovalen Kernen
- die Kerne mit Furchen, Buchten und z. T. verdickter Kernmembran, schollligem bis klumpigem Chromatin und oft mehreren großen, polymorphen Nukleolen (rund, eckig, länglich)
- Kern-Plasma-Relation kernbetont
- das Plasma netzig, eventuell mit Ansätzen zur Verhornung, insgesamt leicht verletzlich, daher oft destruiert oder fehlend

Differentialdiagnosen:

- *Strahlentherapie:* Es kommt zu teils erheblichen Zell-, Kern- und Nukleolenvergrößerungen. Bizarre Zell- und Kernformen fehlen. Das Zytoplasma ist meist homogen bis opak und zeigt Amphophilie. Abb. 3.51
- *HSV-Infektionen:* Herpeszellen sind groß und meist vielkernig. Die dunklen Kerne (MGG!) liegen dicht nebeneinander. In der PAP-Färbung erscheint das Chromatin strukturlos (Milchglaskerne). Das Plasma ist verdichtet.
- *Immunzytochemie* und/oder *In-situ-Hybridisierung:* HSV, Abb. 3.27, 3.28
- *Urothelkarzinom:* rundliche bis ovaläre Zellen mit oft dichtem, spiegelndem, doch nicht verhornendem Plasma (MGG grautönig). Die hyperchromatischen Kerne sind in der Regel grobschollig und nur selten klumpig oder pyknotisch.
Harneinsendung! Abb. 4.61, 4.62

Basaloides (niedrig differenziertes) Plattenepithelkarzinom
(Abb. 4.9, 4.10)

Übersicht
- entzündlich detritischer Hintergrund mit z. T. zerfallenen Granulozyten und reaktiv veränderten Zellen der Bronchialschleimhaut bei *Begleitentzündung oder Ulzeration*
- mäßig detritischer Hintergrund mit Granulozyten, Lymphozyten und z. T. vielkernigen schaumigen Makrophagen bei *poststenotischer Pneumonie*
- flache, teils sehr dichte, gleichförmige, nestartige und auch zapfenförmige Verbände
- monomorphe, einzeln liegende Zellen und nackte Kerne

Detailsicht
- kleine, runde bis rundovale, monomorphe Zellen mit zentral gelegenen kleinen bis mittelgroßen, runden bis rundovalen Kernen
- die Kerne mit körnigem bis scholligem Chromatin und deutlichen, runden Nukleolen
- Kern-Plasma-Relation kernbetont
- das Plasma zart, nur stellenweise verdichtet (MGG tief blau)

Differentialdiagnosen:
- *Metastasen von Kolon-/Rektumkarzinomen:* Detritus mit *kleinen pyknotischen* Kernen, ähnlich wie bei Plattenepithelkarzinomen, jedoch nicht bizarr. Häufig detritische, dreidimensionale, eventuell papilläre Verbände, mit palisadenartiger Kernlagerung. Abb. 4.53, 4.54
- *Kleinzelliges Karzinom:* vulnerable, zumeist eingedellte runde Kerne (moulding), körniges oder zartes Chromatin, kaum sichtbare Nukleolen, wenige Zellen mit Plasma, manchmal findet man jedoch Plasmatröpfchen (Abb. 4.23, 4.24, 4.25, 4.26).

Adenokarzinom

Adenokarzinom des Bronchus

Definition: maligner epithelialer Tumor mit drüsiger Wuchsform und/ oder Schleimproduktion.

Epidemiologie/Ätiologie: Das Adenokarzinom bildet heute die zahlenmäßig größte Untergruppe des Lungenkarzinoms. Schon seit den 80er Jahren ist zu beobachten, dass der prozentuelle Anteil der Adenokarzinome steigt, während jener der Plattenepithelkarzinome sinkt (Johnston 1988). Im eigenen Krankengut nahm der Prozentsatz von 32,7% 1990 auf 43,1% 1999 zu (Tab. 4.5). Ein Grund für diese Entwicklung ist noch nicht bekannt, möglicherweise beruht sie auf einem geänderten Raucherverhalten (leichte Zigaretten, mehr weibliche Raucher). Unabhängig von dieser Entwicklung ist das Adenokarzinom der häufigste Lungenkarzinomsubtyp bei Frauen, Nichtrauchern und Personen mit erblicher Belastung.

Nicht selten findet es sich im Bereich von Narben. Über den Zusammenhang Narbe – Malignom bestehen divergierende Ansichten. Einerseits wird die Narbe z. B. nach Infarkt oder Tuberkulose als Wegbereiter des Tumors betrachtet (Auerbach et al. 1991), andererseits als Reaktion auf den Tumor (Madri et al. 1984). Eine kausale Beziehung muss aber nicht unbedingt bestehen, denn ein wachsender Tumor kann eine vorhandenen Narbe auch einbeziehen. Zytologische Hinweise auf Narben können gefunden werden, doch beobachten wir sie bei Bronchiolo-alveolären Karzinomen und Adenosquamösen Karzinomen häufiger.

Klinik: Adenokarzinome sind zu zwei Drittel peripher gelegen (DeMay 1992a) und verursachen daher erst spät Beschwerden. So ist der Prozess bei

Diagnosestellung oft weit fortgeschritten mit Pleurakarzinose mit oder ohne Erguss bzw. Thoraxwandinfiltration. Dieser Umstand und die Neigung zu früher Metastasierung führen zu einer schlechten Prognose.

Die Symptome zentral gelegener Tumoren entsprechen jenen des Plattenepithelkarzinoms mit Ausnahme der angegebenen Paraneoplasien. Eine erhöhte Thromboseneigung kann bestehen. Pleuraergüsse sind zumeist maligne und nur in seltenen Fällen parapneumonisch bzw. stauungsbedingt (vielfach Erstsymptom!). Im Serum kann der CEA-Spiegel erhöht sein.

Röntgenologisch finden sich bei *peripheren Tumoren* Infiltrate oder unscharf begrenzte Knotenherde häufig mit Zeichen von Narbenbildung und/oder Pleuraverdickung bzw. Einwachsen in die Thoraxwand. *Zentrale Tumoren* zeigen sich zumeist als tumoröse Raumforderung oder indirekt als pneumonisches Infiltrat bzw. Atelektase. Gelegentlich sind sie im Röntgen nicht erkennbar. Der Tumor kann eine zentrale Höhlenbildung (Nekrose, Einblutung) oder fleckförmige Verkalkung aufweisen. Ausgedehnte Ergussverschattungen sind häufig, ebenso mediastinale Lymphknotenvergrößerungen.

Zytologie: (Abb. 4.11, 4.12, 5, 5.53, 5.54) Das Adenokarzinom ist im Allgemeinen aufgrund der Morphologie diagnostizierbar. Bei Schwierigkeiten bezüglich der Differenzierung kann man die Tumormarker TTF-1 und CEA einsetzen bzw. PAS-färben. Biopsiematerialien sind aufgrund einer nur mäßigen Exfoliation des Tumors zu bevorzugen.

Übersicht
- sauberer, eventuell blutiger Hintergrund
- reaktive Zellen der Bronchialschleimhaut und eventuell Verbände von Plattenepithelmetaplasien *als Umgebungsreaktion* des Tumors
- nekrotisch-detritischer Hintergrund mit Erythrozyten, Granulozyten, Lymphozyten und Makrophagen *bei Begleitentzündung, Nekrose oder Einblutung* (verdämmernde Erythrozyten)
- dreidimensionale Tumorzellverbände, selten kugelig oder papillär
- selten flache Tumorzellverbände und -zellgruppen
- Tumoreinzelzellen und nackte Kerne

Detailsicht
- mittelgroße, breitzylindrische bis rundovale Zellen mit mittelgroßen, meist rundovalen, basal gelegenen Kernen mit mäßigen Größenschwankungen
- die Kerne mit fein granuliertem, mäßig hyperchromatischem Chromatin und meist ein bis zwei großen runden Nukleolen
- Kern-Plasma-Relation kernbetont bis ausgewogen
- das Plasma zart netzig, Zellgrenzen oft nicht erkennbar, eventuell Schleimvakuolen

Differentialdiagnosen:
- *Reaktive Bronchialschleimhaut:* Besonders bei Virusinfektionen können extreme Reaktionsformen auftreten. Die Zelldifferenzierungen (z. B. Flimmerhaare und Schlussleisten) bleiben erhalten (Abb. 3.7, 3.29).

- *Strahlentherapie:* Meist kommt es zu massiven Vergrößerung von Zellen, Kernen und Nukleolen. Die Kern-Plasma-Relation sowie die die Differenzierung der Zellen, wie Schlußleisten und Flimmerhaare bleiben erhalten (Abb. 3.52).
- *Bronchiolo-alveoläres Karzinom (BAK):* Für das BAK sprechen runde chromatinreichere Kerne mit grobem Chromatinmuster und sehr prominenten Nuleolen sowie das häufigere Auftreten von papillären, kugeligen oder azinären Verbänden (Abb. 4.15, 4.16, 4.17, 4.18).
- *Adenokarzinome anderer Organe:* Häufig ist eine morphologische Zuordnung nicht möglich. Serologische *Tumormarkerbestimmung* (Tab. 4.2).

Siegelringzellkarzinom (Becherzellkarzinom) (Abb. 4.13, 4.14)

Übersicht
- Schleimschlieren
- sehr gleichförmige, dreidimensionale (ev. kugelige oder papilläre) oder flache Tumorzellverbände und -zellgruppen

Detailsicht
- mittelgroße, zylindrische, meist sehr gleichförmige Zellen mit betontem Zellrand und kleinem, rundem, basal gelegenem Kern (Dignitätsbeurteilung schwierig!)
- Kern-Plasma-Relation plasmabetont
- der Kern hyperchromatisch mit dichtem, körnigem Chromatin und eventuell einem runden Nukleolus
- das Plasma von einer großen, die Zelle ausfüllenden Vakuole gebildet oder bei geringerer Differenzierung wolkig erscheinend, eventuell mit Granula (MGG rötlich)

Differentialdiagnosen:
- *Becherzellhyperplasie:* Massive Becherzellhyperplasien treten z. B. bei Tbc auf. Sie zeigen geordnete Verbände, die neben Becherzellen meist auch Flimmerzellen aufweisen. Die Zellkerne sind normochrom (Abb. 3.8).
- *Siegelringzellkarzinome anderer Organe:* Metastasen aus dem Magen-Darmtrakt sind häufiger als Becherzellkarzinome der Lunge. Zur Abklärung ist die serologische *Tumormarkerbestimmung* hilfreich (Tab. 4.2).

Bronchiolo-alveoläres Karzinom (BAK)

Definition: Adenokarzinom der Lunge, das die präformierten Alveolarräume auskleidet. Die Lungenarchitektur bleibt erhalten.

Epidemiologie/Ätiologie: Das BAK macht 1–2% der Lungenkarzinome aus (Dalquen 2000a). Dies entspricht auch unseren Ergebnissen. Männer und Frauen sind im gleichem Maß betroffen (DeMay, 1996b). Der Altersgipfel liegt im 6. Lebensjahrzehnt, doch werden auch Fälle bei Jugendlichen beobachtet. Risikofaktoren sind nicht nachgewiesen.

Klinik: Die Erkrankung verläuft in etwa der Hälfte der Fälle symptomlos. Treten Symptome auf, sind sie zumeist unspezifisch wie Husten, Thoraxschmerz, subfebrile Temperaturen, Gewichtsabnahme. In ca. 10% der Fälle wird reichlich schaumiges Sputum beobachtet (Bronchorrhoe), ein typisches, prognostisch schlechtes Zeichen (Daly 1991). Das BAK metastasiert in erster Linie aerogen in andere Lungenlappen. Eine Fernmetastasierung erfolgt erst spät und in einem niedrigen Prozentsatz von 10–20% (Kayser 1992b). Die Prognose ist abhängig vom histologischen Typ und der Wuchsform. Beim verschleimenden Typ liegt die 5-Jahres-Überlebensrate bei 26%, beim nicht verschleimenden Typ bei 72% (Manning et al. 1984). Die Wuchsform des peripheren Knotens ist prognostisch gesehen am günstigsten.

Das *Röntgenbild* zeigt drei Formen: einen zumeist peripheren, umschriebenen Herd, häufig mit Zeichen von Vernarbung (besonders nicht verschleimender Typ), multiple Herde auch in mehreren Lappen oder beiden Lungen oder ein pneumonieartiges Infiltrat (besonders verschleimender Typ).

Zytologie: (Abb. 4.15, 4.16, 4.17, 4.18, 5.55, 5.56) Histologisch werden zwei morphologische Formen des BAK beschrieben: ein verschleimender Typ (auch Typ I) mit großen, zylindrischen, verschleimenden Zellen und ein nicht verschleimender Typ (auch Typ II) mit nicht verschleimenden, kubischen Zellen (Manning et al. 1984). Mehr als zwei Drittel der Fälle gehören dem nicht verschleimenden Typ an, 10–20% sind Mischformen. Der verschleimende Typ tritt zumeist als diffuses, der nicht verschleimende Typ als lokalisiertes Geschehen auf. Zytologisch wird diese Zuordnung nicht durchgeführt, doch lassen sich zylindrische bis runde und kubische Zellformen unterscheiden. Das BAK besitzt eine sehr hohe Exfoliationstendenz. Exfoliativmaterialien wie Sputum, BAL, Bronchialsekret (häufig schlechter Erhaltungszustand) sind daher besonders geeignet. Auch im „Rachensputum" können Tumorzellen gefunden werden.

Übersicht
- sauberer Hintergrund, reaktionslose Bronchialschleimhautzellen
- dreidimensionale, papilläre und azinäre Verbände („Luftballonverband")
- seltener Doppelreihen von Zellen und flache, an Mesothel erinnernde Verbände
- Einzelzellen

Detailsicht – zwei Zellformen
- mittelgroße bis große, breitzylindrische, rundovale und runde Zellen mit mittelgroßen bis großen, runden bis rundovalen, exzentrisch gelegen Kernen, eventuell Zwei- und Mehrkernigkeit
- Kern-Plasma-Relation plasmabetont
- die Kerne mit grobem Chromatin und meist ein bis zwei großen, runden Nukleolen
- das Plasma netzig bis dicht, auch mit Vakuolen

- kleine bis mittelgroße kubische Zellen mit runden bis rundovalen Kernen

- Kern-Plasma-Relation ausgewogen oder kernbetont
- die Kerne mit grobem Chromatin und meist ein bis zwei runden Nukleolen
- das Plasma netzig, ohne Vakuolen

Differentialdiagnosen:

- *Reaktive Alveolarzellen:* Besonders bei Viruspneumonien (CMV u. a. m.) können extreme alveoläre Reaktionsformen auftreten. Für diese sprechen das Vorhandensein von Übergangsformen, kleinere Nukleolen und der Umstand, dass kaum ganze Verbände betroffen sind, eventuell auch CMV-Merkmale. *Immunzytochemie:* CMV, Abb. 3.9, 3.29
- *Strahlentherapie:* Zellveränderungen treten bei alveolären Zellen und Flimmerzellen gleichermaßen auf.
- *Adenokarzinom des Bronchus:* Dieses zeigt meist einen schmutzigen, entzündlichen Hintergrund, stark reaktive Bronchialschleimhautzellen, breitzylindrische Tumorzellen und eine höhere Plasmaverletzlichkeit (Abb. 4.11, 4.12).
- *Amelanotisches Melanom:* Dieses bildet keine Verbände und besitzt sehr große Kerne mit häufig extrem großen, oft polymorphen Nukleolen. *Immunzytochemie:* HMB 45 positiv, TTF-1 negativ (Abb. 4.43)

Adenosquamöses Karzinom

Definition: Karzinom mit pflasterzelliger und adenomatöser Differenzierung in gleichem Verhältnis

Epidemiologie/Ätiologie: 1–2% der Lungenkarzinome sind Adenosquamöse Karzinome (Takamori et al. 1990). Alters- und Geschlechtsverteilung entsprechen jenen des Adenokarzinoms.

Klinik: Das klinische Bild entspricht jenem des Adenokarzinoms. Die Metastasierung erfolgt lymphogen und hämatogen, wobei wir mehrfach die Absiedlung nur eines Anteils, zumeist des adenomatösen, beobachten konnten. Häufig besteht ein Zusammenhang mit Narben (→ siehe auch Kapitel Adenokarzinom). Die Prognose deckt sich mit jener des Adenokarzinoms (Takamori et al. 1991).

Das *Röntgen* zeigt überwiegend einen peripher gelegenen tumorösen Prozess, oft in Verbindung mit Narben.

Zytologie

Übersicht
- meist detritisch entzündlicher Hintergrund mit Granulozyten und Lymphozyten
- eventuell vielkernige Makrophagen
- eventuell Langhans'sche Riesenzellen und Epitheloidzellen *bei tuberkulösen Narben*

- flache Verbände eines meist nicht verhornenden oder teilweise verhornenden Plattenepithelkarzinoms
- einzelne verhornende Tumorzellen
- dreidimensionale, teils papilläre Verbände eines bronchogen und/oder bronchiolo-alveolär differenzierten Adenokarzinoms auch mit Schleimvakuolen

Detailsicht
- entspricht dem Plattenepithel- bzw. Adenokarzinom

Differentialdiagnosen:

- *Mukoepidermoidkarzinom niedriger Malignität:* Dieses zeigt keine deutlichen Malignitätszeichen, keine pathologische Verhornung und einen schleimigen Hintergrund (PAS-Färbung) (Abb. 4.29, 4.30).
- *Mukoepidermoidkarzinom hoher Malignität:* Es ist zytologisch nicht unterscheidbar.

Neuroendokrine Karzinome

Die Gruppe der Neuroendokrinen Karzinome umfasst das typische und das atypische Karzinoid, das großzellige neuroendokrine Karzinom und das kleinzellige Karzinom. Die Einteilung folgt einem Vorschlag des National Cancer Institute 1991 (Travis et al. 1991). Den Tumoren dieser Gruppe sind elektronenoptisch erkennbare Zellstrukturen wie Mikrotubuli und neurosekretorische Granula und das immunzytochemische Markermuster gemeinsam. Neuroendokrine Marker sind NSE (Neuron-spezifische Enolase; auch bei 60% der NSCLC positiv) (Travis et al. 1991), Synaptophysin, Chromogranin A, Bombesin (gastrin realising peptid), N-CAM (neural cell adhesion molecule), Leu 7 u. a. m. Auch bei 10–20% der nicht kleinzelligen Karzinome (NSCLC) findet man eine positive Reaktion mit neuroendokrinen Markern. Dieses Phänomen wird als *neuroendokrines Feature* bezeichnet. Klinisch ist damit eine bessere Ansprechbarkeit auf Zytostatika verbunden (Linnoila et al. 1989).

Die neuroendokrinen Karzinome wie auch die Tumorlets sollen von den *Kulchitsky-Zellen* ausgehen. Es handelt sich dabei um zylindrische, neuroendorine Zellen mit hellem Plasma und feiner rötlicher Granulierung, die in der Submukosa der Bronchien und Bronchiolen liegen (Gould et al. 1982). Gruppen von 4–10 dieser Zellen werden als *neuroendokrine Körperchen* (neuro-endocrine bodies) bezeichnet.

Tumorlets sind kleine tumoröse Bildungen mit einem Durchmesser bis 5 mm und dem morphologischen Bild eines typischen Karzinoids. Sie sind peripher gelegene, symptomlose, im Röntgen nicht erkennbare Knötchen, die als Zusatzdiagnose in Operations- und Obduktionspräparaten erscheinen. In erster Linie findet man sie bei Frauen im mittleren und höheren Lebensalter, ein Drittel der Fälle ist mit Lungenfibrosen verbunden. (Churg et al. 1976) Vereinzelt sind Fälle von multiplem Auftreten und Lymphknotenabsiedlungen beobachtet worden (D'Agati et al. 1985).

Typisches/atypisches Karzinoid

Definition: niedrig maligner neuroendokriner Tumor

Epidemiologie/Ätiologie: Im eigenen Krankengut haben wir von 1990–99 140 Karzinoide diagnostiziert, dies entspricht 2,2% aller Lungentumoren, laut Literatur liegt der Prozentsatz bei 1–2% (Colby et al. 1995b). Die Karzinoide werden in typische und atypische (11–24% der Fälle) unterteilt (Arrigoni et al. 1972). Männer und Frauen sind gleichermaßen betroffen mit einem Altersdurchschnitt von 55 Jahren. Bei Kindern ist es der häufigste Lungentumor.

Der Ursprung des Tumors entspricht dem aller Neuroendokrinen Karzinome. Risikofaktoren bestehen im Gegensatz zum kleinzelligen Karzinom nicht.

Klinik: Das Karzinoid ist zu einem Drittel zentral (meist endobronchial), zu einem Drittel intermediär und zu einem Drittel peripher (subpleural) gelegen (Travis 1991). 60% der Karzinoide sind bei Diagnosestellung symptomlos. Bei den zentral gelegenen stehen Husten, Hämoptysen, Dyspnoe und poststenotische Pneumonie im Vordergrund (McCaughan et al. 1985). Selten treten zusätzlich *Paraneoplasien* auf wie *Cushing-Syndrom* durch ektope ACTH-Produktion, *Akromegalie* durch ektope STH-Produktion und das *Karzinoid-Syndrom* (2–7%, besonders bei Lebermetastasen) mit Flush, Hitzewallungen, Diarrhoe, Bronchokonstriktion und Endokardfibrose. Regionale Lymphknotenmetastasen sind beim typischen Karzinoid in 5–15% und beim atypischen in 40–48% zu finden. Fernmetastasen sind bei der typischen Form Einzelfälle und bei der atypischen zu 20% vorhanden. Die Prognose ist gut mit einer 5-a-Überlebensrate von 100% beim typischen und von 69% beim atypischen Karzinoid (McCaughen 1985). Die Bestimmung der NSE im Serum hat keine Bedeutung. Eine Erhöhung des 5-Hydroxy-Indol-Essigsäurespiegels im Harn ist bei pulmonalen Karzinoiden extrem selten und nahezu immer mit Lebermetastasen verbunden.

Das *Röntgen* zeigt bei zentraler Lage ein unauffälliges Bild oder stenosebedingte pneumonische Infiltrate bzw. Atelektasen. In der Computertomographie kann der 2–4 cm große Tumor zumeist direkt erfasst werden. Periphere Tumoren erscheinen meist als dichte subpleurale Rundherde.

Zytologie: Ungefähr 10% der typischen Karzinoide sind spindelzellig, es handelt sich dabei um eine gehäuft peripher gelegene Variante des typischen Karzinoids (Ranchod et al. 1980). Atypische Karzinoide liegen bevorzugt zentral. Alle Karzinoide sind stark vaskularisiert (Cave Zangenbiopsien!). Aufgrund fehlender Exfoliation sind Sputum und Sekrete ungeeignete Materialien. Die immunzytochemischen Marker entsprechen jenen aller Neuroendokrinen Karzinome, nach unserer Erfahrung sind Synaptophysin und Chromogranin A zu bevorzugen.

Typisches Karzinoid: Abb. 4.19, 4.20, 4.21 (spindelzellig)

Übersicht
- sauberer Hintergrund
- Blut, Kapillaren (der Tumor ist stark vaskularisiert!)
- gleichförmiges Bild mit dissoziierten nackten Zellkernen, Einzelzellen und kleinen Zellgruppen „wie ausgestreut über das gesamte Blickfeld"
Detailsicht
- kleine, gleichförmige, kubische bis rundliche Zellen mit kleinen, runden bis rundovalen, exzentrisch gelegenen Kernen
- mittelgroße, mäßig polymorphe, längsovale bis spindelige Zellen mit spindeligen, zentral gelegenen Kernen – *spindelzellige Variante*
- Kern-Plasma-Relation ausgewogen
- die Kerne mit grobkörnigem Chromatin, „Salz-Pfeffer-Struktur" und eventuell einem kleinen, runden Nukleolus
- das Plasma zart mit feiner Granulierung (MGG rötlich), häufig jedoch fehlend bzw. als blauer (MGG) Hintergrund „wie Plasmasee"

Differentialdiagnosen:
- *Fibröse Tumoren:* Spindelzellige Karzinoide können schwierig von fibrösen Tumoren abzugrenzen sein (häufig: spindelzelliges Karzinoid – benignes fibröses Mesotheliom). Für einen fibrösen Tumor sprechen zellarme Präparate, spitze Kerne, streifiges Chromatinmuster, schmal ausgezogenes Plasma, eventuell mesenchymale Grundsubstanz.
  Immunzytochemie: Vimentin positv, Keratin negativ, neuroendokrine Marker negativ, Abb. 3.61, 3.64, 5.37, 5.38

Atypisches Karzinoid (Abb. 4.22)

Übersicht
- sauberer Hintergrund
- Blut, Kapillaren (der Tumor ist stark vaskularisiert!)
- polymorphes Bild mit dissoziierten nackten Zellkernen, Einzelzellen und kleinen Zellgruppen „wie ausgestreut über das gesamte Blickfeld"
Detailsicht
- mittelgroße, vielgestaltige Zellen (rund, oval, spindelig) mit in der Größe erheblich schwankenden, zentral gelegenen, runden, ovalen oder spindeligen Kernen, vereinzelt auch mit Moulding, wie bei kleinzelligem Karzinom
- Kern-Plasma-Relation ausgewogen oder kernbetont
- die Kerne mit grobkörnigem Chromatin. „Salz-Pfeffer-Struktur", vereinzelt auch zart feinnetzig und eventuell mit einem runden Nukleolus
- das Plasma zart, selten Granulierung, häufig fehlend

Kleinzelliges Karzinom

Definition: hochmaligner neuroendokriner Tumor

Epidemiologie/Ätiologie: In unserm Krankengut sind 12,9% der Lungenkarzinome kleinzellige Karzinome. Diese Zahl entspricht dem Durchschnittswert der Jahre 1990–99 bei einer Gesamtzahl von 6.179 Lungenkarzinomen. Die Angaben in der Literatur von 20–25% erscheinen uns zu hoch (Colby et al. 1995c). Das durchschnittliche Erkrankungsalter liegt bei 60 Jahren. In erster Linie sind Männer betroffen, doch die Anzahl der erkrankten Frauen steigt (El-Torky et al. 1990).

Das Rauchen ist als Risikofaktor gesichert (Hoffman et al. 1984).

Klinik: Bei Diagnosestellung ist das kleinzellige Karzinom, abgesehen von seltenen Ausnahmen, weit fortgeschritten mit Metastasen in den hilären und mediastinalen Lymphknoten sowie in oft mehreren anderen Organen wie Leber, ZNS oder Nebenniere. Häufig stehen die Beschwerden von Seiten der Metastasen im Vordergrund (z. B. ZNS). Die Prognose ist mit einem mittleren Überleben von 7-15 Monaten extrem schlecht (Hien 2000). Die weit überwiegende Zahl der kleinzelligen Karzinome liegt zentral und verursacht direkte Symptome (z. B. Hämoptysen) und/oder indirekte durch poststenotische Pneumonien oder Atelektasen, wobei die Stenose zumeist auf einer Bronchuskompression beruht.

Die Einzelsymptome entsprechen jenen des Plattenepithelkarzinoms. Zusätzlich bestehen *Paraneoplasien* wie das *Syndrom der inadäquaten ADH-Sekretion (SIADH-Syndrom)* mit Wasserintoxikation infolge Hypernatriämie, das *ektope Cushingsyndrom* durch ACTH-Erhöhung und das *Lambert-Eaton-Syndrom*, eine Schwäche der proximalen Beinmuskulatur und Hyporeflexie durch Kalziumkanal-Antikörper. Im Serum ist der NSE-Spiegel erhöht. Das typische *Röntgenbild* zeigt eine zentrale, hilär oder perihilär gelegene, ausgedehnte Tumorverschattung. Periphere Rundinfiltrate treten nur vereinzelt auf (5%) (Kreisman et al. 1992). Zumeist bestehen ausgedehnte hiläre und mediastinale Lymphknotenvergrößerungen. Poststenotische pneumonische Infiltrate oder Atelektasen, sowie Ergussverschattungen sind ebenfalls zu beobachten.

Zytologie: (Abb 4.23, 4.24, 4.25, 4.26, 5.59, 5.60) Das kleinzellige Karzinom wächst in der Submukosa lymphomähnlich zirkulär um den Bronchus, das Epithel bleibt dabei zumindest anfangs erhalten. Nekrosen sind häufig und ausgedehnt. Die Exfoliation ist gut, doch ist zu beachten, dass die Zellen im Sputum und in Absaugungen kleiner und die Kerne dichter und hyperchromatischer sind als im Biopsiematerial. Bei detritischem Material eignet sich die PAP-Färbung besser als MGG. Die immunzytochemischen Marker entsprechen jenen aller Neuroendokrinen Karzinome. Wir bevorzugen Synaptophysin, da es nach unserer Erfahrung von den meisten kleinzelligen Karzinomen exprimiert wird und auch von der färbetechnischen Seite ein sehr verlässliches Ergebnis liefert. Nicht zu empfehlen sind Chromogranin A, da es sehr häufig zu keiner Anfärbung kommt, und NSE, da es auch mit 60% der nicht kleinzelligen Karzinome positive Ergebnisse zeigt (Travis et al. 1991).

> **Übersicht**
> - Chromatinschlieren (durch mechanische Destruktion der Tumorzellen)
> - häufig kleine, auch atypische Plattenepithelmetaplasien (→ Cave! Fehldiagnose verhornendes Plattenepithelkarzinom)
> - Lymphozyten, eventuell Granulozyten und schaumige Makrophagen
> - flache mosaikartige Verbände (Moulding)
> - kleine Zellgruppen, Zeilenanordnung (Ausstricheffekt, besonders im Sputum)
> - nackte Kerne
>
> **Detailsicht**
> - kleine, rundliche, gleichförmige Zellen mit kleinen bis mittelgroßen, rundlichen, extrem verformbaren (Moulding), zentral gelegenen Kernen
> - die Kerne mit körnigem bzw. zartem, netzigem Chromatin und kleinen, nur selten sichtbaren Nukleolen
> - eventuell schmaler Plasmasaum oder opake Plasmatröpfchen (blue bodies)

Differentialdiagnosen:

- *unreifes Adenokarzinom:* meist dreidimensionale Verbände und rundovale Kerne. Moulding ist nur ein Einzelphänomen.
  Immunzytochemie: neuroendokrine Marker negativ.
- *unreifes Plattenepithelkarzinom:* Zellen mit rundovale Kerne und deutliche Nukleolen. Moulding ist nur ein Einzelphänomen.
  Immunzytochemie: neuroendokrine Marker negativ, Abb. 4.9, 4.10
- *hochmalignes NHL:* Dafür sprechen Einzelzelllage bzw. Zellhaufen, blasige Kerne, häufig große prominente Nukleolen, breiterer, meist besser erhaltener Plasmasaum und Zelldestruktion ohne ausgeprägtem Moulding.
  Immunzytochemie: Keratin negativ, LCA positiv, Abb. 4.51

Bronchialdrüsenkarzinome

Definition: von den submukösen Drüsen ausgehende, maligne, epitheliale Tumoren.

Epidemiologie/Ätiologie: Die wichtigsten Formen der Bronchialdrüsenkarzinome sind das Adenoidzystische Karzinom (AZK) mit ca. 0,2% (Inoue et al. 1991) und das Mukoepidermoidkarzinom (MEK) mit 0,1–0,2% der Lungenkarzinome (Miller et al. 1993). Beim MEK wird eine niedrigmaligne Form mit 75–80% der Fälle von einer hochmalignen unterschieden (Heitmiller et al. 1989). Beide Geschlechter und alle Lebensalter sind gleicherweise betroffen. Risikofaktoren bestehen nicht.

Klinik: Die Bronchialdrüsenkarzinome finden sich in den zentralen Luftwegen (Trachea, Haupt- und Lappenbronchien). Sie wachsen sehr langsam und verursachen erst bei Einengung bzw. Verschluss des Bronchiallumens

Beschwerden. Einzelsymptome sind Husten, Dyspnoe, Hämopthysen, Auswurf und Fieber.

Die Ausbreitung des AZK erfolgt entlang der perineuralen Lymphspalten der Bronchien mit möglicher Metastasierung in die regionalen Lymphknoten und selten in andere Organe, Rezidive sind jedoch häufig. Die niedrig maligne Form des MEK breitet sich regional in das umgebende Gewebe aus und setzt gewöhnlich keine Metastasen. Die hoch maligne Form verhält sich wie andere Lungenkarzinome. Insgesamt ist die Prognose der Bronchialdrüsenkarzinome jedoch günstig.

Das *Röntgen* ist zumeist unauffällig oder zeigt ein stenosebedingtes pneumonisches Infiltrat bzw. eine Atelektase. Der Tumor ist meist nur in der Computertomographie oder in der Magnetresonanztomographie erkennbar.

Zytologie: Die hoch maligne Form des MEK zeigt zytologisch die Kriterien eines gemischtzelligen Karzinoms (adenomatös und pflasterzellig), eine Zuordnung zu den Bronchialdrüsentumoren ist gewöhnlich nicht möglich.

Bronchialdrüsenkarzinome exfolieren nicht, daher sind Sputum oder Sekrete zur Abklärung ungeeignet. In der PAS-Färbung zeigen das AZK eine schwache, das MEK eine starke Anfärbung.

Adenoidzystisches Karzinom (Abb. 4.27, 4.28, 5.77, 5.78)

Übersicht
- sauberer Hintergrund oder mukoide Schlieren (MGG rotviolett)
- kleine Tumorzellen um homogene Kugeln (Basalmembranmatrix) angeordnet (MGG rot-violett)
- dichte Verbände und Einzelzellen

Detailsicht
- kleine, kubische, gleichförmige Zellen mit kleinen, runden bis rundovalen, exzentrisch gelegenen Kernen
- ausgewogene Kern-Plasma-Relation
- die Kerne mit dichtem Chromatin
- das Plasma zart, häufig schlecht abgrenzbar oder fehlend

Differentialdiagnosen:
- *Metastasen eines AZK der Speicheldrüsen* können durch Statuserhebung und Anamnese ausgeschlossen werden.

Mukoepidermoidkarzinom (Abb. 4.29, 4.30)

Übersicht
- sauberer Hintergrund mit Schleimschlieren (MGG bläulich)
- teils große, dichte, dreidimensionale, eventuell bäumchenartige, adenomatöse Zellverbände, selten adenomatöse Einzelzellen
- flache Verbände von unauffälligen, plasmareichen Plattenepithelzellen (wie Metaplasien), selten einzelne Plattenepithelzellen

Detailsicht

Adenomatöse Zellen
- mittelgroße, rundliche bis zylindrische Zellen mit kleinen bis mittelgroßen, rundovalen, gleichförmig erscheinenden, exzentrisch gelegenen Kernen
- Kern-Plasma-Relation ausgewogen oder plasmabetont
- die Kerne mit vergröbertem Chromatin und eventuell einem runden Nukleolus
- das Plasma mit roter Granula (MGG), eventuell auch mit Schleimvakuolen, die die gesamte Zelle einnehmen (Aussehen von Becherzellen)

Plattenepithelzellen
- mittelgroße bis große (wie Intermediär- oder Superfizialzellen) flache, polygonale Zellen mit mittelgroßen (gegenüber Normalzellen etwas vergrößerten), runden, zentral gelegenen Kernen
- die Kerne mit gering verdichtetem Chromatin
- das Plasma nicht oder nur gering verhornend

Differentialdiagnosen:
- *Metastasen eines MEK der Speicheldrüsen* können durch Statuserhebung und Anamnese ausgeschlossen werden.

Karzinome mit pleomorphen, sarkomatoiden oder sarkomatösen Elementen

Karzinosarkom

Definition: maligner Mischtumor mit einem epithelialen und einem mesenchymalen Anteil

Epidemiologie/Ätiologie: Karzinosarkome sind äußerst selten. Es sind weit mehr Männer als Frauen betroffen mit einem Manifestationsalter zwischen 50 und 80 Jahren (Ishida et al. 1990). Die Prognose ist schlecht, nur 27% der Patienten leben länger als 6 Monate (Carbacos et al. 1985).
Rauchen ist ein gesicherter Risikofaktor (Davis et al. 1984).

Klinik: In einem Drittel der Fälle liegt das Karzinosarkom peripher, diese Tumoren sind größer als bei zentralem Wachstum. Die Patienten sind lange symptomlos, erst durch Infiltration des Mediastinums, der Pleura oder der Thoraxwand tritt Thoraxschmerz auf.
In zwei Drittel der Fälle findet sich der Tumor zentral, bevorzugt im Bereich der Lappen- und Segmentbronchien, eventuell mit Einwachsen ins Mediastinum. Ein endobronchiales Wachstum in Form eines gestielten Tumors ist häufig. Die klinischen Symptome wie Husten, Hämopthysen, Dyspnoe und Fieber beruhen auf der Bronchoobstruktion bzw. der damit verbundenen poststenotischen Pneumonie.

Das Karzinosarkom neigt zu Rezidiven in der Lunge. Eine Metastasierung erfolgt in erster Linie in die mediastinalen und hilären Lymphknoten, weiters den Spinalkanal, das ZNS und die Nebennieren. Die Absiedlung nur einer Komponente des Tumors ist möglich, es handelt sich dabei vorwiegend um die epitheliale.

Das *Röntgenbild* zeigt entweder einen scharf begrenzten peripheren Knoten, eventuell mit Thoraxwandinfiltration, oder einen zentral gelegenen Knoten bzw. poststenotische pneumonische Infiltrate oder Atelektasen. Der Durchmesser des Tumors kann bis 9 cm betragen (Ishida et al. 1990).

Zytologie: (Abb. 4.31, 4.32) Der epitheliale Anteil entspricht in 65–75% der Fälle einem nicht verhornenden Plattenepithelkarzinom, selten einem Adeno- oder undifferenzierten Karzinom (Cagle et al. 1992). Der mesenchymale Anteil ist aus Spindelzellen aufgebaut und erinnert an ein Fibrosarkom bzw. an ein malignes fibröses Histiozytom. Herde von Osteo-, Chondro- und Rhabdomyosarkom sollen darin auftreten. Nekrosen und Einblutungen sind häufig. Immunzytochemisch ist der epitheliale Anteil mit Keratin positiv, der mesenchymale mit Vimentin positiv.

> **Übersicht**
> - blutiger Hintergrund (ev. verdämmernde Erythrozyten) – *bei Einblutung*
> - nekrotischer Hintergrund mit Granulozyten, Lymphozyten und Makrophagen – *bei Nekrose des Tumors oder poststenotischer Pneumonie*
> - dichte, flache oder dreidimensionale epitheliale Tumorzellverbände
> - einzeln und in Haufen gelegene Spindelzellen, eventuell in myxoider faseriger Grundsubstanz (MGG rot)
>
> **Detailsicht**
> - der epitheliale Anteil entspricht morphologisch einem zumeist nicht verhornenden Plattenepithelkarzinom oder einem Adenokarzinom
> - der mesenchymale Anteil entspricht morphologisch einem Fibrosarkom bzw. einem malignen fibrösen Histiozytom

Differentialdiagnosen:
- *Karzinom:* wenn nur der epitheliale Anteil des Tumors im zytologischen Material vorhanden ist
  Immunzytochemie: Keratin positiv
- *Sarkom:* wenn nur der mesenchymale Anteil des Tumors im zytologischen Material vorhanden ist

Sarkome primär/metastatisch

Definition: maligne mesenchymale Tumoren

Epidemiologie/Ätiologie: Sarkome sämtlicher histologischer Untergruppen können in der Lunge gefunden werden, doch sind sie sehr selten.

Zumeist handelt es sich um Metastasen, primär pulmonale Sarkome stellen Raritäten dar. Im eigenen Krankengut betrug der Anteil der Sarkome an allen malignen Tumoren 0.5% (1990–99).

Männer und Frauen sind bei den meisten Sarkomtypen gleich betroffen. Das Durchschnittsalter liegt bei 50 Jahren, wobei auch bei Kindern und Jugendlichen Sarkome beobachtet werden.

Mit Ausnahme des Kaposisarkoms, das bei immunsupprimierten Patienten gehäuft auftritt, sind keine Risikofaktoren bekannt.

Klinik: *Primäre Sarkome* treten in der Lunge gewöhnlich in zwei Formen auf: als großer, gut begrenzter, peripherer, parenchymatöser Tumor, eventuell mit Thoraxwandinfiltration, oder als kleinerer, zentraler Herd z. T. mit Bronchusbeteiligung und Stenose. Periphere Sarkome sind lange symptomlos und daher bei Diagnosestellung weit fortgeschritten. Erste Beschwerden sind Thoraxschmerz, Schwäche, Gewichtsabnahme und Krankheitsgefühl. Sie nehmen einen explosionsartigen Verlauf. Bei zentralen Sarkomen setzen die Symptome früher ein und entsprechen jenen von Karzinomen.

Sarkommetastasen entstehen gewöhnlich auf hämatogenem Weg und treten meist als multiple, oft extrem große Rundherde in Erscheinung. Die Klinik entspricht jener der peripheren primären Sarkome.

Die Prognose ist abhängig vom Sarkomtyp, zum Teil relativ günstig wie beim Chondrosarkom, das eine Chance auf Heilung besitzt, zum Teil extrem schlecht wie beim malignen fibrösen Histiozytom mit einer mittleren Überlebenszeit von 16 Monaten (Yousem et al. 1987).

Das *Röntgenbild* zeigt bei *primären Sarkomen* in zentraler Lage dichte Knoten, z. T. verbunden mit poststenotischen pneumonischen Infiltraten und Atelektasen, bei peripherer Lage oft extrem große, gut begrenzte Tumormassen. Bei *Sarkommetastasen* weist das Röntgenbild zumeist multiple Knoten auf.

Zytologie: Morphologie und Immunzytologie lassen zumeist die Diagnose „Sarkom" zu. Folgende zytologische Kriterien weisen auf einen mesenchymalen malignen Tumor hin (Tab. 4.6).

Nur bei hohem Differenzierungsgrad oder mit Hilfe der Immunzytochemie gelingt die zytologische Zuordnung zu einem bestimmten Sarkomtyp.

Bei der Beurteilung der Dignität ist zu bedenken, dass benigne mesenchymale Tumoren, einen relativ hohen, maligne Formen einen

Tabelle 4.6. Zytologische Hinweiskriterien für das Vorliegen eines Sarkoms

Gesamtbild	• Einzelzellen und Zellhaufen (fehlende Verbandbildung)
	• mesenchymale Grundsubstanz (MGG rot bis rotviolett)
Zellen	• Spindelzellen
	• plasmareiche, polymorphe, dendritische „ausgezipfelte" Zellen
	• extrem große Riesenzellen
Kerne	• große, polymorphe Kerne mit klumpigem Chromatin
	• spindelige Kerne mit ungleich verteiltem Chromatin, „Querstreifung"
Nukleolen	• riesige (bis Erythrozytengröße), prominente, polymorphe Nukleolen

niedrigen Polymorphiegrad aufweisen können. In solchen Fällen kann eine für mesenchymale Gewebe auffallend hohe Zelldichte wegweisend für die Malignitätsdiagnose sein.

Sarkome neigen zu Nekrose, Ulzeration und Einblutung. Sie exfolieren nicht, und auch im Biopsiematerial sind im Vergleich zu Karzinomen relativ weniger Tumorzellen vorhanden. Der Grund dafür ist der gute Gewebszusammenhalt der meisten mesenchymalen Gewebe.

Die MGG-Färbung ist wegen der besseren Darstellung der mesenchymalen Grundsubstanz zu bevorzugen. Die gängigsten immunzytochemischen Marker sind Vimentin, Desmin und S100.

Fibrosarkom

Das Manifestationsalter primärer Fibrosarkome der Lunge liegt zwischen dem 23. und 69. Lebensjahr.

Der Tumor liegt entweder endobronchial, häufig auf die Bronchialwand beschränkt, mit einer Größe von 1–3 cm oder im Parenchym meist in der Lungenperipherie. Diese Form ist zwischen 2–23 cm groß und kann Einblutungen und Zystenbildung aufweisen (Guccio et al. 1972).

Zytologie: (Abb. 4.33) Immunzytochemisch ist der Tumor mit Vimentin positiv, mit Keratin, S 100 und Desmin negativ.

> **Übersicht**
> - eventuell mesenchymale Grundsubstanz (MGG rotviolett)
> - eher gleichförmiges Bild mit spindeligen Zellen, nackten Kernen und sauberem Hintergrund, eventuell mit Lymphozyten und Plasmazellen
> - Zellhaufen
>
> **Detailsicht**
> - spindelige Zellen mit spindeligen bis längsovalen Kernen mit erheblichen Größenschwankungen
> - die Kerne mit grobem Chromatin, zum Teil mit Querstreifung und teils großen prominenten Nukleolen
> - das Plasma zart, doch häufig fehlend

Differentialdiagnosen:
- *Benigne, spindelzellige, mesenchymale Tumoren (z. B. Fibrom, Neurinom u. a. m.)* Auch benigne mesenchymale Tumoren zeigen Kerngrößenschwankungen und Formvarianten. Für Gutartigkeit sprechen zellarme Präparate, Kerne ohne Hyperchromasie, nur wenige erkennbare Nukleolen und eventuell eine charakteristische Zellanordnung, z. B. Wirbelbildung beim Neurinom.
  Immunzytochemie: Neurinom S100 positiv, Abb. 3.61, 3.63, 3.64, 5.37, 5.38
- *Karzinome mit Spindelzellen:* Typisch für diese ist eine zumindest teilweise Verbandbildung.
  Immunzytochemie: Keratin positiv

Malignes fibröses Histiozytom (MFH)

Das primäre maligne fibröse Histiozytom der Lunge entsteht bevorzugt im 6. und 7. Lebensjahrzehnt (Yousem et al. 1987).

Es liegt zumeist im Parenchym häufig subpleural und kann eine Größe bis 10 cm erreichen. Selten treten auch zwei oder mehrere Herde auf.

Zytologie: (Abb. 4.35, 4.36) Immunzytochemisch ist der Tumor mit Vimentin positiv, mit S100, Desmin und Keratin negativ.

Übersicht
- sauberer Hintergrund mit Lymphozyten und Plasmazellen
- eventuell myxoide faserige Grundsubstanz
- polymorphes Bild mit ein- und vielkernigen Zellen und nackten Kernen

Detailsicht
- plumpe Spindelzellen mit großen, längsovalen Kernen mit grobgranulärem Chromatin und auch mehreren großen polymorphen Nukleolen; das Plasma feinnetzig
- extrem große polymorphe Riesenzellen mit zumeist rundovalen Kernen mit scholligem Chromatin und auch mehreren großen polymorphen Nukleolen – das Plasma feinnetzig, zum Teil fein vakuolisiert
- rundovale oder dendritische mononukleäre Zellen, die an Histiozyten erinnern, mit rundovalen Kernen mit granulärem Chomatin und prominenten Nukleolen – das Plasma fein vakuolisiert, eventuell mit Phagozytoseeinschlüssen (z. B. Leukozyten)

Differentialdiagnosen:
- *Zellen des Granulationsgewebes:* Bei diesen ist die Kern-Plasma-Relation gewahrt, ihre Kerne sind nicht hyperchromatisch und die Nukleolen sind immer rund. Abb. 5.34
- *Polymorphe Karzinome eventuell mit spindeligen Zellen:* Typisch für diese ist eine zumindest teilweise Verbandbildung, weniger dichtes Chomatin, Fehlen von Riesennukleolen.
  Immunzytochemie: Keratin positiv

Hämangioperizytom

Das primäre Hämangioperizytom der Lunge tritt bevorzugt im 5. und 6. Lebensjahrzehnt auf. 50% der Patienten sind beschwerdefrei, bei den anderen sind die Hauptsymptome Thoraxschmerz und Hämoptoe (Shin et al. 1979).

Es handelt sich zumeist um einen solitären, bis zu 16 cm großen Tumor, möglicherweise mit Infiltration extrapulmonaler Strukturen.

Zytologie: (Abb. 4.37, 4.38) Histologisch unterscheidet man eine niedrig maligne Form des Hämangioperizytoms von einer hoch malignen Form.

Diese Unterscheidung ist zytologisch jedoch nicht möglich. Immunzytochemisch ist der Tumor in einem Teil der Fälle mit S100 positiv, mit
Vimentin, Keratin und FVIII ist der Tumor negativ.

Übersicht
- blutiger Hintergrund
- kapillarähnliche Strukturen bzw. Knäuel von Endothelien
- typische Verbände mit zentraler kapillarartiger Struktur, umgeben von
  palisadenartig angeordneten kleinen Zellen
- Einzelzellen, nackte Kerne, Zellgruppen, selten flache Verbände

Detailsicht
- schmale bis ovaläre, plasmaarme Zellen mit mittelgroßen, rundovalen
  bis länglichen Kernen
- die Kerne gleichförmig mit feinkörnigem Chromatin und vereinzelt
  Nukleolen
- das Plasma zart, häufig fehlend

Kaposi-Sarkom (KS)

Das Kaposi-Sarkom betrifft in erster Linie immunsupprimierte Männer
(besonders AIDS-Patienten). 31,4% der AIDS-Patienten in Deutschland
entwickeln ein KS, davon 30–40% mit Lungenmetastasen (Schöfer 1999).
Das primäre KS der Lunge ist eine Rarität.

Der Tumor geht vom Endothel aus und soll vorerst eine benigne
reversible Hyperproliferation darstellen, die später zu einem malignen
Gefäßtumor transformiert (Samaniego et al. 1995). Das von Chang et al.
1994 entdeckte, sexuell übertragbare humane Herpesvirus 8 (HHV-8, auch
KSHV = Kaposi-Sarkom-Herpes-Virus) soll zumindest als Kofaktor bei der
Entstehung des KS fungieren (Moore et al. 1998). Parenchymatöses und
bronchiales Auftreten sowie Mischformen sind möglich. Die meisten Fälle
sind symptomatisch mit Husten, Dyspnoe und Hypoxaemie (wie Pneumo-
zystis-carinii-Pneumonien).

Das *Röntgenbild* zeigt bilateral, vom Hilus ausgehend, eine Kombination
von alveolären, interstitiellen und nodulären Verschattungen (bis zu 3 cm)
(Sivit et al. 1987). 30% entwickeln meist beidseitige Pleuraergüsse.

Zytologie: (Abb. 4.39, 4.40) Der Tumor exfoliert nicht. Biopsien werden
selten durchgeführt, da das KS bei der bronchologischen Inspektion ein
typisches Bild bietet – livide Flecken – und sich daher eine histologische
bzw. zytologische Abklärung erübrigt. Außerdem besteht eine erhöhte
Blutungsneigung. Die immunzytochemischen Marker sind in erster Linie
Vimentin und F VIII.

Übersicht
- blutiger Hintergrund, ev. mit einzelnen Plasmazellen
- gleichförmiges Bild mit spindeligen Einzelzellen, Zellhaufen und „wel-
  lenförmigen" Strukturen mit paralleler Zelllagerung, die an Gefäße
  erinnern

Detailsicht
* gleichförmige, schmale spindelige Zellen wie „Fäden" mit schmalen, sehr spitzen Kernen
* die Kerne mit dichtem Chromatin
* das Plasma dicht

Differentialdiagnosen:
* *Gefäßknäuel:* Die Gefäßstruktur „wie Schlauch" ist erhalten, einzeln liegende Endothelzellen sind extrem selten (Abb. 3.14).

Liposarkom

Das primäre pulmonale Liposarkom ist eine Rarität. Es sind davon jüngere Personen (9–59 Jahre) beiderlei Geschlechts betroffen (Colby et al. 1995d).

Zytologie: (Abb. 4.41, 4.42) Um die Diagnose Liposarkom stellen zu können, müssen Lipoblasten vorhanden sein. Die immunzytochemischen Marker sind Vimentin und S100.

Übersicht
* schmierig-fettiger, detritischer Hintergrund
* reichlich Fetttropfen
* eventuell myxoide Grundsubstanz (MGG rötlich, faserig) (myxoide Variante)
* buntes Bild: dreidimensionale, „maulbeerartige" Verbände polymorpher, vakuolisierter Zellen, vakuolisierte Riesenzellen und nackte Kerne

Detailsicht
* mittelgroße runde bis rundovale Zellen mit rundovalen Kernen mit dichtem Chromatin und teils deutlichen Nukleolen; das Plasma meist aus einer runden, leer erscheinenden Fettvakuole aufgebaut (Lipoblasten)
* mehrkernige Riesenzellen mit rundovalen Kernen mit dichtem Chromatin und teils deutlichen Nukleolen; das Plasma aus einer lobierten oder auch mehreren dickwandigen Fettvakuolen aufgebaut
* große polygonale Zellen mit großen, rundovalen Kernen; die Kerne mit grobem Chromatin und häufig mehreren großen Nukleolen; das Plasma zart, netzig, mit Fettvakuolen, die den Kern eindellen

Differentialdiagnosen
* *Fettgewebe/Lipom:* Die Ausstriche sind weit zellärmer, die Fettzellen sind meist größer und zartwandig und liegen in sehr großen Verbänden. Die Kerne sind klein, rundoval und dicht und zeigen keine Eindellung (Abb. 3.62).

Leiomyosarkom (LMS)

Das primäre Leiomyosarkom der Lunge tritt gehäuft bei Männern auf (Männer:Frauen 2,5:1) und betrifft jedes Lebensalter (Colby et al. 1995d).

Es handelt sich zumeist um einen großen, im Parenchym gelegenen Tumor. Nach dem Ausmaß der Zellatypie wird beim Leiomyosarkom eine niedrig maligne und eine hoch maligne Form unterschieden, zytologisch ist nur bei der hoch malignen Form die Dignität eindeutig bestimmbar.

Metastatische Absiedlungen eines LMS: Bei Frauen muss immer ein Primum im Uterus ausgeschlossen werden.

Zytologie: (Abb. 4.34) Die immunzytochemischen Marker sind in erster Linie Vimentin und Desmin.

Übersicht
- sauberer Hintergrund
- eher gleichförmiges Bild mit einzeln und in Bündel gelegenen Spindelzellen
- eventuell mesenchymale Grundsubstanz (MGG rosa)

Detailsicht
- spindelige bis längsovale Zellen mit längsovalen, spindeligen, eventuell zigarrenförmigen oder wurmartigen Kernen
- die Kerne hyperchromatisch mit körnigem, eventuell quergestreiftem Chromatin; ein bis zwei zarte Nukleolen sind möglich
- das Plasma netzig bis dicht, häufig fehlend

Differentialdiagnosen:
- *Benigne mesenchymale Tumoren (z. B. Leiomyom, Fibrom, Neurinom u. a. m.)* Auch benigne mesenchymale Tumoren zeigen Kerngrößenschwankungen und Formvarianten, eine zytologische Aussage über die Dignität sollte daher zurückhaltend erfolgen. Für Gutartigkeit sprechen zellarme Präparate, Kerne ohne Hyperchromasie, nur wenige erkennbare Nukleolen und eventuell eine charakteristische Zellanordnung z. B. Wirbelbildung beim Neurinom.
  Immunzytochemie: Neurinom S 100 positiv, Abb. 3.13, 3.61, 3.63, 3.64, 5.37, 5.38

Melanom primär/metastatisch

Definition: maligner, von den Melanozyten ausgehender Tumor

Epidemiologie/Ätiologie: Es sind nur wenige Fälle von primären Melanomen der Lunge bekannt. Männer und Frauen erkranken in annähernd gleichem Ausmaß mit einer Altersverteilung von 29–80 Jahren (Jennings et al. 1990). Weit häufiger als primäre Melanome sind Lungenmetastasen von Melanomen der Haut und anderer Organe z. B. des Auges (12% der Fälle).

Klinik: Das *primäre Melanom* liegt zumeist zentral im Bereich der großen Bronchien, vereinzelt auch der Trachea, und breitet sich entlang der Mukosa aus. Die Klinik ist uncharakteristisch mit Husten, Hämoptysen und Dyspnoe und die Prognose im Gegensatz zu jener von Melanommetastasen relativ günstig (auch mehrere Jahre Überleben) (Jennings et al. 1990).

Im *Röntgen* ist das primäre Melanom entweder invisibel oder es stellt sich als gut begrenzter Tumorknoten mit oder ohne poststenotischer pneumonischer Infiltration bzw. Atelektase dar.

Melanommetastasen können auch nach mehreren Jahren auftreten, bevorzugt als solitäre oder multiple Knoten, doch auch als endobronchialer Tumor oder als Melanose der Bronchialmukosa (Sutton et al. 1974). Sie verlaufen gewöhnlich stumm, nur bei Bronchusstenosen sind sie mit Pneumonie oder Atelektase verbunden. Die Prognose ist schlecht. *Röntgenologisch* treten sie als solitäre oder multiple Knoten in Erscheinung.

Zytologie: (Abb. 4.43, 4.44, 5.75, 5.76) Das Melanom tritt in einer melanotischen und einer amelanotischen Form auf. Die melanotische Form ist aufgrund des braunschwarzen Pigmentes morphologisch eindeutig diagnostizierbar, die amelanotische nur mit Hilfe der Immunzytochemie. Gewöhnlich sind Melanome aus runden Zellen aufgebaut, doch gibt es polymorphe Varianten mit dendritischen und spindeligen Zellen.

Der Tumor exfoliert gut und kann daher im Sputum wie auch in Sekreten gefunden werden. Die immunzytochemischen Marker sind HMB 45 und auch S100.

Übersicht
- sauberer Hintergrund mit Melanophagen (Makrophagen mit klumpigen braunschwarzen Pigmenteinschlüssen)
- einzeln liegende Tumorzellen, ev. kleine Tumorzellgruppen – keine richtige Verbandbildung

Detailsicht
- mittelgroße bis große, zumeist runde bis rundovale Zellen mit zentral oder leicht exzentrisch gelegenen, mittelgroßen bis großen Kernen, auch Riesenkernen
- selten auch kubische, dendritische oder spindelige Zellen mit großen, runden bis längsovalen Kernen, auch Riesenkernen
- Kern-Plasma-Relation ausgewogen bis kernbetont
- die Kerne mit grobem Chromatin, eventuell verdickter Kernwand und teils extrem großen, polymorphen Nukleolen
- das Plasma feinlückrig mit feinem braunschwarzem „staubartigem" Pigment – *melanotische Form*, zart, netzig – *amelanotische Form*

Differentialdiagnosen zum Amelanotischen Melanom
- *Adenokarzinom/Bronchiolo-alveoläres Karzinom:* Für ein Adenokarzinom sprechen dreidimensionale, zum Teil auch papilläre und azinäre Verbände. *Immunzytochemie:* Keratin positiv; S100 negativ, HMB 45 negativ, Abb. 4.15, 4.16, 4.17
- *Sarkome und Karzinome mit plumpen Spindelzellen:* Die einzige Differenzierungsmöglichkeit ist die *Immunzytochemie:* Vimentin positiv bzw. Keratin positiv; HMB 45 negativ, S100 negativ. Abb. 4.35

Maligne Lymphome primär/metastatisch

Definition: maligne Erkrankung des lymphatischen Gewebes

Epidemiologie/Ätiologie: Als lymphatisches Gewebe der Lunge = BALT (bronchus assoziated lymphatic tissue) werden Follikel im Bereich der bronchialen Lymphgefäße, der Alveolarsepten und der Pleura bezeichnet. Davon ausgehende sogenannte BALT-Lymphome sind sehr selten, laut Literatur beträgt ihr Anteil an den Neoplasien der Lunge 0.3% (Miller et al. 1993). Es handelt sich zumeist um therapeutisch schwer beeinflussbare, langsam wachsende B-Zell-Lymphome. Die Erkrankung entsteht gewöhnlich im höheren Lebensalter (6. Dekade), doch kann sie auch bei Kindern auftreten (Li et al. 1990). Die Verteilung Männer:Frauen ist ausgewogen, Risikofaktoren sind nicht bekannt.

Weit häufiger als primäre Lymphome der Lunge sind *Absiedlungen nodulärer Lymphome*, 15% der Lymphom-Patienten sind davon betroffen (Dalquen 2000).

Klinik: Beim primären Lymphom der Lunge ist rund die Hälfte der Patienten beschwerdefrei. Die symptomatischen Patienten zeigen Husten, Atemnot, Thoraxschmerz, Krankheitsgefühl und pulmonale Infekte. In 20% der Fälle ist im Serum ein Paraprotein nachweisbar, häufiger IgM oder IgA, seltener IgG. Die Prognose ist günstig (Colby et al. 1995e).

Röntgenologisch findet sich in 50% der Fälle ein lokalisiertes Infiltrat oder ein solitärer Knoten, daneben treten auch multiple Knoten, fleckige Infiltrate oder ein diffuses interstitielles Lungenbild auf. Pulmonale *Absiedlungen nodulärer Lymphome* entsprechen klinisch und röntgenologisch weitgehend den BALT-Lymphom. Nur die Mitbeteiligung der Pleura ist, im Gegensatz zu den primären Lymphomen der Lunge, weit häufiger.

Klassifikation: Man unterscheidet zwei große Gruppen von Lymphomen, die Hodgkin-Lymphome und die Non-Hodgkin-Lymphome.

Für das *Hodgkin-Lymphom (Morbus Hodgkin, Lymphogranulom)* pathognomonisch sind Hodgkin- und Reed-Sternberg-Zellen, diese sollen nach heutigem Wissensstand von Keimzentrums-B-Zellen abstammen (Begemann 1999). Eine ursächliche Beziehung zum Epstein-Barr-Virus wird vermutet, in der westlichen Welt soll das Virus bei 40–60%, in den Entwicklungsländern bei 90% der Fälle zu beobachten sein (Tesch et al. 1997).

Aufgrund der Zellzusammensetzung bzw. des Vorliegens einer Fibrosierung wird der Morbus Hodgkin in vier Subtypen unterteilt (Tab. 4.7).

Tabelle 4.7. Einteilung des Morbus Hodgkin (Rye-Klassifikation 1966)

- lymphozytenreicher Typ
  diffuse Form
  noduläre Form – Paragranulom
- sklerosierender Typ
- gemischtzelliger Typ
- lymphozytenarmer Typ

Die *Non-Hodgkin-Lymphome* (*NHL*) stellen eine weit heterogenere Gruppe dar. Sie werden nach klinischen, morphologischen, immunologischen und molekularbiologischen Gesichtspunkten eingeteilt.

Klinische Einteilungen betrachten den Verlauf der Erkrankung. So unterscheidet die Kiel-Klassifikation *niedrig maligne* (low grade) und *hoch maligne* (high grade) Lymphome. Niedrig maligne sind reife, ausdifferenzierte Lymphome (z. B. CLL), die unbehandelt einen Verlauf von mehreren Jahren nehmen. Hoch maligne sind unreife „Blasten"-Lymphome (z. B. zentro-oder immunoblastisches Lymphom). Diese führen unbehandelt innerhalb von Wochen oder Monaten zum Tod. Da durch neue Therapiemethoden hoch maligne Lymphome zum Teil eine bessere Prognose besitzen als niedrig maligne, ist diese Einteilung nicht mehr schlüssig. Man geht daher zunehmend zu einer Unterteilung in *indolente*, *aggressive* und *sehr aggressive* Lymphome über (Tab. 4.8).

Die heute am weitesten verbreiteten *morphologisch-immunologischen Einteilungen* sind die *Kiel-Klassifikation* und die *R.E.A.L.-Klassifikation* (Revidierte Europäisch-Amerikanische Lymphom-Klassifikation). Beide unterteilen die NHL nach der Abstammungslinie in B-Zell-Lymphome und T-Zell-Lymphome. Erwachsene entwickeln in erster Linie B-Zell-Lymphome (85% der Fälle), bei Kindern sind T-Zell-Lymphome vorherrschend (65% der Fälle).

Die Kiel-Klassifikation unterteilt diese zwei Gruppen weiter in niedrig maligne (low grade) und hoch maligne (high grade) (siehe oben). Bei der R.E.A.L.-Klassifikation ist dazu keine Entsprechung vorhanden.

Die weitere Subklassifikation beruht neben der Immunologie bei der Kiel-Klassifikation in erster Linie auf der Zellmorphologie, bei der R.E.A.L.-Klassifikation auf dem histologischen Gewebsaufbau (Tab. 4.9 und Tab. 4.10).

Zytologie: Die zytologische Diagnose „*Hodgkin-Lymphom*" oder „*B- bzw. T-zelliges Non-Hodgkin-Lymphom*" ist in den meisten Fällen aufgrund der Morphologie und der bestätigenden Immunzytologie möglich. Wobei der Morbus Hodgkin und unreife NHLs mit „Blasten" (High-grade-Lymphome) morphologisch sehr gut zuordenbar sind. Schwierigkeiten treten hingegen bei der Diagnose reifer, hoch differenzierter NHLs (Low-grade-Lymphome)

Tabelle 4.8. Klinische Einteilung maligner Lymphome (Müller-Hermelink et al. 1997)

Indolente Lymphome
- langsam progredient mit spontanen Regressionen, Lebenserwartung mehrere Jahre
- mäßiges Ansprechen auf Chemotherapie ohne signifikante Heilungschance, im lokalisierten Stadium gute Ansprechbarkeit auf Strahlentherapie

Aggressive Lymphome
- rasch progredient, Lebenserwartung mehrere Monate
- mäßiges bis gutes Ansprechen auf Chemotherapie mit begrenzter Heilungschance, gutes Ansprechen auf Strahlentherapie als adjuvante Therapie

Sehr aggressive Lymphome
- lebensbedrohlicher Verlauf, Lebenserwartung wenige Wochen
- gutes bis sehr gutes Ansprechen auf Chemotherapie mit Heilungschancen, gutes Ansprechen auf Strahlentherapie als adjuvante Therapie

Tabelle 4.9. B-Zell-Lymphome/Leukämien – Gegenüberstellung von Kiel- und R.E.A.L.-Klassifikation (Feller 1997)

Kiel-Klassifikation	REAL-Klassifikation
B-lymphoblastisches Lymphom	*Vorläufer B-lymphoblastisches Lymphom/Leukämien*
B-lymphozytisches Lymphom/B-CLL	*chronische lymphozytische B-Zell-Leukämie*
B-lymphozytische Prolymphozytenleukämie	*B-lymphozytische Prolymphozytenleukämie*
lymphoplasmozytoides Immunozytom	*kleinzellig-lymphozytisches Lymphom*
lymphoplasmozytisches Immunozytom	*lymphoplasmozytoides Lymphom*
zentrozytisches Lymphom (Mantelzell-Lymphom)	*Mantelzell-Lymphom*
zentroblastisch-zentrozytisches Lymphom (follikulär)	*Follikelzentrumlymphom (follikulär)*
	⇨ *Grad I*
	⇨ *Grad II*
zentroblastisches Lymphom (follikulär)	⇨ *Grad III*
	extranodales Marginalzonen-B-Zell-Lymphom (MALT-Lymphom)
monozytoides, inkl. Marginalzonen-B-Zell-Lymphom	*nodales Marginalzonen-B-Zell-Lymphom*
	Marginalzonen-B-Zell-Lymphom der Milz
Haarzellen-Leukämie	*Haarzellen-Leukämie*
plasmozytisches Lymphom	*Plasmozytom/Myelom*
zentroblastisches Lymphom	*diffuses großzelliges B-Zell-Lymphom*
B-immunoblastisches Lymphom	
anaplastisches großzelliges B-Zell-Lymphom (CD30+)	
	primär mediastinales großzelliges B-Zell-Lymphom
Burkitt-Lymphom	*Burkitt-Lymphom*
Burkitt-Lymphom mit zytoplasmatischen Immunglobulinen	*hoch malignes B-Zell-Lymphom (Burkitt-artig)*

auf, da eindeutige Malignitätskriterien fehlen. Aufgrund eines auffällig monotonen Zellbildes (Zellen eines Clons) besteht gewöhnlich ein Lymphomverdacht, der mit Hilfe der Immunzytolochemie bestätigt werden muss. Eine weitere Subtypisierung ist aufgrund der Morphologie nur selten möglich (z. B. plasmozytisches Lymphom), und für abklärende immunzytochemische Untersuchungen fehlt zumeist das nötige Zellmaterial. Ausnahmen sind Lymphome in der BAL oder im Pleuraerguss, in diesen Fällen ist genügend Zellmaterial für immunzytochemische bzw. durchflusszytometrische Untersuchungen vorhanden. Im folgenden Abschnitt und im Kapitel „Pleuraerkrankungen" werden Lymphome beschrieben, die eine morphologische Zuordnung erlauben.

Morbus Hodgkin (MH)

Primäre Hodgkin-Lymphome der Lunge sind sehr selten. Männer sind davon doppelt so oft betroffen als Frauen und erkranken in jüngeren Jahren (Männer Ø 33 a, Frauen Ø 51 a) (Radin 1990).

Eine *sekundäre Mitbeteiligung* der Lunge bei nodulärem MH ist hingegen häufig und erfolgt meist durch Übergreifen hilärer oder mediastinaler Herde. Bei Diagnosestellung weisen 13.5% der Patienten mit MH bereits eine Lungeninfiltration auf (Colby et al. 1995e). Der häufigste Subtyp ist sowohl

Tabelle 4.10. T-Zell-Lymphom/Leukämien – Gegenüberstellung von Kiel- und R.E.A.L.-Klassifikation (Feller 1997)

Kiel-Klassifikation	REAL-Klassifikation
T-lymphoblastisches Lymphom	*Vorläufer-T-lymphoblastisches Lymphom/Leukämie*
T-lymphozytische Leukämie/T-CLL	*chronische lymphatische T-Zell-Leukämie,*
	große granuläre Lymphozyten-Leukämie:
	↻ *vom T-Zell-Typ*
	↻ *vom NK-Zell-Typ*
T-lymphozytische Prolymphozytenleukämie	*T-lymphozytische Prolymphozytenleukämie*
Mycosis fungoides/Sézary-Syndrom	*Mycosis fungoides/Sézary-Syndrom*
T-Zonen-Lymphom	*periphere T-Zell-Lymphome (unspezifiziert)*
lymphoepitheloides T-Zell-Lymphom	
pleomorphes kleinzelliges T-Zell-Lymphom	
pleomorphes mittel- und großzelliges T-Zell-Lymphom	
T-Zell-immunoblastisches Lymphom	
angioimmunoblastisches T-Zell-Lymphom	*angioimmunoblastisches T-Zell-Lymphom*
	intestinales T-Zell-Lymphom
pleomorphes kleinzelliges T-Zell-Lymphom, HTLV 1+	*adultes T-Zell-Lymphom/Leukämie*
pleomorphes mittelgroß- und großzelliges T-Zell-Lymphom, HTLV 1+	*adultes T-Zell-Lymphom/Leukämie*
anaplastisches großzelliges T-Zell Lymphom (CD30+)	*anaplastisch-großzelliges Lymphom:*
	↻ *vom T-Zell-Typ*
	↻ *vom Null-Zell-Typ*

bei der primären wie auch bei der sekundären Form der sklerosierende Typ mit 52.8–74.1%, gefolgt vom gemischtzelligen Typ (Dalquen 2000b). Der lymphozytenreiche Typ (2.9–6.1%) wird nach neueren immunologischen und molekularbiologischen Erkenntnissen als B-Zell-Lymphom aufgefasst. Die begleitenden kleinen Lymphozyten sind T-Helfer-Zellen (CD4 positiv).

Zytologie: (Abb. 4.45, 4.46, 5.81) Immunzytochemisch sind Hodgkin- und Reed-Sternberg-Zellen CD15 und CD30 (Ki-1) positiv. Nur beim lymphozytenreichen Typ sind sie CD15 negativ und regelmäßig mit B-Zell-Markern (CD19, CD20) positiv.

> **Übersicht**
> - Lymphozyten → *lymphozytenreicher (CD4 positiv) oder lymphozyten-armer Typ*
> - Lymphozyten, Eosinophile, eventuell Plasmazellen – *gemischtzelliger oder sklerosierender Typ*
> - eventuell Epitheloidzellen
> - großkernige Einzelzellen und zwei- oder mehrkernige Riesenzellen
>
> **Detailsicht**
> *Hodgkin-Zellen*
> - einkernige, runde, mittelgroße Zellen mit großen, runden Kernen
> - der Kern mit körnigem Chromatin und einem großen, prominenten Nukleolus
> - das Plasma zart und blau

Reed-Sternberg-Zellen
- typisch zweikernige (Spiegelbild), doch auch mehrkernige Zellen mit großen, meist ovalären Kernen
- die Kerne mit körnigem, oft auch grobem, dichtem Chromatin und großem, prominentem Nukleolus (bis Erythrozytengröße)
- das Plasma zart blau bis durchscheinend

Differentialdiagnosen:

- *Karzinom/Sarkom:* Fehlt der lymphozytäre Hintergrund (sklerosierender, lymphozytenarmer Typ) werden die Tumorzellen leicht einem soliden Tumor zugeordnet. *Immunzytochemie:* Karzinom: Keratin positiv, CD30 negativ, Sarkom: Vimentin positiv, Keratin negativ, CD30 negativ

Non-Hodgkin-Lymphome (NHL)

Die einzelnen Lymphome sind nach beiden Nomenklaturen Kiel/*R.E.A.L.* angegeben. Im Kapitel Pleuraerkrankungen wird diese Zusammenstellung ergänzt (B-lymphozytisches Lymphom/B-CLL, lymphoplasmozytisches Immunozytom, anaplastisches großzelliges B-/T-Zell-Lymphom CD 30+(Ki 1+))

Lymphoplasmozytoides Immunozytom/*kleinzellig lymphozytisches Lymphom*

Es ist mit 50–90% aller Fälle das häufigste primäre Lymphom der Lunge und ist oft verbunden mit der Ausbildung eines Serum-Paraproteins (Colby et al. 1995e).

Zytologie: (Abb. 4.47, 4.48) Die immunzytochemischen Marker sind CD19, CD20, eventuell CD5, sIg.

Übersicht
- buntes Bild mit größtenteils reifen Zellformen

Detailsicht
- kleine Lymphozyten
- *plasmozytoide Zellen* – rundliche Zellen in Monozytengröße mit leicht exzentrisch gelegenen, runden Kernen, die Kerne mit grobscholligem Chromatin, das Plasma graublau, perinukleär eine sichelförmige Aufhellungszone
- spärlich Plasmazellen, eventuell mit opak-glänzenden, hellblauen (MGG), intrazellulären Kügelchen (Immunglobulin) = Russel-Körperchen
- spärlich *Immunoblasten* – runde Zellen (größer als plasmozytoide Zellen) mit runden blasigen Kernen, die Kerne mit körnigem Chromatin und einem zentralen großen, prominenten Nukleolus (eventuell auch mehrere); das Plasma zart und blau

Plasmozytisches Lymphom/*Plasmozytom/Myelom*

Primäre plasmozytische Lymphome der Lunge sind äußerst selten, sie können in jedem Lebensalter auftreten (3 a bis 72 a), Männer wie Frauen sind gleicherweise betroffen. (Joseph et al. 1993). Bei pulmonalen Plasmozytomen handelt es sich daher zumeist um sekundäre Absiedlungen.

Das klinische Bild des Plasmozytoms umfaßt pathologische Laborbefunde wie Anämie, extrem erhöhte Blutsenkungswerte und monoklonale Gammopathie (meist IgG) bzw. Bence-Jones-Eiweiß im Harn (Leichtketten). Bei der sekundären Form treten dazu typischerweise Knochendefekte, verbunden mit Gelenks- und Gliederschmerzen auf (WS, Rippen, Schädel).

Zytologie: (Abb. 4.49, 4.50) Die immunzytochemischen Marker sind CD138 und cIg.

> **Übersicht**
> - mäßig polymorphes Zellbild mit Einzelzellen und nackten Kernen
>
> **Detailsicht**
> - runde bis oväläre Zellen mit exzentrisch gelegenen, unterschiedlich großen, runden Kernen, eventuell auch zweikernig, die Kerne mit grobem, scholligem Chromatin, eventuell auch mit Chromatinklumpen (Radspeichenkern) und teilweise mit runden, prominenten Nukleolen, das Plasma graublau (MGG) mit perinukleärer Aufhellungszone

B-immunoblastisches/zentroblastisches Lymphom/*diffuses großzelliges B-Zell-Lymphom*

B-immunoblastische und- zentroblastische Lymphome treten in der Lunge sowohl primär als auch sekundär auf. Etwa 30% der NHL im Erwachsenenalter gehören diesen Gruppen an (Dalquen 2000b).

Zytologie: (Abb. 4.51, 4.47 (Immunoblast)) Aufgrund der deutlichen Malignitätskriterien sind diese Lymphome zytologisch sehr gut diagnostizierbar. Die immunzytochemischen Marker sind beim zentroblastischen NHL CD19 und CD20, beim immunoblastischen NHL CD19, CD20 und sIg.

> **Übersicht**
> - Detritusschlieren (destruierte Zellen)
> - zumeist gleichförmiges Bild mit unreifen, vulnerablen Zellen
> - eventuell große Makrophagen (Kerntrümmerzellen)
>
> **Detailsicht**
> - *Zentroblasten:* runde Zellen, ca. in Monozytengröße, mit großen rundlichen Kernen, die Kerne mit körnigem Chromatin und zumeist mehreren, peripher gelegenen Nukleolen, das Plasma schmal und hellblau

- *Immunoblasten:* runde Zellen, bis doppelt so groß wie Zentroblasten, mit rundem Kern, der Kern mit grobscholligem Chromatin und zumeist einem großen zentralen Nuleolus, das Plasma tiefblau (MGG), eventuell kleine runde Vakuolen

Differentialdiagnosen:
- *Kleinzelliges Karzinom:* Es zeigt Verbandbildung mit deutlichem Moulding, weniger Plasma, dafür Plasmatröpfchen, die Nukleolen fehlen oder sind sehr klein.
Immunzytochemie: Keratin positiv, Synoptophysin positiv, LCA negativ, Abb. 4.25, 4.26

Burkitt-Lymphom/*Burkitt-Lymphom*

Das Burkitt-Lymphom gehört zur Gruppe der sehr aggressiven B-Zell-Lymphome. Es ist in Zentralafrika endemisch. In Europa und Amerika tritt es vor allem bei Kindern auf, aber auch bei AIDS-Patienten. Bei der endemischen Form sowie bei 25–40% der AIDS-Patienten ist das Genom des Epstein-Barr-Virus zu beobachten (Dalquen 2000b). Das männliche Geschlecht ist zwei- bis dreimal häufiger betroffen als das weibliche.

Zytologie: (Abb 4.52) Die immunzytochemischen Marker sind CD 19, CD 20

Übersicht
- gleichförmiges Bild mit kleinen, runden Zellen
- eventuell Makrophagen (Kerntrümmerzellen)

Detailsicht
- kleine, runde Zellen mit rundem Kern, die Kerne mit scholligem Chromatin und kleinen blasigen Nukleolen, das Plasma eher breit, intensiv blau (MGG), eventuell mit kleinen, runden, leeren Vakuolen (Fett)

Metastasen

Definition: Absiedlung maligner Tumoren

Epidemiologie/Ätiologie: Nach verschiedenen Autoren treten bei 20% bis über 50% aller Malignompatienten Lungenmetastasen auf. In 15–25% dieser Fälle ist die Lunge als einziges Organ betroffen (Colby et al. 1995f).

Die Metastasierung erfolgt lymphogen, hämatogen und in der Lunge auch kanalikulär über den Bronchialbaum. Bei der lymphogenen Metastasierung breitet sich der Tumor entlang der peribronchialen, perivaskulären und septalen Lymphgefäße aus, es kommt zur Lymphangiosis carcinomatosa. Die hämatogene Ausbreitung erfolgt über das dichte pulmonale Kapillarnetz und führt in erster Linie zur Bildung von scharf begrenzten Rundherden.

In unserem Institut beträgt der Anteil der Metastasen an der Gesamtzahl der Lungenmalignome ca. 9%. In 70% der Fälle liegt das Primum entweder im Dickdarm, in der Mamma oder in der Niere. Die verbleibenden 30% sind Metastasen verschiedensten Ursprungs (Tab. 4.11).

Tabelle 4.11. Lungenmetastasen – Anteil der Primärtumoren (1/1998–6/2000, n = 147)

Primärtumor		Anzahl	Prozentsatz
Karzinom	Dickdarm	51	35%
	Mamma	28	19%
	Niere	24	16%
	Harnwege	10	7%
	HNO	6	4%
	Diverse*	14	10%
Sarkom + Melanom		9	6%
Lymphom		5	3%
gesamt		147	100%

*Schilddrüse, Magen, Leber, Dünndarm, Anus, Ovar, Uterus, Prostata

Klinik: Rundherde sind in der Regel asymptomatisch, Lymphangiosen führen zu Dyspnoe und Husten, endobronchiale Metastasen und solitäre Tumorknoten zeigen das klinische Erscheinungsbild primärer Lungenkarzinome.

Das *Röntgenbild* zeigt gewöhnlich ein- oder beidseitige, solitäre oder multiple, gut begrenzte Rundherde von wenigen mm im Durchmesser bis Kindskopfgröße (Sarkome). Bei Lymphangiosis carcinomatosa sieht man eine interstitielle Strukturvermehrung, bei intraalveolärer Ausbreitung ein alveoläres Füllungsbild, bei endobronchialem Wachstum stenosebedingte pneumonische Infiltrate bzw. Atelektasen. Selten treten auch zentrale oder periphere Tumorknoten auf. Eine Abhängigkeit der Metastasierungsform vom Primärtumor ist zu beobachten. So zeigen z. B. Mammakarzinome gehäuft Lymphangiosen und Nierenzellkarzinome Rundherde (Tab. 4.12).

Zytologie: Bei einem Teil der Metastasen ist durch eine typische Zellform bzw. Art der Verbandbildung eine zytologische Zuordnung zu einem Primärorgan möglich (z. B. Nierenzell- oder Kolonkarzinom), bei anderen kann ein Primum vermutet und mit Hilfe der Immunzytochemie oder der Serumtumormarker bestätigt werden (z. B. Mamma- oder Schilddrüsenkarzi-

Tabelle 4.12. Metastasierungsform in Abhängigkeit vom Primärtumor (1/1998–6/2000, n = 147)

Primärtumor	RH* solitär	RH* multipel	Endobronch. Tumor	Lymphangiose Infiltrat	Tumor RF**
Kolonkarzinom	**49.0%**	19.6%	19,6%	3.9%	7.8%
Mammakarzinom	17.9%	14.3%	14.3%	**39,3%**	14.3%
Nierenkarzinom	**50.0%**	16.7%	25.0%	0%	8.3%
Blasenkarzinom	**30.0%**	10.0%	20.0%	0%	40.0%

*Rundherd, **Raumforderung

nom). Aufgrund klinischer bzw. anamnestischer Daten ist bei einem weiteren
Teil von Tumorabsiedlungen die Bestimmung des Ursprungsorgans möglich
(z. B. Magenkarzinom). In solchen Fällen ist der Vergleich mit alten
Operationspräparaten sehr hilfreich. Darüber hinaus bleibt immer ein Teil
von Metastasen, die nicht als solche erkannt werden.

Metastasen haben häufig keinen Zugang zum Bronchus und nur eine
geringe Exfoliationstendenz, daher sind Sputum und Sekrete keine geeig-
neten Materialien. Bei peripheren Rundherden ist die perthorakale FNP als
Materialgewinnungsmethode zu bevorzugen, bei Lymphangiose und bei
alveolärem Wuchs die perbronchiale Lungenbiopsie bzw. die BAL.

Immunzytochemisch steht zur Differentialdiagnose Primum oder Metastase neben den jeweiligen organspezifischen Markern der Marker TTF-1
(thyroid transcription factor – 1; Kernfärbung) zur Verfügung. Er gibt ein
positives Ergebnis mit primären Adenokarzinomen und auch kleinzelligen
Karzinomen der Lunge.

Nachfolgend werden jene Metastasen besprochen, die eine zytologische
Zuordnung erlauben. Es handelt sich vorwiegend um Adenokarzinome.
Plattenepithelkarzinome sind selten und stammen zumeist aus dem HNO-
bzw. dem gynäkologischen Bereich. Sie unterscheiden sich nur wenig von
Plattenepithelkarzinomen der Lunge.

Larynx (Abb. 4.67)

- größtenteils in Verbänden gelagert (auch verhornende Form)
- plasmareiche Zellen mit Kernpolymorphie bei geringer Zellpolymorphie

Cervix (Abb. 4.68)

- größtenteils in Einzellage verhornende und nicht verhornende Tumorzellen sowie nackte Tumorzellkerne
- die verhornenden Tumorzellen auffällig klein, polymorph mit pyknotischen Kernen

Dickdarm

10–15% der Patienten mit Kolonkarzinom entwickeln Lungenmetastasen,
bei 1–2% ist die Lunge der einzige Sitz von Fernmetastasen (Flint et al.
1992). Kolonkarzinome liegen im Einstromgebiet der Pfortader, die
Tumorzellen gelangen über die Leber, wo sie meistens ebenfalls Metastasen
setzen, in die Lebervene und über das rechte Herz in die Lunge. Bei
Rektumkarzinomen erfolgt die Absiedlung über die Vena cava und das
rechte Herz direkt in die Lunge.

Zytologie: (Abb. 4.53, 4.54, 5.67, 5.68)

Übersicht
- schmierig-detritischer, zum Teil opaker Hintergrund
- kleine, pyknotische, auch eckige Kerne

- Verbände mit typisch palisadenartigen Zellreihen, in der Aufsicht bienenwabenartig (besonders deutlich in der PAP-Färbung) und nackte ovaläre Kerne

Detailsicht
- schmale, hochzylindrische Zellen mit mittelgroßen, längsovalen, basal gelegenen Kernen
- Kerne mit grobscholligem Chromatin und zum Teil einem prominenten, runden Nukleolus, mehrere Nukleolen möglich
- das Plasma zart und häufig fehlend, eventuell scharf begrenzte Schleimvakuolen
- Schleimvakuolen in fast allen Zellen vorhanden – *muzinöser Typ*

Differentialdiagnosen:

- *Basaloides Plattenepithelkarzinom:* Eine zentrale Kernlage, das Fehlen der palisadenartigen Zellordnung und atypische, polymorphe, verhornende Zellen sprechen für ein Plattenepithelkarzinom.
  Serumtumormarker CEA und CA 19-9 sind nicht erhöht. (Abb. 4.9, 4.10)

Mamma

In Europa ist das Mammakarzinom der häufigste maligne Tumor der Frau. Die beiden wichtigsten histologischen Subtypen sind das duktale Mammakarzinom mit 80–85% und das lobuläre mit 10–14% (Feichter 2000). Der Tumor metastasiert in erster Linie in die axillären, aber auch in die cervicalen, intercostalen, retrosternalen und mediastinalen Lymphknoten. Eine Absiedlung in die Lunge erfolgt nach Autopsiestudien in 60% der Fälle, nach klinischen Studien beträgt der Prozentsatz nur 5% (Colby et al. 1995f). Häufiger als bei anderen Primärtumoren ist neben einer hämatogenen eine lymphogene Lungenmetastasierung zu finden (Lymphangiosis carcinomatosa) (siehe Tab. 4.12). Im Serum ist bei Mammakarzinomen der Tumormarker CA 15-3 erhöht.

Zytologie: (Abb. 4.55, 4.56, 4.57, 4.58, 5.61, 5.62) Eine zytomorphologische Zuordnung einer Metastase zum duktalen bzw. lobulären Karzinom ist nach unserer Erfahrung nur sehr eingeschränkt möglich. Die immunzytochemische Bestimmung des Östrogen- bzw. Progesteronrezeptors sollte aus therapeutischen Gründen angestrebt werden, zudem unterstützt sie die morphologische Diagnose. Die Beurteilung der Ergebnisse sollte in Intensitätsgraden der Anfärbung (schwach, mäßig, stark) erfolgen. In Biopsien (z. B. Bürstenbiopsien) können Schwierigkeiten bei der Dignitätsbeurteilung auftreten, denn die Zellen des Mammakarzinoms unterscheiden sich von den umgebenden Zellen der Bronchialschleimhaut nur durch eine mäßige Kernhyperchromasie und eine auffällige Lagerung. Besonders geeignete Untersuchungsmaterialien bei Lymphangiosen sind die BAL und die transbronchiale Lungenbiopsie.

Übersicht
- sauberer Hintergrund

- flache Verbände ohne Überlagerung mit gleichen Zellabständen, Gänsemarsch-ähnliche Zellreihen (im Biopsiematerial wie Bürste, OP-Abklatsch)
- kugelige und papilläre, bäumchenartige Verbände mit Kernlagerung parallel zur Oberfläche (in Flüssigkeiten wie Sekret oder BAL)
- monomorphe Einzelzellen und nackte Kerne
- Zellen in Zeilen und Zellgruppen – *lobuläres Karzinom*

Detailsicht
- kleine bis mittelgroße, kubische, eventuell zylindrische Zellen mit mittelgroßen, rundovalen Kernen (wie Flimmerzellkerne)
- Kerne mäßig hyperchromatisch, mit körnigem Chromatin und eventuell einem runden Nukleolus
- das Plasma schmal und feinnetzig, selten Vakuolen (meist runde)
- meist gut erhaltene, mittelgroße, zylindrische Zellen mit exzentrisch gelegenen runden Kernen; die Kerne mit körnigem Chromatin und rundem Nukleolus – *lobuläres Karzinom*

Differentialdiagnose:
- *Reaktives Bronchialepithel:* Die Zellen der Bronchialschleimhaut sind größtenteils zylindrisch und plasmareicher. Die Kerne sind heller, Mehrkernigkeit tritt auf.
- *Basalzellgruppen:* Die Zellen sind etwas kleiner und gleichförmig, die Kerne sind oval. (Abb. 3.5)
- *Serosaverbände:* In peripheren Bürstenbiopsien können flache Verbände von Serosazellen auftreten, sie sind plasmareicher als die Zellen des Mammmakarzinoms, den Kernen fehlt die Hyperchromasie.
Immunzytochemie: Vimentin positiv, HBME-1 positiv, (Abb. 5.3)

Niere (klarzelliges Nierenzellkarzinom)

90% aller Nierentumore sind Nierenzellkarzinome, die größte Untergruppe ist das klarzellige Nierenzellkarzinom (de May 1996c). Der klarzellige oder auch pflanzenzellartige Eindruck entsteht durch Herauslösen von in der Zelle gespeicherten Lipiden und Glykogen während des Färbevorganges. In die Lunge metastasiert der Tumor hämatogen über die Vena cava und das rechte Herz. Autoptisch finden sich bei 50–75% der Patienten mit Nierenzellkarzinom Lungenmetastasen, in klinischen Studien liegt dieser Prozentsatz bei 5–30% (Colby et al. 1995f).

Zytologie: (Abb. 4.59, 4.60, 5.71) Zytologisch treffen wir beim klarzelligen Nierenzellkarzinom auf zwei Zellformen: mittelgroße, runde und große, polymorphe helle Zellen, die jeweils allein oder in Kombination auftreten können. Immunzytochemisch zeigt das klarzellige Nierenzellkarzinom eine Koexpression von Keratin und Vimentin.

Übersicht
- sauberer, ev. blutiger Hintergrund

- dichte, traubenartige Verbände von mittelgroßen, monomorphen Zellen und/oder einzeln und in flachen Verbänden gelegene große, polymorphe Zellen
- eventuell rosa Schlieren von basalmembranartigem Material im Bereich der Verbände (MGG)

Detailsicht
- mittelgroße, runde, gleichförmige Zellen mit kleinen, runden, exzentrisch gelegenen Kernen, die Kerne mit dichtem Chromatin, das Plasma klar oder lückrig
- große, polymorphe Zellen mit mittelgroßen bis großen, runden bis rundovalen, zentral gelegenen Kernen, die Kerne mit lockerem Chromatin und zum Teil auch mehreren großen, prominenten Nukleolen, das Plasma teils netzig, teils lückrig

Differentialdiagnose:
- *Schaumige Makrophagen:* Größere Gruppen von fein vakuolisierten Makrophagen können als rundzellige Form des Nierenzellkarzinom fehlinterpretiert werden, doch enthalten Makrophagen meistens auch pigmentiertes Material und liegen nicht in Verbänden.
- *Zellen des Granulationsgewebes:* Sie können als groß- und polymorphzellige Form des Nierenzellkarzinoms fehldiagnostiziert werden, doch sind sie meistens nicht vakuolisiert und die Kerne nicht hyperchromatisch.
  Immunzytochemie: Keratin negativ, Abb. 5.34
- *Klarzellige Karzinome der Lunge* sind weitaus seltener als Metastasen von Nierenzellkarzinomen.
  Immunzytochemie: Vimentin negativ
- *Sarkome:* Sie können gegenüber der groß- und polymorphzelligen Form des Nierenzellkarzinoms zu differentialdiagnostischen Schwierigkeiten führen. Im Gegensatz zum Nierenzellkarzinom sind meistens auch Spindelzellen vorhanden, eventuell auch Riesenzellen.
  Immunzytochemie: Keratin negativ

Blase (Urothelkarzinom)

Fast 95% der Harnblasenkarzinome sind Urothelkarzinome (5% Plattenepithel-, 0,5–2% Adeno- und ca. 0,5% kleinzellige Karzinome) (Dalquen 2000c). Sie metastasieren über die Vena cava und das rechte Herz in die Lunge. In autoptischen Studien hat man bei 30% der Patienten mit Blasenkarzinomen eine Lungenmetastasierung gefunden, bei klinischen in 5–10% (Colbi et al. 1995f).

Zytologie: (Abb. 4.61, 4.62, 5.72) Zytologisch können unterschiedliche Zellformen beobachtet werden, die entweder allein oder in Kombination auftreten.

Übersicht
- sauberer Hintergrund

- meist buntes Bild mit Einzelzellen, nackten Kernen und kleinen, flachen, aber auch papillären Zellverbänden

Detailsicht
- große, ovaläre Zellen mit großen, eventuell gebuchteten Kernen, die Kerne mit grobscholligem Chromatin und prominenten, zum Teil auch polymorphen Nukleolen, das Plasma netzig oder homogen
- mittelgroße, rundovale Zellen mit mittelgroßen, rundovalen Kernen, die Kerne mit grobkörnigem Chromatin und eventuell runden Nukleolen, das Plasma homogen (MGG grautönig) oder dicht opak, wie verhornend
- kleine, runde Zellen mit kleinen, meist runden, pyknotischen Kernen, das Plasma dicht opak, wie verhornend

Differentialdiagnosen:

- *Nicht verhornendes Plattenepithel-Karzinom:* Es handelt sich um eine sehr häufige Fehldiagnose. Für ein Plattenepithelkarzinom spricht das Überwiegen von Verbänden, das Plasma ist eher blau und nicht grau (MGG), opake Zellen sind verhornend in PAP intensiv rot (Urothelkarzinom grün). Abb.4.5, 4.6, 4.7
- *Adenokarzinom bei papillärer Wuchsform des Urothelkarzinoms:* Für ein Adenokarzinom sprechen Schleimvakuolen, die man mit Hilfe der PAS-Färbung von Degenerationsvakuolen des Urothelkarzinoms unterscheiden kann. Die Kerne sind heller und haben ein gleichmäßig verteiltes, körniges Chromatin.
  Immunzytochemie TTF-1 und CEA positiv, Abb. 4.18

Magen (Siegelringzellkarzinom)

Magenkarzinome metastasieren hämatogen über die Pfortader in die Leber und von dort über die Lebervene und das rechte Herz in die Lunge. Sie sind zu über 90% Adenokarzinome (Dalquen et al. 2000) und zeigen gewöhnlich kein typisches Zellbild, daher sind nur jenen Fälle zytologisch zuordenbar, bei welchen ein Magenkarzinom anamnestisch bekannt ist. Eine Ausnahme ist die Variante des Siegelringzellkarzinoms.

Zytologie: Abb. 4.13, 4.14, 5.66

Übersicht
- Schleimschlieren
- sehr gleichförmige, dreidimensionale (ev. kugelige oder papilläre), seltener auch flache Tumorzellverbände und -zellgruppen, fast alle Tumorzellen mit Schleimvakuolen

Detailsicht
- sehr gleichförmige, mittelgroße, meist scharf begrenzte zylindrische Zellen mit kleinen, runden, basal gelegenen, oft den Zellrand bildenden Kernen

- die Kerne hyperchromatisch mit dichtem, körnigem Chromatin und eventuell einem runden Nukleolus
- das Plasma zumeist in Form einer großen, die Zelle ausfüllenden Vakuole, bei geringerem Differenzierungsgrad wolkig, eventuell mit rötlicher Granula (MGG)

Differentialdiagnosen:

- *Becherzellkarzinom bzw. Siegelringzellkarzinom des Bronchus:*
  Immun-zytochemie: TTF-1 positiv
  Serumtumormarker CA 72-4, CA 19-9 nicht erhöht

Schilddrüse

Das follikuläre Karzinom neigt zur hämatogenen Absiedlung in die Lunge und in das Skelett. Das papilläre Karzinom ist in Hinblick auf eine Lungenmetastasierung von geringer Bedeutung, da es sich bevorzugt lymphogen in der Halsregion ausbreitet und auch lange darauf beschränkt bleibt. Das von den kalzitoninbildenden, parafollikulären C-Zellen ausgehende medulläre Karzinom wächst langsam und metastasiert ebenfalls in erster Linie in die regionalen Lymphknoten (Dröse 1979).

Zytologie: (Abb. 4.63, 4.64) Zytologisch ist es möglich, den Verdacht auf das Vorliegen einer Schilddrüsenmetastase auszusprechen. Eine weitere Zuordnung zum papillären, follikulären oder medullären Karzinom ist nur sehr eingeschränkt möglich, doch existieren morphologische Hinweiskriterien. Mit Hilfe der Immunzytochemie kann die morphologische Diagnose abgesichert werden. Der Marker für das follikuläre und papilläre Karzinome ist TSH, für das medulläre Karzinom sind es Kalzitonin, Synaptophysin und Chromogranin A.

Übersicht
- sauberer Hintergrund, eventuell Kolloid in Schlieren, selten auch in septierten Kugeln (MGG blau)
- flache oder papilläre Verbände, Einzelzellen, nackte Kerne

Detailsicht
- mittelgroße, vielgestaltige Zellen (rund bis triangulär, eventuell spindelig) mit auch zwei oder mehreren, mittelgroßen bis großen, zumeist runden, zentral gelegenen Kernen
- die Kerne mit grobem Chromatin und zumeist einem runden Nukleolus, eventuell betonter Kernwand (PAP) oder intranukleären Plasmaeinschlüssen (Lochkerne/MGG)
- das Plasma netzig bis homogen, eventuell zart graurötlich, rötliche Granulierung möglich (MGG)

Hinweiszeichen für eine weitere Typisierung sind:
- viele nackte Kerne, prominente Nukleolen, Zweikernigkeit, schlecht erhaltene Zellgrenzen, feine rötliche Granulierung – *follikuläres Karzinom*

- dichte papilläre Verbände neben flachen Zellgruppen, Kolloid, Loch-kerne, Kernrandbetonung (PAP) – *papilläres Karzinom*
- vielgestaltige Zellformen eventuell auch spindelig, Mehrkernigkeit, Kernpolymorphie, intensive rote Granulierung, eventuell Amyloid (MGG violett, im polarisierten Licht grünlich) – *medulläres Karzinom*

Leber (hepatozelluläres Karzinom)

Im Gegensatz zu Asien und Afrika ist in Westeuropa und den USA das hepatozelluläre Karzinom sehr selten, mit einer Häufigkeit von 1.2–2.5% aller Malignome (Liang-Che T 1997). Zu den Risikofaktoren zählen Hepatitis B und C, Alkohol, Aflotoxine (Aspergillus flavus) in Nahrungsmitteln und Arsen. Die Metastasierung in die Lunge erfolgt über die Lebervene und das rechte Herz. Der Serumspiegel von AFP ist erhöht.

Zytologie: (Abb. 4.65) Zytologisch zeigen nur Metastasen mit hohem Differenzierungsgrad ein typisches Bild. Zur Absicherung des morpho-logischen Befundes steht der immunzytochemische Marker AFP zur Verfügung.

Übersicht
- Einzelzellen, flach gelegene Zellgruppen, selten größere Verbände

Detailsicht
- große, runde oder polygonale, häufig zweikernige Zellen mit mittel-großen bis großen, kreisrunden, zentral gelegenen Kernen
- die Kerne mit grobem Chromatin, zum Teil betonter Kernmembran und teils großen, runden, prominenten Nukleolen, eventuell Lochkerne
- das Plasma dicht, eventuell mit spärlich grober, dunkler Granula (Gallepigment)

Differentialdiagnose:
- *Benigne Leberzellen:* Bei Punktionen im Bereich des basalen rechten Unterlappens besteht die Gefahr der Fehlpunktion der Leber. Benigne Leberzellen können eine erhebliche Polymorphie aufweisen, daher ist in diesem Fall besondere Vorsicht bei der Diagnose „Leberzellkarzinom" geboten (Abb. 5.35).

Hoden (Seminom)

Das Seminom ist mit einem Anteil von ca. 45% der häufigste Keimzelltumor des Mannes (Mikuz 1997). Der Tumor tritt bevorzugt zwischen dem 30. und 50. Lebensjahr auf. Bei Maldescensus testis besteht ein erhöhtes Er-krankungsrisiko.

Zytologie: (Abb. 4.66) Immunzytochemisch ist der Tumor mit HCG in seltenen Fällen positiv, mit AFP immer negativ.

> **Übersicht**
> • netziger Hintergrund
> • dissoziiert gelegene Einzelzellen und nackte Kerne
> **Detailsicht**
> • eher gleichförmige, in der Größe nur mäßig schwankende, rundovale Zellen mit rundovalen, zentral gelegenen Kernen
> • die Kerne mit lockerem bis feinscholligem Chromatin und einem großen, blasigen Nukleolus
> • das Plasma zart und blau (MGG)

Differentialdiagnose:

• *Hochmaligne NHL:* Lymphome haben keinen netzigen Hintergrund, gewöhnlich runde Zellen und meist mehrere Nukleolen. *Immunzytochemie* LCA positiv, Abb. 4.51

Literatur

Arrigoni MG, Woolner LB, Bernatz PE (1972) A typical carcinoid tumors of the lung. J Thorac Cardiovasc Surg 64: 413–421

Auerbach O, Garfinkel L (1991) The changing pattern of lung carcinoma. Cancer 68: 1973–1977

Auerbach O, Gere JB, Pawlowski JM, Muehsam GE, Smolin HJ, Stout AP (1957) Carcinoma in situ and early invasive carcinoma occurring in the tracheal bronchial trees in cases of bronchial carcinoma. J Thorac Surg. 34: 298–309

Auerbach O, Hammond EC, Garfinkel L (1979) Changes in bronchial epithelium in relation to cigarette smoking 1955-1960 vs 1970-1977. N Engl J Med 300: 381–386

Begemann M (1999) Hodgkin-Lymphome. Thieme-Verlag Stuttgart, New York (Praktische Hämatologie: Klink–Therapie–Methodik)

Bibbo M (1997) Respiratory Tract. W. B. Saunders Company (Comprehensive Cytopathology)

Cagle PT, Alpert LC, Carmona PA (1992) Peripheral biphasic adenocarcinoma of the lung; light mikroskopic and immuncytichemical findings. Hum Pathol 23: 197–200

Carbacos A, Gomez Dorronsoro M, Lobo Beristain JL (1985) Pulmonary carcinosarcoma: a case study and review of the literature. Br J Dis Chest 79: 83–94

Carter D, Egglestone J (1980) Tumors of the lower respiratory tract. Washington DC, Armed Forces Institute of Pathology (Atlas of Tumorpathology, second series, fascicle 17)

Chang Y, Cesarman E, Pessin MS, Lee F, Culpepper J, Knowles DM, Moore PS (1994) Identification of herpesvirus-like DNA sequences in AIDS-associated Kaposi's sarcoma. Sience 266: 1864–1869

Churg A, Warnock ML (1976) Pulmonary tumorlet. A form of peripheral carcinoid. Cancer 37: 1469–1477

Colby TV, Hoppe RT, Warnke RA (1981) Hodgkin's disease: a clinicopathologic study of 659 cases. Cancer 49: 1848–1858

Colby TV, Koss MN, William DT (1995a) Squamous cell carcinoma and variants. In: Rosai J, Sabin LH (ed) Atlas of Tumor Pathology, third series, fascicle 13: Tumors of the Lower Respiratory Tract. AFIP (American Registry of Pathology Armed Forces Institute of Pathology) Washington, pp 157–178

Colby TV, Koss MN, William DT (1995b) Carcinoid and other neuroendocrine tumors. In: Rosai J, Sabin LH (ed) Atlas of Tumor Pathology, third series, fascicle 13: Tumors of the Lower Respiratory Tract. AFIP (American Registry of Pathology Armed Forces Institute of Pathology) Washington, pp 287–317

Colby TV, Koss MN, William DT (1995c) Small cell carcinoma and large cell neuroendocrine carcinoma. In: Rosai J, Sabin LH (ed) Atlas of Tumor Pathology, third series, fascicle 13: Tumors of the Lower Respiratory Tract. AFIP (American Registry of Pathology Armed Forces Institute of Pathology) Washington, pp 235–257

Colby TV, Koss MN, William DT (1995d) Miscellaneous Mesenchymal Tumors; smooth muscle tumors. In: Rosai J, Sabin LH (ed) Atlas of Tumor Pathology, third series, fascicle 13: Tumors of the Lower Respiratory Tract. AFIP (American Registry of Pathology Armed Forces Institute of Pathology) Washington, pp 353–360

Colby TV, Koss MN, William DT (1995e) Lymphoreticular disorders. In: Rosai J, Sabin LH (ed) Atlas of Tumor Pathology, third series, fascicle 13: Tumors of the Lower Respiratory Tract. AFIP (American Registry of Pathology Armed Forces Institute of Pathology) Washington, pp 419–464

Colby TV, Koss MN, William DT (1995f) Tumors metastatic to the lung. In: Rosai J, Sabin LH (ed) Atlas of Tumor Pathology, third series, fascicle 13: Tumors of the Lower Respiratory Tract. AFIP (American Registry of Pathology Armed Forces Institute of Pathology) Washington, pp 517–546

D'Agati VD, Perzin KH (1985) Carcinoid tumorlets of the lung with metastases to a peribronchial lymph node. Report of a case and review of the literature. Cancer 55: 2472–2476

Dalquen P (2000a) Respirationstrakt: Bösartige Tumoren. In: Remmele W (ed) Pathologie, Band 8. Zytopathologie. Springer, Berlin, Heidelberg, New York, S 184–195

Dalquen P (2000b) Lymphknoten: neoplastische Erkrankungen des lymphatischen Systems. In: Remmele W (ed) Pathologie, Band 8. Zytopathologie. Springer, Berlin Heidelberg New York, S 355–371

Dalquen P (2000c) Harnwege: Urotheliale Tumore. In: Remmele W (ed) Pathologie, Band 8. Zytopathologie. Springer, Berlin Heidelberg New York, S 139–146

Dalquen P, Feichter G (2000) Verdauungskanal: Adenokarzinom des Magens. In: Remmele W (ed) Pathologie, Band 8. Zytopathologie. Springer, Berlin, Heidelberg, New York, S 247–249

Daly RC, Trastek VF, Pairolero PC (1991) Bronchioloalveolar carcinoma; factors affecting survival. Ann Thorac Surg 51: 368–377

Davis MP, Eagan RT, Weiland LH, Pairolero PC (1984) Carcinosarcoma of the lung Mayo Clinic experience and response to chemotherapy. Mayo Clin Proc 59: 598–603

DeMay RM (1996a) Lung: Adenocarcinoma. American Society of Clinical Pathologists Chicago, ASCP Press (The Art & Science of Cytopathology)

DeMay RM (1996b) Lung: Bronchioloalveolar Cancer. American Society of Clinical Pathologists Chicago, ASCP Press (The Art & Science of Cytopathology)

DeMay RM (1996c) Kidney: Malignant Diseases of the Kidney. American Society of Clinical Pathologists Chicago, ASCP Press (The Art & Science of Cytopathology)

Dröse M (1979) Schilddrüsentumoren. F. K. Schattauer Verlag, Stuttgart-New York (Aspirationszytologie der Schilddrüse)

Dunnill MS, Gatter KC (1986) Cellular heterogeneity in lung cancer. Histopathology 10: 461–475

El-Torky M, El-Zeky F, Hall JC (1990) Significant changes in the distribution of histological types of lung cancer: a review of 4928 cases. Cancer 65: 2361–2367

Feichter G (2000) Brustdrüse: Invasive Karzinome. In: Remmele W (ed) Pathologie, Band 8. Zytopathologie. Springer, Berlin Heidelberg New York, S 309–316

Feller AC (1997) Maligne Lymphome: Lymphatisches System. In: Böcker W, Denk H, Heitz U (ed) Pathologie. Verlag Urban & Schwarzenberg München, Wien, Baltimore, S 500–517

Flint A, Lloyd RV, Ricardo VL (1992) Colon carcinoma metastatic to the lung: cytologic manifestations and distinction from primary pulmonary adenocarcinoma. Acta Cytol 136: 230–235

Gould VE, Linnoila RI (1982) Pulmonary neuroepithelial bodies, neuroendocrine cells and pulmonary tumors. Hum Pathol 13: 1064–1066

Guccio J, Rosen S (1972) Bronchopulmonary leiomyosarcoma and fibrosarcoma. A study of 32 cases and review of the literature. Cancer 30: 836–847

Heitmiller RF, Mathisen DJ, Ferry JA, Mark EJ, Grillo HC (1989) Mucoepidermoid lung tumors. Ann Thorac Surg 47: 394–399

Hien P (2000) Das Bronchuskarzinom: Klassifikation und Prognose. Springer, Berlin Heidelberg New York (Praktische Pneumologie)

Hoffman PC, Albain KS, Britan JD et al. (1984) Current concepts in small cell carcinoma of the lung. CA Cancer J Clin 34: 269–281

Ishida T, Tateishi M, Kaneko S et al. (1990) Carcinosarcoma and spindle cell sarcoma of the lung. Clinicopathologic and immunhistochemical studies. J Thorac Cardiovasc Surg 100: 844–852

Inoue H, Iwashita A, Kanegae H, Higuchi K, Fulinaga Y, Matsumoto I (1991) Peripheral pulmonary adenoid cystic carcinoma with substancial extention to the proximal bronchus. Thorax 46: 147–148

Jennings TA, Axiotis CA, Kress Y, Carter D (1990) Primary malignant melanoma of the lower respiratory tract. Report of a case and literature review. Am J Clin Pathol 94: 649–655

Johnston WW (1988) Histologic and cytologic pattern of lung cancer in 2.580 men and women over a 15-year period. Acta Cytol 32: 163–168

Joseph G, Pandit M, Korfhage L (1993) Primary pulmonary plasmozytoma. Cancer 71: 72–74

Kayser K (1992a) Epidermoid carcinoma. Springer Verlag, Berlin Heidelberg New York (Analytical Lung Pathology)

Kayser K (1992b) Bronchioloalveolar carcinoma. Springer, Berlin Heidelberg New York (Analytical Lung Pathology)

Kreisman H, Wolkove N, Quoix E (1992) Small cell lung cancer presenting as a solitary pulmonary nodule. Chest 101: 225–231

Li G, Hansmann ML, Zwingers T, Lennert K (1990) Primary lymphomas of the lung: morphological, immunhistochemical and clinical features. Histopathol 16: 519–531

Liang-Che T (1997) Liver and Pancreas: Primary malignant tumors. In: Bibbo M (ed) Comprehensive Cytopathology, W. B. Saunders Company, pp 838–845

Linnoila RI, Jensen SM, Steinberg SM, Minna JD, Gazdar AF, Mulshine JL (1989) Differentiation in non-small cell lung cancer (NSCLC) correlets with favorable response to chemotherapy (CT). Proc Am Soc Clin Oncol 8: 248

Madri JA, Carter D (1984) Scar cancer of the lung: Origin and significance. Hum Pathol 15: 625–631

Manning JT, Spjut HJ, Tschen JA (1984) Bronchioloalveolar carcinoma: The significance of two histopathologic types. Cancer 54: 525–534

McCaughan BC, Martini N, Bains MS (1985) Bronchial carcinoids. Review of 124 cases. J Thorac Cardiovasc Surg 89: 8–17

Melamed MR, Zaman MB, Flehinger BJ, Martini N (1977) Radiologically occult in situ and incipient invasive epidermoid lung cancer. Detection by sputum cytology in a survey of asymptomatic cigarette smokers. Am J Surg Pathol 1: 5–16

Mikuz G (1997) Hoden: Männliche Geschlechtsorgane. In: Böcker W, Denk H, Heitz U (eds) Pathologie. Verlag Urban & Schwarzenberg München, Wien, Baltimore, S 773–788

Miller DL, Allen MS (1993) Rare pulmonary neoplasms. Mayo Clin Proc 68: 492–498

Moore PS, Chang Y (1998) Kaposi's sarcoma (KS) KS-associated herpesvirus, and the criteria for causality in the age of molicular biology. Am J Epidemiol 147: 217–221

Müller-Hermelink HK, Ott G (1997) Histphatologie und Klassifikation der Non-Hodgkin-Lymphome. Internist 38: 113–121

Nasiell M, Sinner W, Tornvall G, Vogel B, Enstad I (1977) Clinically occult lung cancer with positiv sputum cytology and primary negative radiological findings. Scand J Respir Dis 58: 1–11

Popper HH, Wirnsberger G, Jüttner-Smolle FM, Pongratz MG, Sommergutter (1992) The predictive value of human papilloma virus (HPV) typing in the prognosis of bronchial squamous cell carcinoma. Histopathology 21: 323–330

Popper HH, Mikuc G, Drlicek M, Travis D (1994) Tumoren der Lunge. In österr. Ges. f. Pathologie (Red.: Holzner, Feigl, Klimpfinger, Leibl, Ullrich Mikuz) (ed) Histologische Tumor-Klassifikation: Histologische Nomenklatur und Klassifikation der Tumoren und tumorartigen Veränderungen. Springer, Wien, S 17–23

Radin AI (1990) Primary pulmonary Hodgkin's disease. Cancer 65: 550–563

Ranchod M, Levine GD (1980) Spindle-cell carcinoid tumors of the lung: a clinicopathologic study of 35 cases. Am J Surg Pathol 4: 315–331

Roggli VL, Vollmer RT, Greenberg SD, McGavran MH, Spjut HJ, Yesner R (1985) Lung cancer heterogeneity: a blinded und randomized study of 100 consecutive cases. Hum Pathol 16: 569–579

Saccomanno G, Archer VE, Auerbach O, Saunders RP, Brennan LM (1974) Development of carcinoma of the lung as reflected in exfoliated cells. Cancer 33: 256–270

Samaniego F, Markham PD, Gallo RC, Ensoli B (1995) Inflammatory cytokines induce AIDS-Kaposi's sarcoma-derived spindle cells to produce and release basic fibroblast growth factor and enhance Karposi's sarcoma-like lesion formation in nude mice. J Immunol 154: 3582–3592

Schöfer H, Ochsendorf F (1999) Kaposi-Sarkom. In: Brodt, Helm, Kamps (ed) AIDS 1999, Diagnostik und Therapie. Steinhäuser Verlag, pp 290–306

Shin MS, Ho KJ (1979) Primary hemangiopericytoma of lung: radiography and pathology. Am J Roentgenol 133: 1077–1083

Silverberg E, Lubera JA (1989) Cancer statistics 1989. Cancer 39: 3–20

Sivit CJ, Schwartz AM, Rockoff SD (1987) Kaposi's sarcoma of the lung in AIDS: radiologic-pathologic analysis. Am J Roentgenol 148: 25–28

Sutten FD Jr, Vestal RE, Creagh CE (1974) Varied prentations of metastatic pulmonary melanoma. Chest 65: 415–419

Takamori S, Naguchi M, Morinaga S, Goya T, Tsugane S, Kakegawa T, Shimosato Y (1991) Clinicopathologic characteristics of adenosquamous carcinoma of the lung: Cancer 67: 649–654

Tesch H, Bohlen H, Wolf J, Engert A (1998) Pathogenese und Therapie des Hodgkin-Lymphoms. Med Klin 93: 82–90

Thomas L, Stieber P, Lamerz R, Wagener C (1998) Tumormarker. In: Thomas L (ed) Labor und Diagnose: Indikation und Bewertung von Laborbefunden für die medizinische Diagnostik. TH-Books Frankfurt/Main, S 956–1017

Travis WD, Linnoila RI, Tsokos MG et al. (1991) Neuroendocrine tumors of the lung with proposed criteria for large-cell neuroendocrine carcinoma. An ultastructural, immunhistochemical and flow cytometric study of 35 cases. Am J Surg Pathol 15: 529–553

Travis WD, Colby TV, Corrin B, Shimosato Y, Brambilla E and collaborators from 14 countries (1999) World Health Organization Pathology panel: World Health Organization. Histological Typing of Lung and Pleural Tumors. International Classification of Tumors, 3rd ed. Springer, Berlin, Heidelberg, New York, Tokyo

Yousem SA, Hochholzer L (1987) Primary pulmonary hemangiopericytoma. Cancer 59: 549–555

Einleitung

Es gibt eine Vielzahl unterschiedlicher Erkrankungen, bei denen die Pleura als primäres Organ betroffen ist. Viel häufiger jedoch kommt es zu krankhaften Veränderungen im Sinne einer sekundären Mitbeteiligung der Pleura. Bei den meisten benignen und malignen Pleuraerkrankungen kommt es zur Ergussbildung, die in Abhängigkeit vom Flüssigkeitsvolumen zu erheblichen klinischen Symptomen führen kann. Deshalb muss meist schon aus therapeutischen Gründen eine Entlastungspunktion durchgeführt werden. Die Punktionsanalyse des Pleuraergusses umfasst neben der Zytomorphologie des Pleurasediments auch ein großes Spektrum an Laboruntersuchungen aus der Pleuraflüssigkeit.

Bei selteneren mesenchymalen Pleuratumoren, die meist ohne Erguss-bildung auftreten, werden bioptische Verfahren zur Entnahme von Gewebs-proben eingesetzt. In diesem Kapitel werden die häufigsten und wichtigsten Erkrankungen der Pleura behandelt und die diagnostischen Vorteile der gleichzeitigen Berücksichtigung von Zytomorphologie und Laboranalyse aufgezeigt.

Pleuramesothel

Die Pleura ist eine seröse Haut mit einem parietalen und einem visceralen Anteil. Die innere Thoraxwand, das Zwerchfell und das Mediastinum werden von der *Pleura parietalis* ausgekleidet, die Lungenoberfläche und die Interlobärspalten sind von der *Pleura visceralis* bedeckt. Am Übergang der Lunge zum Lungenhilus gehen beide Pleurablätter ineinander über. Die *Pleurablätter* bestehen aus einer einschichtigen Lage von flachen Mesothelzellen, der Basalmembran und dem submesothelialen Bindegewebe mit Blut- und Lymphgefäßen sowie Nervenfasern. Zwischen Pleura parietalis und Pleura visceralis besteht ein schmaler Spalt mit 5–15 ml eiweißarmer Flüssigkeit, die das reibungslose Gleiten der Pleurablätter während der Atemtätigkeit ermöglicht. Neue ultrastrukturelle und biochemische Untersuchungen sprechen dafür, dass Surfactant-ähnliche Substanzen zum Erhalt der Integrität der Pleuraoberfläche und zum reibungsfreien Gleiten beitragen (Hamm 1998). Die Pleuraflüssigkeit ist ein mikrovasculäres Filtrat aus der Pleura parietalis mit einer Produktionsrate von 15–30 ml täglich. Die Drainage der Flüssigkeit erfolgt weitgehend über klappenähnliche Ventilmechanismen („Stomata") in die lymphatischen Gefäße der Pleura parietalis. Unter normalen Bedingungen steht die Filtration der Pleuraflüssigkeit mit der Resorption im Gleichgewicht. Durch eine Reihe von pathophysiologischen Mechanismen kann der Flüssigkeitsaustausch gestört werden, wodurch ein Pleuraerguss entsteht. (Tab. 5.1)

Pleuraerguss

In einem gemischt internistischen Krankengut findet man bei etwa 10% aller Patienten einen Pleuraerguss. Die häufigste Ursache dafür ist die kardiale

Tabelle 5.1. Pathophysiologische Mechanismen des Pleuraergusses

Ursachen	Erkrankungen
Erhöhung des hydrostatischen Druckes	Stauungsergüsse - Herzinsuffizienz
Verminderung des kolloidosmotischen Druckes	Eiweißmangel bei Leberzirrhose, nephrotischem Syndrom oder Kachexie
Permeabilitätssteigerung der Kapillaren	Pleuritis, Pneumonien, Abszesse, Lungenembolien und Infarkte, Autoimmunerkr., Malignome
Verminderung der Lymphdrainage	Kompression der Lymphgefäße durch Granulome, Tumoren oder Lymphknotenmetastasen
Druckabfall im Pleuraraum	Lungenatelektase
Flüssigkeitsübertritt vom Peritonealraum in den Pleuraraum	benigner und maligner Aszites, Meigs-Syndrom

Stauung mit 30–40% (Light 1990). Bei den nicht kardial bedingten Ergüssen stehen Pneumonien mit 48% an erster und maligne Ergüsse mit 24% an zweiter Stelle. Danach folgen Ergüsse im Rahmen von Lungenembolie, Leberzirrhose, Pankreatitiden sowie zahlreichen anderen Ursachen. Es verbleiben aber noch 15% ideopathische Ergüsse (Loddenkemper 1998).

Klinische Untersuchungen

Anamnese, Symptomatik und bildgebende Verfahren können dem Kliniker zwar eine Diagnose oder Verdachtsdiagnose bringen, in vielen Fällen jedoch bleibt die Genese des Ergusses unklar. Zur weiteren Abklärung des Pleuraergusses ist ein *stufenweises Vorgehen* sinnvoll.

Je nach der Grundkrankheit steht eines der Leitsymptome: *Dyspnoe*, *Thoraxschmerz* und *Husten* im Vordergrund. Die Dyspnoe ist bei großen Ergüssen die Folge einer Volumensreduktion der Lunge und/oder auch durch die Grundkrankheit bedingt. Atemabhängige Schmerzen bei der Pleuritis sicca verschwinden oft bei der Ergussbildung, zunehmend bohrende Schmerzen hingegen sind für einen malignen Pleurabefall charakteristisch. Husten und Auswurf weisen auf eine primäre Erkrankung der Lunge hin.

Für einen Ergussnachweis im *Routineröntgen* (stehend in zwei Ebenen) sind mindestens 200–300 ml Flüssigkeit notwendig. Zur Feststellung kleiner Ergussmengen ist die Sonographie geeignet, wobei der Nachweis ab 100 ml sicher gelingt. Die Computertomographie besitzt eine ähnliche Empfindlichkeit und kann zusätzlich innerhalb einer Verschattung besser zwischen Flüssigkeit und soliden Strukturen unterscheiden. Darüber hinaus ist die Beurteilung des Lungengewebes und der Lymphknoten möglich.

Laboruntersuchungen der Ergussflüssigkeit

Als *Basisuntersuchung* zur Differenzierung von Transsudat (T) und Exsudat (E) werden Gesamteiweiß (GE), spezifisches Gewicht und Laktatdehydro-

Tabelle 5.2. Differenzierung: Transsudat und Exsudat

Parameter	Transsudat	Exsudat
Gesamteiweiß (GE)	<30 g/l	>30 g/l
GE Pleura/GE Serum	<0,5	>0,5
Spez. Gewicht	<1016	>1016
LDH	<200 U/l	>200 U/l
LDH Pleura/LDH Serum	<0,6	>0,6

Tabelle 5.3. Laboranalysen

Screeningparameter		Diagnosen (↑ stark erhöht, ↓ sehr vermindert)	
GE	<30 mg/l	Transsudat	nephrotisches Syndrom ↓
GE	>30 mg/l	Exsudat	Tuberkulose ↑
LDH	<200 U/l	Transsudat	
LDH	>200 U/l	Exsudat	Empyem ↑, Rheuma ↑
Glukose	>95 mg/dl	Transsudat	
Glukose	<60 mg/dl	Exsudat	Tuberkulose ↓, LE ↓, Rheuma ↓
α-Amylase	>100 U/l	Exsudat	akute und chronische Pankreatitis ↑
und			Pankreaskarzinom ↑
Lipase	>60 U/l		pankreatopleurale Fistel ↑
PH	7,4–7,5	Transsudat	
pH	<7,3	Exsudat	bakteriell parapneumonisch ↓

genase (LDH) bestimmt. Durch die Kombination der Quotienten Erguss/ Serum bei GE und LDH kann die medizinische Bewertung verbessert werden (Tab. 5.2). Als Basislaborwerte sind noch die Bestimmung von pH, Glukose und Amylase anzuführen (Tab. 5.3). Weitere Laboruntersuchungen werden nur gezielt eingesetzt und sind bei den einzelnen speziellen Ergüssen angeführt. Bei malignen Erkrankungen werden zusätzlich die Tumormarker in der Ergussflüssigkeit bestimmt.

Diagnostische Hinweise kann auch die *makroskopische Beurteilung* von Farbe und Geruch der Pleuraflüssigkeit bringen (Tab. 5.4).

Tabelle 5.4. Makroskopische Beurteilung des Pleuraergusses

Klar-bernsteinfarben	Transsudat
Blutig	Hämatothorax
Bräunlich	Ältere Blutung
Milchig-weiß	Chylo- oder Pseudochylothorax
Gelb-trüb	Entzündung
Grau/übelriechend	Empyem

Zytologie der Ergussflüssigkeit

Die physiologische Pleuraflüssigkeit enthält nur wenige eingewanderte Leukozyten, Makrophagen und exfoliierte Mesothelzellen. *Reaktiv veränderte Mesothelzellen* zeigen ein buntes Zellbild mit Kern- und Zytoplasmaveränderungen, die von malignen Tumorzellen manchmal schwierig abzugrenzen sind. *Degenerativ veränderte Mesothelzellen* zeigen morphologisch ein monotones Zellbild, können aber bei Verbandbildung mit einem Siegelringzellkarzinom verwechselt werden. Immunzytochemie der Mesothelzelle: Ker, VIM, HBME 1, Calretinin.

Zytologie: (Abb. 5.1/5.2/5.3/5.4/5.5/5.6/5.7/5.8/5.9/5.10)

Physiologisch vorkommende Mesothelzellen
- Einzeln oder in Gruppen liegende, mittelgroße bis große kubische Zellen
- Die Kerne sind rund oder oval und liegen zentral oder exzentrisch, das Chromatin bildet ein grobes dichtes Netzwerk, kleine Nukleolen sind häufig sichtbar
- Das Zytoplasma ist zart oder verdichtet und scharf begrenzt
- Phagozytosen von Erythrozyten und Leukozyten, ev. Zellkannibalismus

Reaktiv veränderte Mesothelzelle
- Die Zellen liegen einzeln oder in Gruppen, in flachen „schachbrettartigen" oder dreidimensionalen Verbänden, die wiederum kugelig, papillär oder auch azinär sein können
- In dreidimensionalen Zellverbänden findet man gelegentlich im Zentrum eine scharf begrenzte, rosa Masse (MGG)–*Pink* Center. Diese Masse wurde als Kollagen-Typ III identifiziert (Delahaye et al. 1991)
- Die Einzelzellen zeigen erhebliche Unterschiede in Form und Größe
- Die Kerne werden größer, oft findet man zwei Kerne bis Mehrkernigkeit, auch die Nukleolen nehmen an Größe zu
- Das Zytoplasma ist dicht und färbt sich intensiver an. Eine feine Vakuolisierung kann über das ganze Zytoplasma verteilt oder nur perinukleär auftreten. Vereinzelt findet man Zytoplasmaausläufer, die sog. „Mikrovilli", die besonders gut in der PAS-Färbung darstellbar sind

Degenerativ veränderte Mesothelzellen
- Die Kerne quellen oder werden pyknotisch
- Das Zytoplasma wird vakuolisiert, wobei oft eine große Vakuole den Kern an den Zellrand drängt (Pseudosiegelringzelle)

Makrophagen
- Einzeln oder in losen Gruppen liegende mittelgroße Zellen, sie sind meist kleiner als Mesothelzellen, die morphologischen Unterschiede sind jedoch gering
- Die Kerne sind rund bis oval, ev. nierenförmig und liegen peripher
- Das Zytoplasma ist zart durchscheinend und scharf oder unscharf begrenzt
- Phagozytosen von Blutzellen, Pigment oder Zelltrümmern

Neben den ortsständigen Zellen kommen neutrophile und eosinophile Granulozyten, Lymphozyten und Erythrozyten in wechselnder Zahl und prozentueller Verteilung in jedem Erguss vor.

Pleuraergüsse bei benignen Erkrankungen

Neutrophiler Erguss

Definition: Wenn mehr als 50% und weniger als 90% der vorhandenen Leukozyten neutrophile Granulozyten sind, spricht man von einem neutrophilen Erguss.

Epidemiologie/Ätiologie: Ein neutrophiler Erguss ist meist ein parapneumonischer Erguss bei bakterieller oder viraler Pneumonie, Lungenabszess oder Bronchiektasien. Von den parapneumonischen Ergüssen sind etwa 75% bakteriell und 25% viral ausgelöst (Kemper 1998).

Neutrophile granulozytäre Ergüsse treten auch bei entzündlich veränderten Pulmonalinfarkten auf sowie bei Pankreatitis und bei einem subphrenischen Abszess. In Transudaten findet man in über 10% der Fälle vermehrt Neutrophile, die jedoch klinisch keine Relevanz besitzen.

Klinik: Die Symptomatik hängt von der Grunderkrankung ab. Bei *parapneumonischen Ergüssen* sind die häufigsten Krankheitszeichen Fieber, Dyspnoe und Thoraxschmerzen. Das Röntgen zeigt einen Begleiterguss auf der Seite der Pneumonie.

Zytologie: (Abb. 5.11)
Pleuraerguss makroskopisch: klar bis trüb, ev. gelblich

Übersicht
- monomorphes oder buntes Zellbild mit reichlich neutrophilen Granulozyten
- reaktive Mesothelzellen, meist in dichten Verbänden
- Hintergrund sauber bis detritisch, eventuell mit vermehrt Erythrozyten

Detailsicht
- gut erhaltene neutrophile Granulozyten, ev. Erythrozyten
- ein-mehrkernige, reaktive Mesothelzellen
- häufig Phagozytosen
- oft mehrkernige Riesenzellen (kommen besonders bei Pankreaserkrankungen mit Pleurabeteiligung vor)

Empyem

Definition: Unter einem Pleuraempyem versteht man eine Eiteransammlung im Pleuraraum.

Epidemiologie/Ätiologie: Ein Empyem kann als Komplikation nach infektiöser Pneumonie, Lungeninfarkt, Lungenabszess und infizierten Bronchiektasien auftreten oder nach operativen Eingriffen. Seltene Ursachen sind Ösophagusperforationen und subdiaphragmale Infektionen. Früher war das Mykobakterium tuberkulosis die häufigste Ursache, heute sind es aerobe

Bakterien, vorwiegend grampositive Kokken (meist Pneumo- und Staphylokokken). Weitere Ursachen sind bei immunsupprimierten Patienten Pilze wie Candida und Aspergillus. Extrem selten können auch Parasiten in einem Empyem gefunden werden.

Klinik: Leitsymptome sind plötzlicher Beginn mit Schüttelfrost und hohem Fieber bei oberflächlicher Atmung. Neben einer Leukozytose ist die LDH-Aktivität im Pleuraerguss mehr als das Vierfache der oberen Referenzgrenze der Serumaktivität. Röntgenologisch ist kein Unterschied zu anderen Pleuraergüssen, mit Ausnahme einer Spiegelbildung bei Perforation des Empyems in die lufthaltigen Bronchialwege oder eine Kavernenperforation in den Pleuraraum (Pyopneumothorax). Die Symptomatik durch spezielle Erreger siehe Kapitel 3, Benigne Lungenerkrankungen.

Zytologie: (Abb. 5.13/5.14/5.15/5.16/5.17/5.18/3.19/3.20/3.31/3.32)
Zusätzliche Färbungen: Gram und ZN
Bei einem tuberkulösen Empyem sind häufig säurefeste Stäbchen nachweisbar! *Pleuraerguss makroskopisch:* gelb-grau, trüb, übelriechend, „eitrig"

Übersicht
- schmierig-schmutziger Hintergrund
- reichlich granulozytärer Detritus

Detailsicht
- wenige erhaltene neutrophile Granulozyten, Lymphozyten und detritische Mesothelzellen
- ev. *Bakterien*: Kokken, Stäbchen, Kapselbakterien und fadenförmige Bakterien
- ev. *Candida*: Pseudohyphen und rundovale Pilzsporen
- ev. *Aspergillus*: meist in Haufen liegende, septierte Hyphen mit dichotomen Verzweigungen
- ev. *Speisereste* (im Fall einer Ösophagusfistel in den Pleuraraum)
- ev. *Echinokokkushäkchen* (bei in den Pleuraraum rupturierter Zyste)
- ev. *Cholesterinkristalle* (bei länger bestehenden Ergüssen, häufig bei Tuberkulose)

Eosinophiler Erguss

Definition: Wenn mehr als 10% der vorhandenen Leukozyten eosinophile Granulozyten sind, spricht man von einem eosinophilen Erguss.

Epidemiologie/Ätiologie: Die häufigste Ursache einer Eosinophilie ist Luft im Pleuraraum. Zur Zeit der Pneumothoraxbehandlung der kavernösen Lungentuberkulose war dieser Zusammenhang bereits bekannt (AI Spriggs 1979). Ebenso findet man nach wiederholten Pleurapunktionen, nach Traumen oder bei Spontanpneumothorax reichlich Eosinophile. Bei Allergien, parasitären Erkrankungen und diversen anderen Lungenerkrankungen wie z. B. bei einer abklingenden Pneumonie, können eosinophile Begleitergüsse auftreten.

Klinik: Bei eosinophilen Ergüssen ist die Anamnese besonders wichtig. Parasitäre Erkrankungen können durch Fragen nach Auslandsreisen oder eventuellem Kontakt mit Tieren erkannt werden. Das Röntgen kann manchmal charakteristische Symptome zeigen, wie etwa sichelförmig verkalkte Echinococcuscysten in der Lunge. Serologische Untersuchungen bringen hier Klarheit.

Zytologie: (Abb. 5.19/5.20)
Pleuraerguss makroskopisch: oft trüb, gelb oder blutig

> Übersicht
> • rötlich, eventuell schmieriger oder detritischer Hintergrund
> Detailsicht
> • bei länger bestehenden Ergüssen oft eosinophiler Detritus
> • reichlich eosinophile Granulozyten
> • Charcot-Leydensche Kristalle (länglich-rhombisch, im PAP leuchtend rot, im MGG tief blau)
> • ev. vermehrt Lymphozyten
> • wenige bis reichlich meist reaktive Mesothelzellen
> • ev. *kompletter Hakenkranz eines Echinokokkus* (durch Fehlpunktion einer Lungenzyste)

Lymphozytärer Erguss

Definition: Wenn mehr als 50% der vorhandenen Leukozyten Lymphozyten sind, spricht man von einem lymphozytären Erguss.

Epidemiologie/Ätiologie: Die mit 30–40% häufigste Ursache ist der kardiale Stauungserguss (Light 1990a). Weitere Ursachen sind chronische bakterielle Entzündungen und Infektionen durch Viren oder Mykoplasmen. Bei einem lymphozytären Erguss mit kleinen, uniformen Lymphozyten muss immer an eine Tuberkulose oder ein Malignom gedacht werden. Rein lymphozytäre Ergüsse findet man auch bei Sarkoidose und extrem seltenen anderen granulomatösen Entzündungen.

Klinik: Die Symptome lymphozytärer Ergüsse hängen von der Grunderkrankung ab. Bei großen bilateralen Stauungsergüssen muss man in erster Linie an eine kardiale Insuffizienz oder an ein nephrotisches Syndrom denken. Einseitige Ergüsse findet man bei Leberzirrhose und beim Meigs-Syndrom rechts häufiger als links. Maligne Tumoren können durch Kompression der Lymphgefäße oder Lymphknotenmetastasen Stauungsergüsse verursachen. Weiters kann durch ein stenosierendes zentrales Bronchuskarzinom eine poststenotische Pneumonie und ein parapneumonischer Erguss entstehen. Der tuberkulöse lymphozytäre Erguss wird bei den speziellen Ergüssen behandelt.

Zytologie: (Abb. 5.12)
Pleuraerguss makroskopisch: hell, klar bis trüb

Übersicht
- sauberer Hintergrund
- monomorphes Zellbild, wenig bis reichlich Lymphozyten

Detailsicht
- wenige, unauffällige Lymphozyten: Transsudat
- vermehrt kleine Lymphozyten: bei länger bestehenden Transsudaten, chronischen Entzündungen, Tuberkulose und malignen Erkrankungen
- lymphatische Reaktionsformen mit Kernauflockerung und Nukleolen kommen ev. bei infektiösen und malignen Erkrankungen vor
- meist spärlich Mesothelzellen, oft mit Zytoplasmavakuolen (Pseudo-siegelringzellen)

Differentialdiagnose

Chronisch-lymphatische Leukämie: In der Übersicht sieht man ein gleichförmiges, monotones Zellbild, die Kerne sind manchmal entrundet und haben Nukleolen. Für die Bestätigung der Verdachtsdiagnose ist eine Lymphozytentypisierung notwendig. Normalerweise finden sich im Pleurapunktat über 80% T-Zellen, bei chronisch-lymphatischer Leukämie überwiegen hingegen die B-Zellen (Markerkombination: CD 19/5, CD 19/23 und die Immunglobulinleichtketten).

Hämorrhagischer Erguss/Hämatothorax

Definition: Ein *hämorrhagischer Erguss* enthält Blutbeimengungen. Ein *Hämatothorax* ist eine massive Blutung in den Pleuraraum

Epidemiologie/Ätiologie: Bei einem *hämorrhagischen Erguss* muss in erster Linie an einen malingen Tumor gedacht werden, jedoch ist nur die Hälfte der Pleuraergüsse bei Lungentumoren und Pleuramesotheliomen tatsächlich hämorrhagisch (Loddenkemper 1991). Weiters können Lungeninfarkte und Lungenembolien zu einem hämorrhagischen Erguss führen. Die häufigsten Ursachen bei einem *Hämatothorax* sind Traumen, diagnostische und therapeutische Manipulationen und postoperative Komplikationen.

Klinik: Bei einem *hämorrhagischen Erguss* ist es sinnvoll, eine Hämatokritbestimmung durchzuführen, da eine Einschätzung des Blutgehaltes nach der Rotfärbung schwierig ist. Beträgt der Hämatokritwert des Ergusses weniger als 1% des peripheren Blutwertes, handelt es sich meistens um die Folgen einer Pleurapunktion. Hohe Hämatokritwerte findet man insbesondere nach Traumen. Von einem *Hämatothorax* spricht man, wenn der Hämatokrit >50% des Wertes im peripheren Blut beträgt (Rühle 1998). Komplikationen bei einem Hämatothorax besonders nach Traumen sind anfangs ein Bestehenbleiben der Blutkoagel durch ausbleibende Resorption, ev. auch eine Infektion mit Empyembildung, in einem späteren Stadium dann Fibrosierung und Schwartenbildung.

Zytologie: (Abb. 5.21) Erythrozyten, besonders im Zytozentrifugat, sind in fast jedem Erguss zu finden. Die makroskopische Beurteilung, ob klar, blutig tingiert oder blutig, ist hier sehr wichtig.

Übersicht
- reichlich Erythrozyten mit oder ohne Entzündungszellen/Mesothelzellen
Detailsicht
- gut erhaltene oder zugrunde gehende Erythrozyten
- Erythrophagie
- ev. Granulozyten und Lymphozyten
- Hämosiderin-speichernde Makrophagen
- reaktive Mesothelzellen
- extreme Reaktionsformen nach Traumen
Verwechslung mit Tumorzellen möglich! – Anamnese wichtig!

Chylöser Erguss/Pseudochylöser Erguss

Definition: Ein *chylöser Erguss* enthält freie Lymphe im Pleuraraum Ein *pseudochylöser Erguss* enthält fettig degeneriertes Zellmaterial im Pleuraraum.

Epidemiologie/Ätiologie: Die häufigste Ursache von *chylösen Ergüssen* sind mit 54% die malignen Tumoren (davon 75% Lymphome). Die zweithäufigste Ursache sind mit 25% operative Eingriffe im kardiovaskulären Bereich, gefolgt von Traumen, idiopathischem Chylothorax und anderem (Light 1990b).

Ein *pseudochylöser Erguss* ist die Folge einer lang anhaltenden chronischen Entzündung der Pleura mit einer lipoiden Degeneration des Zellmaterials.

Klinik: Die Symptome beginnen meist akut mit Dyspnoe. Bei Durchtrennung oder Ruptur des Ductus thoracicus kommt es zu einem massiven Verlust von Lymphe und in der weiteren Folge zu Malnutrition und herabgesetzter Immunlage.

Die Abgrenzung zum pseudochylösen Erguss erfolgt durch **Laboruntersuchungen** von Cholesterin und Triglyceriden in der Ergussflüssigkeit und einer Lipoprotein–Elektrophorese. *Triglyceridwerte von weniger als 110 mg/dl* und der Nachweis von *Chylomikronen* in der Lipoprotein-Elektophorese sind für einen Chylothorax beweisend. *Cholesterinkristalle* und *Cholesterinwerte über 150 mg/dl* und niedrigen oder nicht messbaren Triglyceriden sprechen für einen Pseudochylothorax.

Zytologie: (Abb. 5.22) Ein milchiger Erguss ergibt den dringenden Verdacht auf einen Chylothorax!
Pleuraerguss makroskopisch: milchig trüb

> **Übersicht**
> - schmierig-fettiger Hintergrund (Sudanfärbung positiv)
>
> **Detailsicht**
> - Lymphozyten, eventuell auch Reaktionsformen
> - detritische Mesothelzellen
> - Sudanfärbung: intra- und extrazelluläre Fettkugeln
> - *Cholesterinkristalle:* nur im pseudochylösen Erguss

Pleuraerguss bei Pankreaserkrankungen

Bei Patienten mit akuter Pankreatitis findet man in 20% der Fälle einen Pleuraerguss, und zwar meist links. Die klinischen Symptome der Pankreatitis wie Oberbauchschmerzen, Übelkeit und Erbrechen können oft durch die Symptome des Pleuraergusses mit Dyspnoe und Thoraxschmerzen überlagert sein (Light 1990c). Als Komplikation einer chronischen Pankreatitis kann bei übermäßigem Alkoholkonsum eine pankreato-pleurale Fistel mit einem beidseitigen Pleuraerguss entstehen (Thomas 1998).

Die *Alpha-Amylase* und *Lipase* wird aus dem Serum und auch aus der Ergussflüssigkeit bestimmt. Bei Pankreaserkrankungen können extrem hohe Werte bei beiden Parametern (bis zu 20 000 U/l) im Erguss gefunden werden (Ergebnisse aus dem eigenen Untersuchungsgut).

Zytologie: (Abb. 5.23/5.24)

Extreme Reaktionsformen von Mesothelzellen im Erguss sind oft schwer von Tumorzellen abzugrenzen, insbesondere vom epithelialen Mesotheliom! *Pleuraerguss makroskopisch:* klar bis trüb, eventuell hämorrhagisch-bräunlich

> **Übersicht**
> - reichlich Zellen, meist sehr buntes Bild
>
> **Detailsicht**
> - reichlich Granulozyten, vermehrt auch Lymphozyten
> - kleine bis mittelgroße Mesothelzellen, ev. Riesenzellen
> - extreme Reaktionsformen mit einem bis mehreren Kernen
> - Die Kerne haben teilweise dunkles, grobscholliges Chromatin
> - ein bis mehrere Nukleolen, oft prominent
> - Das Zytoplasma zeigt oft perinukleäre Aufhellungen

Pleuraerguss bei rheumatoider Arthritis

Bei rheumatoider Arthritis findet man meist erst bei fortgeschrittener Erkrankung eine pleurale Beteiligung. Nur sehr selten besteht die Pleuritis vor den Gelenkssymptomen. Die *Laboruntersuchungen* ergeben niedrige Glukosewerte (<60 mg/dl), hohe LDH-Aktivität (bis 1000 U/l) sowie positive Rheumafaktoren im Erguss.

Zytologie: (Abb 5.25/5.26)
Pleuraerguss makroskopisch: gelblich-grün, leicht trüb

Übersicht
- reichlich Zellen, ev. schmutziger, amorpher Detritus
- meist auch reichlich granulozytärer Detritus

Detailsicht
- reichlich neutrophile Granulozyten, Lymphozyten, eventuell Plasmazellen
- spindelförmige Epitheloidzellen
- kaulquappenähnliche, längliche Zellen mit ein bis mehreren Kernen im Kopfteil
- Ghost-Cells
- Einzelzellen mit hufeisenförmig gebogenen Kernen
- bizarre, vielkernige Riesenzellen mit länglichen Kernen

Pleuraerguss bei Lupus erythematodes (SLE)

Der systemische Lupus erythematodes (SLE) ist eine generalisierte Auto-immunerkrankung mit Beteiligung von Haut, Bewegungsapparat, Nerven-system und verschiedenen inneren Organen. Rezidivierende Pleuraergüsse, ein oder beidseitig, sind häufig. Ein zytologischer Nachweis von *LE-Zellen* im Ausstrich bedeutet bereits den dringenden Krankheitsverdacht. Weitere Untersuchungen werden nach den Klassifikationskriterien der American Rheumatism Association für den SLE durchgeführt (Ekkehard 1991). Neben dem Nachweis von antinukleären Antikörpern (ANA) mit Hep-2- oder Hep-2000-Zellen ist ein positives Ergebnis von Antikörpern gegen die Doppel-strang-DNS (dsDNS) ein weiteres serologisches Kriterium. Die Bestimmung von Antikörpern gegen dsDNS erfolgt mit dem Colorzyme-nDNA-Test mit Crithidia luciliae.

Zytologie: (Abb. 5.27/5.28) Zytologisch ist das LE-Zellphänomen in Form einer Nukleophagozytose nachweisbar. LE-Körper sind durch Autoantikör-per zerstörtes Zellkernmaterial.

Übersicht
- reichlich neurophile Granulozyten, ev. auch eosinophile Granulozyten

Detailsicht
- runde, homogene, leuchtend rote Kugeln (MGG) – *LE-Körper*
- Ein neutrophiler Granulozyt phagozytiert den LE-Körper, der das ganze Zytoplasma ausfüllt und den Kern an den Rand drängt – *LE-Zelle*

Pleuraerguss bei Tuberkulose

Tuberkulöse Ergüsse können entweder im Rahmen einer hämatogenen Streuung oder aufgrund einer direkten Ausbreitung der Primärerkrankung entstehen. Der direkte Erregernachweis aus dem Pleurapunktat mittels Ziehl-Neelsen-Färbung (ZN) gelingt selten, ebenso ist die Polymerase-Ketten-Reaktion selten positiv. Auch der kulturelle Erregernachweis gelingt nur in weniger als einem Drittel der Fälle (Loddenkemper et al. 1983). Die morphologische Diagnose erfolgt häufiger mittels der **Pleurabiopsie** durch den Nachweis des typischen Zellbildes der epitheloidzelligen Granulome bei Tuberkulose.

Die Klinik der Tuberkulose siehe im Kapitel 3 über infektiöse Lungenerkrankungen.

Zytologie: (Abb. 5.29/5.30/3.23/3.24/3.25) Im Anfangsstadium findet man im Ausstrich ein entzündliches, unspezifisches Zellbild mit neutrophilen Granulozyten, später kommt es zum lymphozytären Erguss.
Pleuraerguss makroskopisch: meist strohgelb und ev. blutig tingiert, selten eitrig oder chylös (Empyem).

Übersicht
- meist klarer oder leicht schlieriger Hintergrund
- wenige bis reichlich Lymphzoyten, ev. einige Granulozyten, meist Erythrozyten

Detailsicht
- Lymphozyten mit runden oder leicht gekerbten Kernen, ev. kleine Nukleolen
- bei Durchbruch von tuberkulösen Granulomen: schmieriger Detritus
- spärlich Mesothelzellen
- ev. mehrkernige Riesenzellen mit länglichen Kernen

Biopsie
- Epitheloidzellen mit schlanken, länglichen Kernen
- Riesenzellen vom Langhans-Typ
- schmieriger Detritus (entspricht der zentralen, käsigen Nekrose im Granulom)
- Im Detritus gelingt häufig der Nachweis von säurefesten Stäbchen (= ZN positiv)
Man kann ein *MGG-Präparat auf ZN* umfärben!

Pleuraerguss nach Strahlen- und Chemotherapie

Bestrahlungs- und Chemotherapie führen auch im Pleuraerguss zu beachtlichen Zellveränderungen. *Nach Chemotherapie* sind die Tumorzellen und zum Teil auch die Mesothelzellen degenerativ und zytolytisch verändert, und die Dignität der einzelnen Zellen ist oft schwierig zu beurteilen.

Nach Strahlentherapie kommt es zu reaktiven, metaplastischen und degenerativen Zellveränderungen der Mesothelzellen sowie zu Kern- und Zytoplasmaveränderungen der Tumorzellen.

Bei benignen Pleuraergüssen, die als Begleitergüsse bei Strahlenpneumonie oder Strahlenfibrose entstehen, treten extrem reaktive Zellveränderungen der Mesothelzellen sowie auch der pleuralen Bindegewebszellen auf. Häufig findet man diese Zellveränderungen nach Strahlenbehandlung von Bronchuskarzinomen, Mammakarzinomen und Mediastinaltumoren.

Zytologie (Abb. 5.31/5.32/5.33/5.34/3.51/3.53)

Übersicht
- Pl. P.: wenig bis reichlich Lymphozyten; buntes Bild der Mesothelzellen
- Pl. Biopsie: buntes Bild der Zellen des Granulationsgewebes

Detailsicht
- mäßige bis starke Zellvergrößerung bei normaler Kern-Plasmarelation
- oft Vielkernigkeit, ev. mit verschieden großen Kernen
  Verwechslung mit Tumorzellen möglich
- vergrößerte Nukleolen
- Zytoplasma vakuolisiert

Ortsfremde Zellen durch Punktion

- *Plattenepithelzellen, Bindegewebs- und Muskelzellen* können aus dem Stichkanal durch die Thoraxwand aspiriert werden.
- *Alveolarmakrophagen, Flimmerzellen und andere Zellen des Lungengewebes* werden aspiriert, wenn die Punktionsnadel über den Pleuraraum hinaus das Lungengewebe trifft. Meist kommt es zu einem Pneumothorax. Kleine basale Ergüsse sollten deshalb möglichst Ultraschall-gezielt punktiert werden.
- *Leberzellen* können durch eine Fehlpunktion bei rechtsseitigem Erguss gefunden werden. Verwechslung mit Tumorzellen möglich! (Abb. 5.35)
- *Megakaryozyten* können in einem hämorrhagischen Erguss gefunden werden. Bei fehlendem Zytoplasma ist eine Verwechslung mit Tumorzellen möglich! (Abb. 5.36)

Primäre und sekundäre Pleuratumoren

Einleitung

Primäre Pleuratumoren sind selten und nur mit wenigen Ausnahmen maligne Neoplasien. Viel häufiger sind sekundäre Pleuratumoren, die im Endstadium der Generalisation einer malignen Tumorerkrankung als Pleurametastasierung auftreten. Sowohl die malignen Mesotheliome als auch die Pleurametastasen führen häufig zu Ergüssen, die mittels Exfoliativzytologie abgeklärt werden können. Die Pleuraflüssigkeit bietet aufgrund ihres erhöhten Eiweißgehaltes, der Körpertemperatur und der ständigen Bewegung durch die Atemtätigkeit optimale Wachstumsbedingungen für die Zellen. Wie in einer Gewebskultur ist die freie Entwicklung der Zellcharakteristika möglich. In malignen Ergüssen von Pleurametastasen sind die Kriterien der Tumortypen, wie zytoplasmatische Differenzierung, Zelllagerung oder Wuchsform der

Verbände, meist sogar noch besser ausgeprägt als im Primärtumor. Die Zellmorphologie sowohl der Mesotheliome als auch der Metastasen kann jedoch sehr vielgestalt sein, sodass zytologisch manchmal nur die Malignität und nicht der Tumortyp festgestellt werden kann. Immunzytochemische Färbungen sowie flowzytometrische Bestimmungen aus dem Pleurasediment sind für die Tumortypisierung eine ergänzende Untersuchungsmethode. Weiters können Tumormarkerbestimmungen aus der Pleuraflüssigkeit zur Differenzierung metastasierender Adenokarzinome oder zur Unterscheidung zwischen Adenokarzinomen einerseits und epithelialen Mesotheliomen andererseits als Zusatzuntersuchungen sehr hilfreich sein (Tab. 4.2).

Bei Pleuratumoren ohne Ergussbildung oder ohne Tendenz zur Exfoliation werden bioptische Verfahren wie transthorakale Nadelbiopsien oder videoassistierte thorakoskopische Biopsien eingesetzt.

Primäre Tumoren der Pleura/Pleuramesotheliome

Pleuramesotheliome sind benigne oder maligne Neoplasien, die vom Mesothel oder submesothelialem Gewebe der Pleura ausgehen.

Weitere Einteilungen erfolgen in lokalisierte, meist benigne Tumoren und in diffuse, meist maligne Tumoren. Unter den benignen Mesotheliomen kommt das lokalisierte Pleurafibrom am häufigsten vor, alle übrigen benignen mesothelialen und submesothelialen Tumoren sind extrem selten und meist nur histologisch zu unterscheiden.

Die diffusen malignen Pleuramesotheliome kommen in verschiedenen Varianten als rein epitheliale, als rein mesenchymale oder als gemischte (biphasische) Mesotheliome vor.

Pleurafibrom (Synonyme: fibrohistiocytärer Pleuratumor, benignes fibröses Mesotheliom)

Definition: Benigner Tumor, der vom submesothelialen Gewebe der Pleura ausgeht

Epidemiologie/Ätiologie: Das benigne Pleurafibrom ist selten. Eine Statistik der Mayo Clinic beschreibt 52 Fälle in einem Zeitraum von 25 Jahren (Okike et al. 1978). Der Tumor tritt bei Männern und Frauen etwa gleich häufig auf, der Altersgipfel liegt um das 50. Lebensjahr. Gehäuftes Auftreten des Tumors nach Asbestexposition wurde nicht beobachtet (Brockmann et al. 1991a).

Klinik: Etwa die Hälfte der Patienten sind symptomlos, der kleine Tumor wird meist als Zufallsbefund bei einem Routinenröntgen entdeckt. Klinische Symptome sind von Größe und Lokalisation des Tumors abhängig. Große Tumoren können verdrängend gegen die Lunge vorwachsen, diese komprimieren und Symptome wie Husten, Thoraxschmerzen oder Dyspnoe verursachen. Eine Operation führt in 90% der Fälle zu einer Heilung. Bei

10% der Patienten können selbst noch nach 10 Jahren Tumorrezidive entstehen (Light 1990a).

Im Röntgen erscheint der Tumor als homogener, scharf begrenzter Schatten, der gestielt oder breitbasig der Thoraxwand aufsitzt. Seine konvexe Kontur grenzt sich scharf gegen die Lunge ab. Er hat meist keinen Begleiterguss.

Gelegentlich treten paraneoplastische Symptome wie Hypoglykämie auf. Bei Tumoren, die größer als 7 cm im Durchmesser sind, hatten 91% der Patienten eine hypertrophe pulmonale Osteoarthropathie (Light 1990b). Nach der Tumorentfernung verschwanden die Syndrome wieder.

Zytologie: (Abb. 5.37/5.38/3.63/3.64) Die transthorakale Feinnadelpunktion ist beim Pleurafibrom oft wenig ergiebig. Imprints von thorakoskopisch gewonnenem Material sind hingegen gut beurteilbar. Die Zellen sind Vimentin positiv und exprimieren keine epithelialen Marker.

Übersicht:
- wenig bis reichlich Erythrozyten
- ev. Bindegewebe und/oder Gefäße
- einzeln und in Gruppen liegende gleichförmige, spindelige Tumorzellen

Detailsicht:
- runde oder längliche abgerundete Kerne
- feingranuliertes, gleichmäßig verteiltes Chromatin
- meist kein oder nur spärliches Zytoplasma

Differentialdiagnosen:
- *Neurofibrom (Schwannom):* Bei nur wenigen verstreut liegenden Tumorzellen ist die Beurteilung oft schwierig. Die spindeligen Tumorzellen haben zugespitzte Kerne, gleichförmig verteiltes feines Chromatin und meist zarte Zytoplasmaausläufer. Eine *parallele* Zelllagerung und eine zyklamfarbene Grundsubstanz in der MGG-Färbung sind typisch! Immunzytochemie: *S 100 positiv*
- *Hochdifferenziertes Fibrosarkom:* Die Tumorzellen sind länglich wie Fibroblasten, mit abgerundeten, hyperchromatischen Kernen, grobem Chromatin und meist zarten Plasmaausläufern.

Malignes diffuses Pleuramesotheliom

Definition: Maligne diffuse Pleuramesotheliome sind maligne Tumoren, die vom mesothelialen und/oder submesothelialen Gewebe der Pleura ausgehen. Der Tumor wird histologisch in vier verschiedene Arten unterschiedlicher Häufigkeit eingeteilt (Batiffora et al. 1995):

- 50% sind epitheliale Mesotheliome
- 25% sind biphasische Mesotheliome
- 15% sind sarcomatöse Mesotheliome
- 10% sind wenig differenzierte oder undifferenzierte Mesotheliome

Epidemiologie/Ätiologie: Das Mesotheliom ist eine seltene Erkrankung. Während die Häufigkeit der Mesotheliome in der Normalbevölkerung bei 1:1,000.000 beträgt, steigt die Inzidenz bei vermehrt asbestexponierten Personen auf 1:1.000 (Günter et al. 1996). Im Jahre 1997 wurden in Österreich von insgesamt 17.227 malignen Neuerkrankungen 49 Pleuramesotheliome registriert (Österreichisches Statististisches Zentralamt 1997). Männer sind vier Mal häufiger betroffen als Frauen. Das mittlere Erkrankungsalter liegt bei 60 Jahren (Batiffora et al. 1995).

Der kausale Zusammenhang zwischen Asbestexposition und Mesotheliomentwicklung wurde von Wagner und Mitarbeitern erstmals 1960 beschrieben (Wagner et al. 1960). Asbest ist ein Oberbegriff für verschiedene Silikate in Form biegsamer Fasern. Man unterscheidet den *hitzebeständigen* Chrysotil und die *säurebeständigen* Amphibol-Asbeste mit den Hauptvertretern Amosit in den Vereinigten Staaten und Krokydolith in Südafrika. Die physikalischen und chemischen Eigenschaften von Asbest haben zu seiner breiten Verwendung in allen Industriebereichen geführt. Dies trifft vor allem für die Bauindustrie, die Automobilbranche sowie die Elektro- und Installationsindustrie zu. Die industrielle Verwendung von Asbest ist zwar schon seit längerem verboten, trotzdem nimmt als Folge der langen Latenzzeit des Mesothelioms die Zahl der Neuerkrankungen derzeit noch zu. Die Zeitspanne von der Asbestexposition bis zur Tumorentwicklung beträgt bis zu 30 Jahre (Schmidt 1998). Das Mesotheliom ist in vielen Ländern eine anerkannte Berufserkrankung.

Klinik: Die Initialsymptome sind Thoraxschmerzen und Atemnot. Charakteristisch ist ein bohrender, ausstrahlender Schmerz, der auch nach Auftreten des Ergusses bestehen bleibt (bei einer Pleuritis verschwindet der Schmerz nach Auftreten eines Ergusses). Der klinische Verlauf ist vom histologischen Typ des Mesothelioms abhängig. Ist der Tumor vom *epithelialen Typ*, zeigen die Patienten Symptome wie bei Karzinomen, z. B. massive Pleuraergüsse und regionäre Lymphknotenmetastasen. Die Überlebensdauer dieser Patienten ist deutlich länger als jene bei den anderen Mesotheliomtypen.

Tumoren vom *sarkomatösen Typ* verhalten sich wie Sarkome. Fernmetastasen sind häufig, Pleuraergüsse fehlen oder sind klein. *Biphasische Mesotheliome* verursachen Symptome sowohl des epithelialen als auch des sarkomatösen Typs. Die mittlere Überlebenszeit nach den ersten Symptomen beträgt zwischen 12–15 Monaten (Battifora et al. 1995). Ausnahmen findet man beim hochdifferenzierten epithelialen Mesotheliom, bei dem wir unter unseren Patienten zwei Fälle mit einer Überlebenszeit von 7 Jahren beobachten konnten.

Im Thoraxröntgen findet man bei 80% der Patienten einen Pleuraerguss, der in den meisten Fällen die Zwischenräume zwischen den einzelnen Tumorausläufern so ausfüllt, dass man meint, nur einen einfachen Pleuraerguss (meist einen Mantelerguss) vor sich zu haben (sichtbar werden diese Tumorausläufer bestenfalls im Fall einer kleinen Luftmenge im Pleuraraum, etwa nach einer Entlastungspunktion). Die genaue Klärung erfolgt mittels Computertomographie, dabei kann das genaue Ausmaß des Tumors, seine Abgrenzung gegenüber den Nachbarorganen sowie eine

eventuelle Beteiligung der Interlobärspalten und Lymphknoten beurteilt werden. Unter den laborchemischen Untersuchungen sind Tumormarkerbestimmungen aus der Ergussflüssigkeit von Bedeutung und werden zur Unterscheidung zwischen Mesotheliom und metastasierendem Adenokarzinom eingesetzt. Eine hohe Konzentration von Cyfra 21-1 (>53,9 ng/ml) und ein nicht messbarer oder niedriger CEA-Wert (<10,6 ng/ml) sprechen für ein Mesotheliom (die Grenzwerte ergaben sich nach Auswertung von 13 eigenen Patienten mit epithelialem Mesotheliom).
Immumzytochemie: Ker Vim HbME 1 Calretinin

Zytologie: (Abb. 5.39/5.40/5.41/5.43/5.44/5.45/5.46/5.47/5.48/5.49/5.4/ 5.67/4.33)
Maligne epitheliale Mesotheliome haben eine deutliche Exfoliationstendenz in die Pleuraflüssigkeit, gleichzeitig sind die Zellcharakteristika in diesem Medium besonders gut ausgeprägt. Trotzdem ist differentialdiagnostisch ein hochdifferenziertes Mesotheliom von einem reaktiven Mesothel nur schwer zu unterscheiden. Ein persistierender Pleuraerguss mit einem auffälligen Zellbild spricht jedenfalls für ein Mesotheliom.
Pleuraerguss makroskopisch:
- hämorrhagisch oder klar-gelblich
- ev. viskös-gelatinös infolge eines erhöhten Hyaluronsäurespiegels

Übersicht:
- hämorrhagischer oder auffallend sauberer Präparatehintergrund
- reichlich Zellmaterial, jedoch meist nur wenige Entzündungszellen
- flache, mosaikartige Zelllagerung, die Zellen liegen eng aneinander oder sind durch einen schmalen Spalt („window") getrennt
- kugelige Verbände mit höckriger Verbandbegrenzung (maulbeerähnlich, „Morula") oder dreidimensional drüsenartig; ev. Rosettenbildung
- papilläre Verbände mit einem zentralen, verzweigten Bindegewebsstrang, der von einer einzelnen oder doppelten Zelllage unterschiedlich großer Zellen umgeben ist
- *Pink Center:* Amorphe rosa Masse (MGG), kommt in 51% aller Mesotheliome vor (Delahaye et al. 1991). Meist bandförmige oder polygonale Konfiguration, ev. randständig im Verband oder extrazellulär gelegen. Selten rund und scharf begrenzt (reaktives Mesothel)

Detailsicht:
- runde, knopfförmige oder leicht entrundete Kerne, zentral oder parazentral gelegen, häufig doppelkernige Zellen mit zwei gleich großen Kernen, vereinzelt auch Vielkernigkeit und Riesenzellen
- mäßige Kernhyperchromasie, Chromatinzeichnung etwas aufgelockert und irregulär, Kernkörperchen oft unauffällig
- vereinzelt Mitosen
- scharf begrenztes Zytoplasma und/oder Zytoplasmaausläufer, Mikrovilli
- häufig Zytoplasmavariationen: fein vacuolisiert, perinukleäre sichel- oder halbmondförmige Teilvakuolisierung, kranzartige Aufhellungszone um den Kern geschichtet
- ev. Psammomkörper

Differentialdiagnosen:

- *Reaktives Mesothel:* Selten kugelige Morulaverbände, Pink Center sind rund und scharf begrenzt und meist zentral im Verband gelegen. Reaktive Mesothelveränderungen bei entzündlichen Prozessen klingen meist nach zwei bis drei Wochen ab, und der Erguss wird resorbiert.
- *Adenokarzinom:* Dreidimensionale Verbände mit scharfer Oberflächenbegrenzung, die Tumorzellen sind größer und haben meist eine periphere Kernlage. Eventuell große Schleimvakuolen im Zytoplasma. Keine Pink Center.
  Immunzytologie (Tab. 5.5)

Tabelle 5.5. Immunzytochemische Differentialdiagnose

Marker	Mesotheliom	Adenokarzinom
Keratin	+	+
Vimentin	+	–
HBME 1	+	–
Calretinin	+	–
Thrombomodulin	+	–
BerEP-4	–	+
CEA	–	+
TTF-1	–	+*

*TTF-1 epithelialer Marker für Adenokarzinome der Lunge und Schilddrüse

Zytologie: (Abb. 5.50/5.51/5.52)

Sarkomatöse Mesotheliome: Der Tumor hat kaum eine Exfoliationstendenz und muss deshalb durch Biopsien abgeklärt werden.

Übersicht:
- sauberer oder blutiger zellarmer Hintergrund, meist einzeln liegende runde und/oder spindelzellige, nackte Kerne, ev. pleomorphe Tumorzellen

Detailsicht:
- Kerne mit oft unregelmäßiger Kernmembran, Mehrkernigkeit mit verschieden großen Kernen, Riesenkerne mit Chromatinbrücken und Kernabsprengungen, oft große basophile prominente Nukleolen
- häufig Mitosen
- rundes, polygonales oder geschwänztes Zytoplasma, scharf oder unscharf begrenzt

Differentialdiagnosen:

- *Fibrosarkom:* runde bis längliche Tumorzellen mit hyperchromatischen Kernen, grobem, ev. quergestreiftem Chromatin. Das Zytoplasma ist spärlich und zart.
  Immunzytochemie: Vimentin positiv, Keratin negativ

Sekundäre Pleuratumore/Pleurametastasen

Definition: Sekundäre Pleuratumoren sind metastatische Absiedelungen pulmonaler oder extrapulmonaler Tumoren.

Tabelle 5.6. Maligner Pleuraerguss – prozentueller Anteil der Primärtumoren n = 466 (1995–1999)

Primärtumor	Anzahl der Patienten	%
Lunge	348	74,7
Mamma	48	10,3
Lymphome	11	2,4
Diverses*	8	1,7
Magen	4	0,9
Unklar	47	10,0

*Ovar, Darm, Pankreas, Harnwege, Melanom, Speicheldrüse

Epidemiologie/Ätiologie: Die meisten Tumoren, die in die Pleura metastasieren, sind Adenokarzinome. Im Zeitraum von 1995-1999 hatten im Pulmologischen Zentrum 466 Patienten einen durch Metastasen verursachten Pleuraerguss, davon war in 335 Fällen (72%) der Primärtumor ein metastasierendes Adenokarzinom (Tab. 5.6). In der Literatur werden Adenokarzinome der Lunge und der Mamma als Ursache von über zwei Drittel aller malignen Pleuraergüsse angegeben (Light 1990e). Die statistische Häufigkeit von Metastasen anderer Organe wie Ovar, Schilddrüse, Magen, Darm, Niere, Harnblase sowie Lymphomen ist geringer und hängt vom Patientengut des jeweiligen Krankenhauses ab. Maligne Tumoren metastasieren lymphogen oder hämatogen in die Pleura. Die reichlich pleuralen Lymph- und Blutgefäße erklären die häufige und frühzeitige Metastasierung peripherer Lungenkarzinome in die Pleura (Brockmann et al. 1991b). Autopsiestudien zeigten, dass das viscerale Pleurablatt häufiger und auch früher von Karzinommetastasen befallen ist als das parietale (Dalquen 2000a). Mesenchymale Tumoren metastasieren selten in die Pleura. Durch den festen Gewebszusammenhalt mesenchymaler Tumoren und die fehlende Tendenz, Zellen zu exfoliieren, sind sie nur aus Biopsien zu diagnostizieren.

Klinik: Bei ausgedehnten Ergüssen steht die Dyspnoe mit mehr als 50% an erster Stelle (Light 1990e). Weitere Symptome werden häufig durch den Primärtumor verursacht. Für einen Ergussnachweis im Thoraxröntgen sind mindestens 200–300 ml Flüssigkeit notwendig. Zur Feststellung kleiner Ergussmengen ist die Sonographie geeignet. Auch kleine Tumoren werden mit dieser Methode erfasst und können zur morphologischen Abklärung mit einer feinen Nadel Ultraschall-gezielt punktiert werden (Fischnaller et al. 1986). Bei großen Ergüssen sind im Thoraxröntgen Gewebsstrukturen an der Pleuraoberfläche und in der Lunge schlecht oder nicht erkennbar, die Ursache des Ergusses bleibt unklar, und die Dignität kann nicht verlässlich beurteilt werden. Hier ist die Computertomographie wesentlich sensitiver und erlaubt auch eine Beurteilung des Lungengewebes und der Lymphknoten.

Zytologie: Oft ist der maligne Pleuraerguss die Erstmanifestation eines okkulten Neoplasmas. Wie schon im allgemeinen Teil beschrieben, bietet die eiweißreiche Pleuraflüssigkeit optimale Bedingungen für die freie Entwicklung der Zellmerkmale. Die darin schwimmenden Tumorzellen sind im flüssigen Medium oft besser ausdifferenziert als im Primärtumor.

In vielen Fällen kann durch das charakteristische Aussehen der Zellen oder Verbandformen eine Verdachtsdiagnose für den Primärtumor ausgesprochen werden oder es können zumindest die in Betracht kommenden Organe eingegrenzt werden. Bei morphologisch eindeutiger Malignität eines Pleuraergusses mit unklarem Primärtumor kann eine ausführliche Anamnese mit gezielter Fragestellung nach früheren Operationen diagnostische Hinweise liefern (Interdisziplinäre Zusammenarbeit sehr wichtig!).

Weiters sind immunzytochemische Färbungen aus dem Pleurasediment sowie Tumormarkerbestimmungen aus der Pleuraflüssigkeit bei der Suche nach dem Primärtumor diagnostisch hilfreich.

In den folgenden Kapiteln werden die häufigsten metastasierenden Karzinome ausführlich behandelt. Bei den weniger häufigen Tumoren werden die typischen Zellcharakteristika beschrieben.

Lunge

Bei einem malignen Pleurabefall können in 85–90% der Fälle Tumorzellen im Pleuraerguss gefunden werden [Eigene Ergebnisse einer Auswertung der Obduktionsbefunde von 100 Patienten mit Lungenkarzinom und Pleuritis carcinomatosa (1987–1988)].

Periphere Karzinome können durch direkte Tumorinvasion die Pleura befallen oder über das dichte pleurale Blut- und Lymphgefäßnetz in die Pleura metastasieren. Nicht jeder Pleuraerguss bei einem Patienten mit Lungenkarzinom ist maligen und somit eine primäre Kontraindikation zur Operation. Bei etwa einem Viertel der Patienten mit einem Lungenkarzinom treten paramaligne Ergüsse auf. Es handelt sich dabei vorwiegend um zentrale Plattenepithelkarzinome, die eine bronchiale Obstruktion verursachen und zu einer poststenotischen Pneumonie mit Begleiterguss führen. Auch kleinzellige Karzinome und Adenokarzinome des Bronchus in zentraler Lagerung können paramaligne Ergüsse verursachen. Eine weitere Ursache paramaligner Ergüsse sind Abflußbehinderungen der Lymphe aus dem Pleuraraum durch Obstruktion der lymphatischen Gefäße und Lymphknoten.

Metastatische Ergüsse sind *makroskopisch* in ca. 50% blutig tingiert oder hämorrhagisch.

Adenokarzinom

Das Adenokarzinom der Lunge metastasiert wegen seiner meist peripheren Lokalisation häufig und oft frühzeitig in die Pleura.

Zytologie: (Abb. 5.53/5.54/4.11/4.12) Bei niedrig differenzierten Tumoren kann die Abgrenzung zwischen einem Adenokarzinom der Lunge von einem anderen Adenokarzinom sehr schwierig sein.
Immunzytochemie: TTF 1 positiv
Tumormarker aus der Ergussflüssigkeit: Cyfra 21-1

Übersicht:
- blutiger Hintergrund (ca. 50%) mit wenigen bis reichlichen Einzelzellen oder Verbänden
- reichlich Leukozyten und/oder reaktive Mesothelzellen
- dichte flache oder dreidimensionale Tumorzellverbände mit peripherer Kernlagerung, ev. kugelig oder papillär, häufig auch mit Verzweigungen und azinär

Detailsicht:
- Imitation der Bronchialschleimhaut, zylindrische Zellformen, Becherzellimitation, rudimentäre Pseudozilienbildung (Fischnaller 1972a) *Hochdifferenziertes Adenokarzinom des Bronchus*
- Die Zellen sind gleich oder größer als Mesothelzellen mit runden, oft exzentrischen Kernen
- feingranuliertes Chromatin und häufig prominente, große Nukleolen
- das Zytoplasma meist zart, ev. Vakuolen

Differentialdiagnosen:
- *Reaktives Mesothel:* Mesothelzellen haben ein fein vakuolisiertes Zytoplasma, in der Mitte dreidimensionaler Zellverbände findet man gelegentlich ein homogenes, rundes Pink Center.
  Immunzytochemie: CEA negativ Vimentin positiv HBME 1 positiv
- *Epitheliales Mesotheliom:* Morulaverbände mit uniformen Tumorzellen, fein vakuolisiertes Zytoplasma, ev. polyzyklisch begrenztes Pink Center.
  Immunzytochemie: CEA negativ, Vimentin positiv, HBME 1 positiv
  Tumormarkerbestimmung: Cyfra 21,1 > 53,9 ng/ml CEA < 10, 6 ng/ml
- *Adenokarzinome anderer Organe:* Immunzytochemie: TTF 1 neg

Bronchiolo-Alveoläres Karzinom

Das bronchiolo-Alveoläre Karzinom hat eine starke Exfoliationstendenz, man findet meist reichlich Tumorzellen im Präparat.

Zytologie: (Abb. 5.55/5.56/4.15/4.16/4.17/4.18) Die Zellen sind größer und plasmareicher als im Primärtumor, die Kern- und Plasmastrukturen reifer (Fischnaller 1972b).

Übersicht:
- klarer bis blutiger Hintergrund
- meist reichlich Verbände, flach oder dreidimensional, papillär oder azinär mit randständigen Kernen

- *besonders typisch*: parallele Doppelreihen von gleichförmigen Zellen
Detailsicht:
- große Zellen, oft mit zwei bis mehreren Kernen – sie sind normalen Alveolarzellen sehr ähnlich!
- rund bis rundovale exzentrische Kerne mit mäßig grobem Chromatin und ein bis zwei prominenten Nukleolen
- reichlich zartes Zytoplasma, ev. netzig oder vakuolisiert
- *kleine bis mittelgroße* kubische Zellen, meist runde Kerne, grobes Chromatin
- schmaler, dichter Zytoplasmasaum

Differentialdiagnose:

- *Adenokarzinom des Bronchus* (nur bei hochdifferenzierten Karzinomen!): zylindrische und ev. becherzellige Differenzierung, dreidimensionale Verbände von eher papillär angeordneten Zellen.
Immunzytochemie: TTF-1
Lobuläres Mammakarzinom: monomorphe, einzeln liegende Tumorzellen
Immunzytochemie: TTF-1 negativ
- *Epitheliales Mesotheliom*: Morulaverbände mit uniformen Tumorzellen, fein vakuolisiertes Zytoplasma, ev. polyzyklisch begrenztes Pink Center.
Immunzytochemie: CEA negativ, Vimentin positiv, HBME 1 positiv
- *Reaktives Mesothel*: Mesothelzellen haben ein fein vakuolisiertes Zytoplasma, in der Mitte dreidimensionaler Zellverbände findet man gelegentlich ein homogenes, rundes Pink Center.
Immunzytochemie: CEA negativ, Vimentin positiv, HBME 1 positiv

Plattenepithelkarzinom

Ein Plattenepithelkarzinom und gleichzeitig ein Pleuraerguss bedeuten nicht immer eine Pleurametastasierung und damit die Inoperabilität! Oft ist der Erguss nur ein paramaligner Erguss (das Plattenepithel verursacht eine Bronchusobstruktion mit poststenotischer Pneumonie und schließlich einen parapneumonischen Begleiterguss). Peripher lokalisierte Plattenepithelkarzinome können durch expansives Tumorwachstum in den Pleuraraum einbrechen. Zentrale Plattenepithelkarzinome metastasieren dagegen sehr selten in die Pleura.

Zytologie (Abb. 5.57/5.58/4.4/4.5/4.67)

Übersicht:
- zellreicher Erguss, blutig, detritischer Hintergrund, Entzündungszellen, Tumordetritus mit hyperchromatischen, polymorphen Kernen, ev. vereinzelt verhornende Tumorzellen – *zerfallendes, peripheres Plattenepithelkarzinom, das in den Pleuraraum einbricht.*

- sauberer oder blutiger Hintergrund, relativ tumorzellarm – *metastasierendes Plattenepithelkarzinom*

Detailsicht:
- oft nur suspekte Einzelzellen oder kleinere Zellgruppen, geringe Zellpolymorphie
- Die Kerne sind groß, oft doppelkernig, ev. polymorph, mit lockerem Chromatingerüst und deutlichen prominenten Nukleolen, meist reichlich zartes Zytoplasma, ev. fein granuliert.

Differentialdiagnosen:

- *Larynxkarzinom:* sauberer oder blutiger Hintergrund, keine Entzündungszellen, meist einzeln liegende Tumorzellen mit großen, runden Kernen, grobem Chromatin und dichtem Zytoplasma, vereinzelt auch verhornende Tumorzellen.
- *Plattenepithelkarzinome des oberen Respirationstraktes, Ösophagus, Zervix und Haut:* Sie sind sehr selten! Sauberer oder blutiger Hintergrund, häufig verhornende Tumorzellen.

Kleinzelliges Karzinom

Bei der Diagnosestellung eines kleinzelligen Karzinoms findet man bereits häufig Lymphknotenmetastasen, jedoch selten einen Pleurabefall. In den Jahren 1998–1999 hatten in unserem Untersuchungsgut von 157 Patienten mit kleinzelligen Karzinomen nur 15 Patienten einen malignen Pleuraerguss, das sind weniger als 10%.

Zytologie: (Abb. 5.59/5.60/4.23/4.24) Die Zellen des kleinzelligen Karzinoms sind im Pleuraerguss größer und reifer. Man findet oft kleine Zellverbände, die von einem niedrig differenzierten Adenokarzinom nur schwer abzugrenzen sind.
Immunzytochemie: Synaptophysin positiv Chromogranin meist positiv

Übersicht:
- meist hämorrhagischer Hintergrund, detritische Einzelzellen oder Gruppen und kleine Zellverbände

Detailsicht:
- Zellgruppen in mosaikartiger Lagerung/Moulding der Einzelzellen, zeilenförmige Verbände (Indian files), Zytozentrifuge: kleine, dreidimensional erscheinende Verbände!
- Die Tumorzellen sind größer als im Primärtumor und auch vergleichsweise größer als Lymphozyten
- Gleichförmige bis irreguläre Kerne mit feinem Chromatin, Nukleolus meist nicht sichtbar
- schmaler Zytoplasmasaum
- ev. Zellkannibalismus

Differentialdiagnose:
- *NHL:* nur einzeln liegende Zellen, keine Verbandbildung
  Immunzytochemie: LCA positiv, Synaptophysin negativ, Keratin negativ
- *wenig differenziertes Adenokarzinom:* größere hyperchromatische Kerne, vermehrt Verbände
  Immunzytochemie: CEA positiv, Synaptophysin negativ

Mamma

Das Mammakarzinom ist die zweithäufigste Ursache eines malignen Pleuraergusses. Etwa die Hälfte aller Mammakarzinome metastasiert in die Pleura (Fracchia et al. 1970). Die Metastasierung erfolgt häufig lymphogen in die gleichseitige Pleura. Bei 365 Obduktionen von Patientinnen mit metastasierendem Mammakarzinom hatten 58% der Fälle einen Erguss auf der gleichen Seite, 26% einen Erguss auf der gegenüberliegenden Seite und 16% einen beidseitigen Erguss (Goldsmith et al. 1970). Das zeitliche Intervall von der Erstdiagnose bis zur Pleurametastasierung beträgt meist mehr als 2 Jahre, es werden jedoch Einzelfälle mit mehr als 20 Jahren beschrieben (Raju et al. 1981). Bei unseren Patienten war das längste beobachtete Intervall 27 Jahre.

In einer Studie von 91 Patienten mit Mammakarzinom und einem Pleuraerguss als Erstmetastasierung wurden zytologische Kriterien der Tumorzellen in Relation zur Überlebenszeit analysiert. Als prognostisch günstig erwiesen sich kugelige Zellverbände, geringe Zellatypien und eine niedrige Mitoserate, sie hatten eine mittlere Überlebenszeit von 24,5 Monaten gegenüber einer Uberlebenszeit von nur 4 Monaten bei Frauen mit anderen Tumorzellmustern (Dieterich et al. 1994).

Zytologie: (Abb. 5.61/5.62/4.55/4.56/4.57) Das Zellbild des metastasierenden Mammakarzinoms im Erguss ist aufgrund der verschiedenen Tumortypen sehr variabel.
Tumormarker aus dem Überstand: CA 15-3. Die Bestimmung von Hormonrezeptoren ist nur für die Therapie von Bedeutung.

Übersicht:
- gleichförmige, kugelige Zellverbände, die scharf begrenzt sind, dreidimensionale, fingerförmig verzweigte Verbände, ebenfalls scharf begrenzt
- spärlich bis reichlich monomorphe Einzelzellen
- oft sauberer Hintergrund – häufig beim gut differenzierten, invasiven *duktalen Karzinom*
- monomorphe runde bis ovaläre Einzelzellen und ev. kleine Zellgruppen, häufig beim *lobulären Karzinom*
- polymorphe Einzelzellen, ev. Riesenzellen, kleinere und größere Verbände,- ev. beim *medulären Karzinom*

Detailsicht:
- Die kugeligen Verbände bestehen aus monomorphen Zellen mit schmalem Zytoplasma, die randständigen Zellen sind abgeflacht, und die Kerne stehen mit ihrer Längsachse *parallel* zur glatten Kugeloberfläche – *duktales Karzinom*

- einzeln liegende Tumorzellen mit mäßigen Atypien (Vorsicht! Verwechslungsmöglichkeit mit reaktiven Mesothelzellen)
- einzeln liegende runde oder oväläre Zellen mit hyperchromatischen Kernen, das Chromatin fein bis grob granulär und homogen verteilt, ev. ein kleiner Nukleolus - häufig beim *lobulären Karzinom*
- einzeln liegende polymorphe Tumorzellen, ein- bis mehrkernig, hyperchromatische Kerne mit grobscholliger Chromatinstruktur und großen Nukleolen - ev. *meduläres Karzinom*
- einzeln liegende, sehr polymorphe Tumorzellen mit großen Kernen, ev. Doppelkernbildung, vergröbertem Chromatin und ein bis mehreren großen, prominenten Nukleolen. Das Zytoplasma ist scharf begrenzt und feinnetzig strukturiert. - *Apokrines Karzinom*

Differentialdiagnosen:
- *Mesotheliom:* kugelige Zellverbände, nicht glatt begrenzt – sehen aus wie eine Morula. Das Zytoplasma ist meist fein vakuolisiert. Vimentin positiv HBME 1 positiv
- *Adenokarzinome anderer Primärtumoren:* verschiedene dreidimensionale Verbandformen, keine oder nur vereinzelte Kugelformationen Immunzytochemische Färbungen: TTF-1 (Lungenkarzinom positiv!)
- *Reaktives Mesothel:* Mesothelzellen haben ein fein vakuolisiertes Zytoplasma. In der Mitte dreidimensionaler Verbände findet man gelegentlich ein homogenes, rundes Pink Center.
  Immunzytochemie: CEA negativ, Vimentin positiv, HMBE 1 positiv

Ovar

Das Ovarialkarzinom metastasiert wesentlich früher als das Mammakarzinom in die serösen Häute. Das zeitliche Intervall von der Erstdiagnose des Tumors bis zum malignen Erguss beträgt beim Ovarialkarzinom durchschnittlich 18 Monate und beim Mammakarzinom 52 Monate. 74% der Ovarialkarzinome metastasieren in das Peritoneum, 13% nur in die Pleura und 13% in beide Körperhöhlen (Sears et al. 1987).

Zytologie: (Abb. 5.63/5.64) Ovarialkarzinome sind vorwiegend Zystadenokarzinome, mit einem serösen und einem muzinösen Tumortyp, die häufig nebeneinander auftreten. Im Gegensatz zum Mammakarzinom zeigt das Ovarialkarzinom ein sehr heterogenes Zellbild, jedoch mit einigen typischen zytologischen Kriterien.
Tumormarker aus dem Überstand: CA 125 CEA

Übersicht:
- oft sauberer Hintergrund, ev. blutig
- „sehr buntes Zellbild", Einzelzellen und Verbände
- dichte, dreidimensionale Zellverbände mit großen ballonartigen Zellen, randständigen Riesenvakuolen (Ausbrechervakuolen) und kleinen, dicht gepackten Verbänden mit uniformen kleinen Zellen – *muzinöser Typ*

- dichte papilläre Verbände mit konzentrisch geschichteten Psammomkörpern – *seröser, papillärer Typ*

Detailsicht:

- mittelgroße runde Zellen, den Mesothelzellen ähnlich, ev. polygonal
- Kerne verschieden groß, polymorph, feines bis grobscholliges Chromatin, ev. Nukleolen
- Zellen oft mit Mikrovilli (haarähnlichen Pseudozilien) im Bereich eines Zellpols oder über die ganz Zelle verteilt (MGG!)
- fein vakuolisiertes Zytoplasma, einzelne kleine bis große Vakuolen, ev. Riesenvakuolen

Differentialdiagnosen:

- *Papilläres Adenokarzinom der Lunge:* Die Tumorzellen haben ein meist feines Chromatin und deutliche Nukleolen, extrem selten Psammomkörper, kein Zilienbesatz bei Einzelzellen
  Immunzytochemie: TTF-1 positiv
- *Muzinöse Adenokarzinome anderer Organe:* selten Ausbrechervakuolen, geringere Polymorphie der Verbandformen (mit Ausnahme des Pankreaskarzinoms).

Magen

Magenkarzinome metastasieren sehr selten in die Pleura. Ein maligner Pleuraerguss bedeutet eine extrem schlechte Prognose mit einer Überlebenszeit von nur zwei bis drei Monaten (Sears et al. 1987).

Zytologie: (Abb. 5.65/5.66) Meist zeigt nur der muzinöse Typ der Adenokarzinome und das Siegelringzellkarzinom ein typisches zytologisches Bild.
Tumormarker: CA 19-9 CEA

Übersicht:

- sauberer Untergrund mit wenigen Lymphozyten, ev. blutig
- einzelzellen und/oder kugelige bis papilliforme oder rosettenförmige und pseudorosettenförmige Verbände

Detailsicht:

- kugelige bis zylindrische Zellen mit mittelgroßen Kernen, rund und meist randständig, Chomatinstruktur fein bis grob, ein bis mehrere Nukleolen
- Zytoplasma ist scharf begrenzt, teilweise zart oder dicht, teilweise mit großen Schleimvakuolen
- einzeln liegende Zellen mit an den Rand gedrängten, hyperchromatischen Kernen und einer Schleimvakuole, die meist das ganze Zytoplasma ausfüllt – *Siegelringzellkarzinom*

Differentialdiagnose:

- *schleimbildende Adenokarzinome:* Tumormarkerbestimmung aus Serum und Ergussflüssigkeit (Tab. 4.2).

Dickdarm

Dickdarmkarzinome werden durch ihre klinische Symptomatik frühzeitig diagnostiziert und können deshalb oft radikal operiert werden. Während Dickdarmkarzinome nach mehreren Jahren häufig in die Lunge metastasieren, sind Metastasierungen in die Pleura selten.

Typische Zellcharakteristika haben nur Metastasen hochdifferenzierter Tumoren.

Zytologie: (Abb. 5.67/5.68/4.53/4.54) Der Primärtumor ist meistens bekannt, da nur in Stadien weit fortgeschrittener Metastasierung die Pleura befallen wird.

Übersicht:
- meist große, polymorphe, ungeordnete, dreidimensionale Zellverbände, teilweise mit Schleimvakuolen
- papilläre Verbände mit palisadenartiger Anordnung der Zellen

Detailsicht:
- große, hochzylindrische Zellen mit runden bis ovalen Kernen, grober Chromatinstruktur, ein bis mehreren deutlichen Nukleolen
- zartes Zytoplasma, ev. scharf begrenzte Schleimvakuolen

Differentialdiagnose:
- *Adenokarzinom der Lunge:* papilläre Verbände zeigen keine palisadenartige Lagerung. Bei wenig differenzierten Adenokarzinomen keine morphologische Differenzierung möglich.
Immunzytochemie: TTF 1 positiv

Pankreas

Pankreaskarzinome sind schwierig zu diagnostizieren und haben eine äußerst schlechte Prognose. Sie werden oft erst in einem weit fortgeschrittenen Stadium erfasst, und oft erfolgt die Erstdiagnose aus dem Erguss. Eine Erhöhung der Amylase und Lipase im Serum und in der Ergussflüssigkeit ist häufig.

Zytologie: (Abb. 5.69./5.70.) Pankreaskarzinome im Erguss zeigen zwei Zelltypen

Übersicht:
- sauberer Hintergrund mit Lymphozyten, ev. blutig, ev. Schleimschlieren
- „buntes Zellbild"

* einzeln oder in kleinen, dichten, dreidimensionalen, kugeligen oder papilliformen Verbänden liegende Tumorzellen

Detailsicht:

* *kleine kubische Zellen* mit runden bis rundovalen Kernen und mäßiger bis deutlicher Hyperchromasie
* Das Zytoplasma ist scharf begrenzt, teilweise netzig strukturiert, teilweise mit homogenem, opakem Zytoplasma, ev. kleine Vakuolen
* *große runde bis polymorphe Zellen* mit runden bis ovalären Kernen, zentral gelegen oder an den Zellrand gedrückt, das Chromatin fein bis grobschollig granuliert, oft kleine Nukleolen
* reichliches Zytoplasma mit Riesenvakuolen

Differentialdiagnose:

* *Magenkarzinom:* häufig einzeln liegende mittelgroße Zellen mit Schleimvakuolen (Siegelringzellen), meist uniformes Zellbild.
* *Ovarialkarzinom:* dichte, papilläre Verbände mit Psammomkörpern, Zellen mit Mikrovilli, Ausbrechervakuolen.

Niere

In einer Studie von über 3000 malignen Ergüssen fand sich in nur 0,4 % ein metastasierendes Nierenzellkarzinom als Primärtumor. Maligne Pleuraergüsse wurden 5-mal häufiger als maligne peritoneale Ergüsse beobachtet (Sears et al. 1987). Der häufigere Pleurabefall erfolgt über eine hämatogene Metastasierung in die Lunge und eine weitere Invasion in die Lymphgefäße der Lunge (Dalquen 2000).

Zytologie: (Abb. 5.71/4.60) Klarzellige Nierenzellkarzinome haben manchmal typische zytomorphologische Kriterien. Das pflanzenzellartige Bild entsteht durch den Färbevorgang; siehe Kapitel 4, Nierenmetastasen. Immunzytochemie: Keratin positiv, Vimentin positiv

Übersicht:

* meist blutiger Hintergrund, einzeln und in lockeren Verbänden liegende Tumorzellen mit kleinen dunklen Kernen und hellem Zytoplasma (pflanzenzellenähnlich)

Detailsicht:

* mittelgroße Zellen mit einem runden, zentralen oder peripher gelegenen Kern, dichter retikulärer Chromatinstruktur und kleinem, deutlichen Nukleolus
* reichlich, scharf begrenztes, klares oder fein vakuolisiertes Zytoplasma

Differentialdiagnose:

* *klarzelliges Lungenkarzinom:* gleiche Morphologie, jedoch anderes immunzytochemisches Muster: TTF-1 positiv, VIM negativ, Keratin positiv

- *Mesothelzellen:* Kerne mit lockerem Chromatin, das Zytoplasma ist meist perinukleär vakuolisiert oder in Schichten angeordnet.

Harnwege

Urothelkarzinome im Pleuraerguss sind extrem selten, noch seltener aber im Aszites. Die Metastasierung in die Pleura erfolgt wie beim klarzelligen Nierenzellkarzinom über hämatogene Lungenmetastasen und Invasion der Lymphgefäße der Lunge.

Zytologie (Abb. 5.72/4.61)

Übersicht:
- sauberer bis blutiger Hintergrund, vorwiegend große Einzelzellen, ev. flache oder dreidimensionale Verbände

Detailsicht:
- große Zellen mit großen runden bis rundovalen Kernen, grobem Chromatin und ein bis mehreren prominenten, bizarren Nukleolen
- reichlich scharf begrenztes Zytoplasma, fein netzig, teilweise granuliert und teilweise dicht homogen

Differentialdiagnose:
- *Nicht verhornendes Plattenepithelkarzinom:* flache Verbände mit meist schlechter Abgrenzbarkeit der Zellen, Größenschwankungen der Kerne von mittelgroß bis riesig, Plasma oft fehlend.

Prostata

Prostatakarzinome machen häufig Fernmetastasen, jedoch metastasieren sie sehr selten in die Pleura. Nur bei hochdifferenzierten Tumoren kann die Metastase eines Prostatakarzinoms morphologisch diagnostiziert werden. Immunzytochemie: PSA positiv

Zytologie (Abb. 5.74)

Übersicht:
- mittelgroße Zellen, einzeln und in dreidimensionalen Verbänden mit teilweiser rosettenartiger Zelllagerung

Detailsicht:
- mittelgroße Zellen mit runden Kernen, fein granuliertem Chromatin und einem großen, zentral liegenden Nukleolus
- Das Zytoplasma ist schmal, fein vakuolisiert oder dicht und homogen

Differentialdiagnose:
- *Adenokarzinom der Lunge:* keine rosettenartige Zelllagerung, keine oder nur kleine Nukleolen.
  Immunzytochemie: TTF 1 positiv! PSA negativ!

Melanom

Maligne Melanome metastasieren nicht selten in die serösen Häute. Die Pleura ist doppelt so häufig betroffen wie das Peritoneum. Das durchschnittliche Intervall von der Erstdiagnose, meist ein primärer Hauttumor, bis zum Auftreten eines malignen Ergusses beträgt 4 Jahre, in Einzelfällen über 8 Jahre (Sears et al. 1987). Der maligne Erguss bedeutet eine sehr schlechte Prognose mit einer Überlebenszeit von nur 1 bis 2 Monaten.

Zytologie: (Abb. 5.75/5.76/4.43/4.44) Melanin bildende Tumorzellen sind schon bei schwacher Vergrößerung als solche erkennbar. Makrophagen, die reichlich Melaninpigment enthalten, erscheinen wie kleine schwarze Kugeln, die um die Tumorzellen verstreut sind. Zytologische Kriterien wie ein großer bizarrer Nukleolus und eine intranukleäre Vakuole daneben sind auch für das amelanotische Melanom typisch (Spieler et al. 1985).
Immunzytochemie: HMB 45 positiv, S 100 positiv

Übersicht
- sauberer bis blutiger Hintergrund, ev. Leukozyten
- einzeln und/oder in lockeren Gruppen liegende Tumorzellen
- schwarze, pigmentbeladene Makrophagen – *Melanophagen*

Detailsicht
- gleichförmige, runde bis sehr polymorphe Zellen, meist größer als Mesothelzellen
- große runde Kerne, oft Zwei- und Mehrkernigkeit, fein bis grobnetzige Chromatinstruktur
- ein prominenter, bizarrer Nukleolus, daneben oft mehrere kleine Nukleolen
- häufig eine intranukleäre Vakuole!
- spärliches bis reichliches, fein vakuolisiertes Zytoplasma, feines braunschwarzes Pigment, diffus im Zytoplasma verteilt– *melanotische Form*

Adenoidzystisches Karzinom

Das adenoidzystische Karzinom kommt vorwiegend in den kleinen und großen Speicheldrüsen vor. Viel seltener tritt der Tumor im unteren und oberen Respirationstrakt auf. Einzelfälle werden auch von anderen Organen wie Mamma und Prostata berichtet.

Das infiltrative Wachstum, die Neigung zu Rezidiven und die Tendenz, lymphogen oder hämatogen zu metastasieren, stehen im Kontrast zur scheinbaren Harmlosigkeit des zytologischen Erscheinungsbildes (Feichter 2000).

Zytologie: (Abb. 5.77/5.78/4.27) Das Zellbild mit den großen, homogenen Kugeln ist für das adenoidzystische Karzinom typisch und kann praktisch mit keinem anderen Tumor verwechselt werden.

Übersicht:
- zellreicher, sauberer Hintergrund, ohne oder mit nur wenigen Leukozyten
- reichlich epitheliale Verbände mit adenoider und solider Struktur und
  Einzelzellen
- große runde, homogene Kugeln, die teilweise von Zellen umgeben sind
  oder auch extrazellulär liegen

Detailsicht:
- kleine gleichförmige, kubische Zellen mit einem runden bis ovalen
  Kern, feinkörniges, mäßig dichtes Chromatin, kleiner Nukleolus
- zarter, schmaler Zytoplasmasaum
- Matrixkugeln: große, azelluläre, homogene Kugeln - rotviolett (MGG)
  oder grünlich (PAP); die Matrix besteht aus Basalmembranmaterial

Lymphome im Pleuraerguss

Maligne Lymphome werden in knapp 0,5% aller Ergüsse gefunden (Dalquen
2000). Auch in unserem Krankengut kommen Lymphome im Pleuraerguss
nicht häufig vor, wir finden sie meistens bei HIV-positiven Patienten.

Primäre Non-Hodgkin-Lymphome in der Pleura sind eine Rarität. Bei
sekundären Non-Hodgkin-Lymphomen kommt es meist erst in einem
weit fortgeschrittenen Stadium der Erkrankung zur Ergussbildung, und
trotzdem ist in einem Viertel der Fälle der Pleuraerguss die Erstmanifestation
der Erkrankung. Hodgkin-Lymphome sind im Pleuraerguss sehr selten.

Bei hochmalignen Lymphomen ist die morphologische Diagnose der
Malignität meist einfach, bei niedrig malignen Lymphomen jedoch oft
schwierig. Aufgrund des gut erhaltenen Zytoplasmas und des reichlichen
Zellmaterials in der Ergussflüssigkeit sind beliebig viele immunzytochemische Färbungen für eine Typisierung möglich. Auch durchflusszytometrische Bestimmungen sind aus der Ergußflüssigkeit leicht durchführbar und
können, vor allem bei niedrig malignen Lymphomen, mit Multiparameter-
analysen zur Diagnose führen.

Im Folgenden werden 4 Beispiele maligner Ergüsse bei Lymphomen
aufgezeigt, die zytologisch und/oder immunzytochemisch diagnostizierbar
sind.

Chronische lymphatische Leukämie (B-CLL)

Die B-CLL tritt meist im mittleren und höheren Lebensalter auf und betrifft
Männer häufiger als Frauen. Der klinische Verlauf ist in der Regel langsam
progredient. Im peripheren Blut besteht im Anfangsstadium der Erkrankung
oft nur eine geringe Lymphozytose, in späteren Stadien können Werte von
über 100 000/µl der Lymphozyten gemessen werden. Nach jahrelangem
Verlauf kann die B-CLL in eine Prolymphozytenleukämie übergehen oder es
kann zur Entwicklung eines hochmalignen, meist immunoblastischen NHL
kommen (Radaszkiewicz et al. 1997).

Zytologie: (Abb. 5.79) Die CLL ist von einem benignen lyphozytären Erguss morphologisch schwierig abzugrenzen. Die B-Zell CLL hat einen Anteil von <40% T-Zellen (normal: >80% T-Zellen) im Pleuraerguss.

Flowzytometrische Markerkombination: CD 19/5, CD19/23 und CD 19/ Kappa, CD 19/Lambda.

Übersicht
- sauberer Hintergrund
- reichlich kleine Lymphozyten, *monotones Zellbild*

Detailsicht
- Kerne leicht vergrößert, rund, ev. entrundet, dichte grobschollige Chromatinstruktur, ev. kleiner Nukleolus
- schmaler Zytoplasmasaum

Immunozytom

Immunozytome sind Neoplasien kleiner Lymphozyten mit plasmozytoider oder plasmozytischer Ausreifung und einer zytoplasmatischen Immunglobulinproduktion (Radaszkiewicz et al. 1997).

Die Altersverteilung beim Immunozytom ist ähnlich der B-CLL. Befallen sind hauptsächlich Lymphknoten, das Knochenmark und die Milz, aber auch extranodulär können Immunozytome isoliert auftreten.

Der *lymphoplasmozytoide Subtyp* kommt drei Mal häufiger vor als der lymphoplasmozytische Subtyp, ist häufig leukämisch und zeigt selten eine Paraproteinämie. CD 5 ist gewöhnlich positiv.

Der *lymphoplasmozytische Subtyp* ist immer CD 5 negativ. Eine Paraprotcinämie ist häufig vom IgM-Typ (Makroglobulinämie M. Waldenström), kann aber auch vom IgG-Typ oder IgA-Typ sein (Lennert et al. 1990). Das Immunozytom kann in seltenen Fällen in ein hochmalignes Immunoblastisches Lymphom übergehen.

Zytologie (Abb. 5.80)

Übersicht
- buntes Bild kleiner und mittelgroßer lymphatischer Zellen

Detailsicht
- reichlich kleine Lymphozyten, lymphoplasmozytoide Zellen oder plasmazellulärdifferenzierte Zellen
- intranukleäre Einschlüsse - *Dutcher Bodies*
- intraplasmatische Einschlüsse (scharf begrenzte, kleine Kugeln/Immunglobuline) - *Russel-Körperchen*

Morbus Hodgkin

Allgemeine Vorbemerkungen sind in Kapitel 4 beschrieben.

Zytologie: (Abb. 5.81/4.45) Beim Morbus Hodgkin findet man neben den charakteristischen Tumorzellen (Hodgkin-zellen und Reed-Sternberg-Zellen) eine typische leukozytäre Begleitreaktion.
Immunzytochemie: Ki-1 (CD 30); CD 15

Übersicht
- „buntes Zellbild"
- reichlich Lymphozyten, große Einzelzellen und spärlich bis vermehrt Mesothelzellen

Detailsicht
- Lymphozyten, eosinophile und neutrophile Granulozyten, Plasmazellen – Begleitreaktion
- große, einkernige Zelle mit rundem bis ovalem Kern, prominentem Nukleolus und schmalem Zytoplasmasaum - Hodgkin-zelle
- große Einzelzelle mit meist 2 spiegelbildlich gleichen Kernen, auch mehrkernig, großen prominenten Nukleolen und reichlich zartem Zytoplasma – Reed-Sternberg-Zelle

---

Anaplastisches großzelliges Lymphom vom T-, B- und Null-Zell-Typ (ALCL)

Die Lymphome können in jedem Alter auftreten und kommen nodal wie auch extranodal vor.

ALCL sind hochmaligne Neoplasien mit zwei Drittel T-Zell-NHL, der Rest sind B-Zell-und Null-Zell-NHL. Biologisch besteht zum Morbus Hodgkin eine Beziehung (Radaszkiewicz et al. 1997), das Aktivierungsantigen Ki-1 (CD 30) ist bei diesen Erkrankungen nachweisbar.

Zytologie: (Abb. 5.82) Im Pleuraerguss sind die polymorphen Zellen oft schwierig von Karzinomzellen zu unterscheiden.
Immunzytochemie: Ki-1 (CD 30)

Übersicht
- „buntes Zellbild"
- verschieden große, polymorphe lymphoide Einzelzellen, ev. Riesenzellen

Detailsicht
- kleine und große Zellen, teilw. mehrkernig mit ausgeprägter Kernpolymorphie und bizarren Kernformen, grobem Chromatin und ein bis mehreren großen, prominenten Nukleolen
- manchmal große Zellen mit spiegelbildlich gleichen Kernen - *ähnlich den Reed-Sternberg-Riesenzellen*
- spärlich bis reichliches Zytoplasma, oft vakuolisiert

Literatur

Battifora H, Eliott W, McCaughey T (1995) Tumors of the Serosal Membranes of the Atlas of Tumor Pathology. Afip, Washington, pp 17–88

Brockmann M, Müller KM (1991a) Benigne Pleuratumore. In: Thoraxtumore. Springer, Berlin Heidelberg New York, S 272–274

Brockmann M, Müller KM (1991b) Primäre und sekundäre Pleuratumoren. In: Thoraxtumoren. Springer, Berlin Heidelberg New York, S 280–284

Dalquen P (2000a) Seröse Höhlen. In: Remmele W (ed) Pathologie 8. Springer, Berlin Heidelberg New York, S 218–225

Dalquen P (2000b) Lymphknoten. In: Remmele W (ed) Pathologie 8. Springer, Berlin Heidelberg New York, S 343–377

Delahaye M, AAW, De Jong, Versnel MA, Hoogsteden HC, Telling P, van der Kwast Th (1990) Cytopathology of malignant mesothelioma. A reappraisal of the diagnostic value of collagen cores. Cytopathology 1: 137–145

Dieterich M, Goodman S, Rojas-Corona R, Emralino A, Jimenez-Joseph D, Sherman M (1994) Multivariate analysis of prognostic features in malignant pleural effusions from breast cancer patients. Acta Cytologica 38: 945–952

Ekkehard G (1991) Diagnostische Abklärung von systemischen Autoimmunerkrankungen. In: Peter HH (ed) Klinische Immunologie, Urban und Schwarzenberg, München-Wien-Baltimore, S 81–96

Feichter G (2000) Speicheldrüsen. In: Remmele W (ed) Pathologie 8. Springer, Berlin Heidelberg New York, S 258–281 (Adenoidzystisches Karzinom, S 265–267)

Fischnaller M (1972) Zytologie der Pleura. Praxis der Pneumologie 26: 455–456

Fischnaller M, Pokieser L, Salomonowitz E (1986) Ultasonically-Guided, Target-Specific Cytologic Study. Seminars in Interventional Radiology 3: 243–253

Fracchia AA, Knapper WH, Carey JT, Farrow JH (1970) Intrapleural chemotherapy for effusion from metastatic breast carcinoma. Cancer 26: 626–629

Goldsmith HS, Bailey HD, Callahan EL, Beattie EJ (1967) Pulmonary lymphangitic metastases from breast carcinoma. Arch Surg 94: 483–488

Günther S, Fischer M, Brockmann M, Müller M (1996) Mesotheliomerkrankungen nach beruflicher und außerberuflicher Exposition. In: Atemwegs- und Lungenerkrankungen. Dustri-Verlag, München, S 386–387

Hamm H (1998) Die Pleura von der Form zur Funktion. Atemwegs- und Lungenerkrankungen. Dustri-Verlag, Deisenhofen, S 402–406

Kemper P (1998) Parapneumonischer Pleuraerguß und Pleuraempyem. Atemwegs- und Lungenerkrankungen, Dustri-Verlag, Deisenhofen, S 416–424

Lennert K, Feller AC (1990) Histopathologie der Non-Hodgkin-Lymphome, 2. Aufl. Springer, Berlin Heidelberg New York Tokyo

Light RW (1990a) Transudative Pleural Effusions. In: Pleural diseases, 2nd ed. Lea & Febiger, Philadelphia-London, pp 85–96

Light RW (1990b) Chylothorax and Pseudochylothorax. In: Pleural diseases, 2nd ed. Lea & Febiger, Philadelphia-London, pp 269–282

Light RW (1990c) Pleural Effusions Secondary to Diseases of the Gastrointestinal Tract. In: Pleural diseases, 2nd ed. Lea & Febiger, Philadelphia-London, pp 189–203

Light RW (1990d) Malignant and Benign Mesotheliomas. In: Pleural diseases, 2nd ed. Lea & Febiger, Philadelphia-London, pp 117–127

Light RW (1990e) Malignant Pleural Effusions. In: Pleural diseases, 2nd ed. Lea & Febiger, Philadelphia-London, pp 97–116

Loddenkemper R (1991) Klinische Untersuchungsverfahren beim Pleuraerguß. Atemwegs- und Lungenerkrankungen. Dustri-Verlag Deisenhofen, S 308–314

Loddenkemper R (1998). In: Nolte D (ed) Manuale pneumologicum. Dustri-Verlag, München, S 1–9

Loddenkemper R, Grosser H, Mai J, Preussler H, Wundschock M, Brandt HJ (1983) Diagnostik des tuberkulösen Pleuraergusses: Prospektiver Vergleich laborchemischer, bakteriologischer, zytologischer und histologischer Untersuchungsergebnisse. Prax. Klein. Pneumol. 37: 1153–1156

Okike N, Bernatz PE, Woolner LB (1978) Localized mesothelioma of the pleura: benign and malignant variants. J Thorac Cardiovasc Surg 75: 363–372

Österreichisches Statistisches Zentralamt (1997) Mesothelialtumore. In: Statistik Österreich Krebsinzidenz – 1997.

Radaszkiewicz T (+), Vesely M (1997) Blut und Knochenmark. In: Böcker, Deuk, Heitzi (Hrsg) Pathologie. Urban und Schwarzenberg, München Wien Baltimore, S 454–488

Raju RN, Kardinal CG (1981) Pleura effusion in breast carcinoma: analyses of 122 cases. Cancer 48: 2524–2527

Rühle KH (1998) Pleuraerguss – praktisches Vorgehen. Atemwegs- und Lungenerkrankung, Dustri-Verlag Deisenhofen, 24: 411–415

Schmidt W (1998) Bronchialkarzinom und andere Neoplasien. In: Nolte D (ed) Manuale pneumologicum. Dustri-Verlag Deisenhofen, S 52–55

Sears D, Hajdu SI (1987) The cytologic diagnosis of malignant neoplasma in pleural and peritoneal effusions. Acta Cytologica 31: 85–97

Spieler P, Gloor F (1985) Identification of types and primary sites of malignant tumors by examination of exfoliated tumorcells in serous fluids; comparison with the diagnostic accuracy on small histologic biopsies. Acta Cytologica 29: 753–767

Springs AI (1979) Pleural eosinophilia due to pneumothorax. Acta Cytologica 23: 425

Thomas L (1998) Pleuraerguß. In: Labor und Diagnose. TH-Books, Frankfurt/Main, S 1390–1400

Wagner JC, Sleggs CA, Marchand P (1960) Diffuse pleura mesothelioma and asbestos exposure in the Northwestern Cape Province. Br. J. Ind. Med. 17: 260–271

Farbatlas

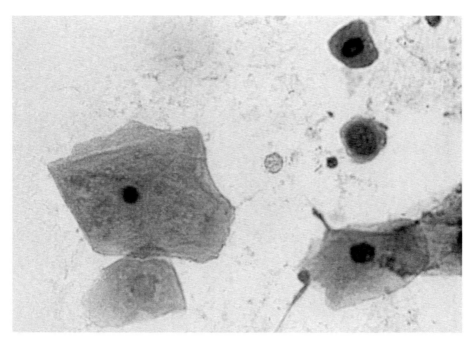

Abb. 3.1. Sputum; PAP; ×630; *Plattenepithelzellen*: Superfizial-, Intermediär-, Parabasal- und Basalzelle

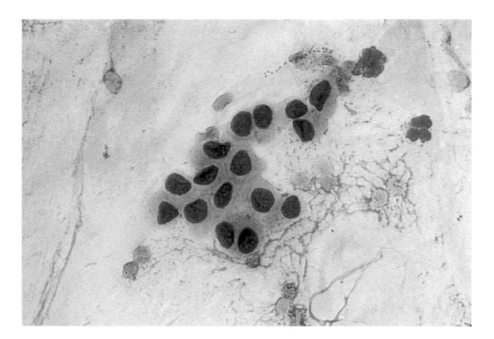

Abb. 3.2. Sputum; MGG; ×630; *Plattenepithelmetaplasie*: Verband von mittelgroßen, ovalen Zellen mit dunklem, z. T. entrundetem Kern und dichtem Zytoplasma

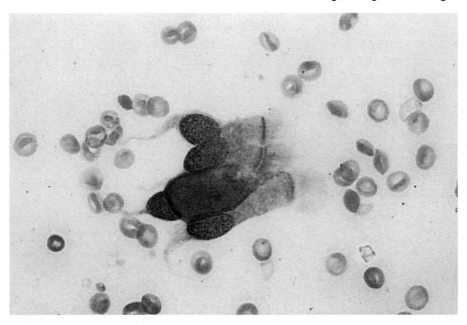

Abb. 3.3. Bürstenbiopsie; MGG; ×630; *Flimmerzellen* und eine *Becherzelle* mit großer, im Randbereich verdichteter Schleimvakuole

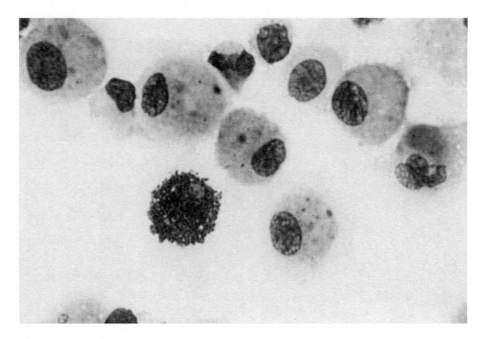

Abb. 3.4. BAL; MGG; ×630; *Alveolarmakrophagen* mit intrazytoplasmatischen Einschlüssen. *Mastzelle* mit blauvioletten Granula

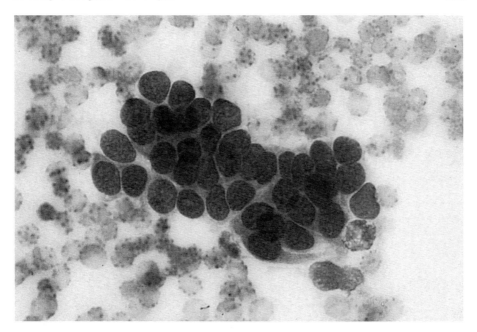

Abb. 3.5. Bürstenbiopsie; MGG; ×630; *Basalzellen* mit schmalem Zytoplasma und zentral gelegenem Kern

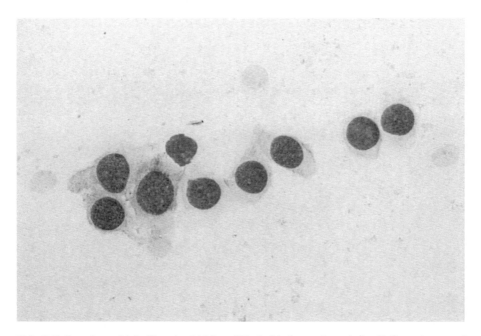

Abb. 3.6. Transbronchiale Biopsie; MGG; ×630; *kubisch respiratorische Zellen* mit zentral gelegenem Kern und feingranuliertem Chromatin

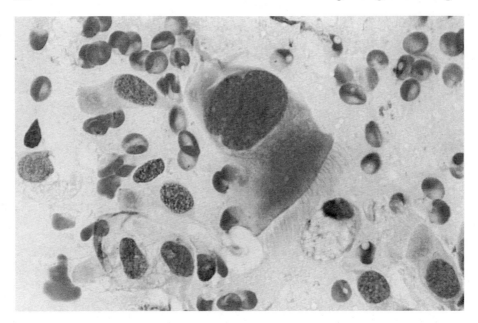

Abb. 3.7. Bürstenbiopsie; PAP; ×630; *reaktive mehrkernige Flimmerzelle,* Flimmerzellen und Becherzellen

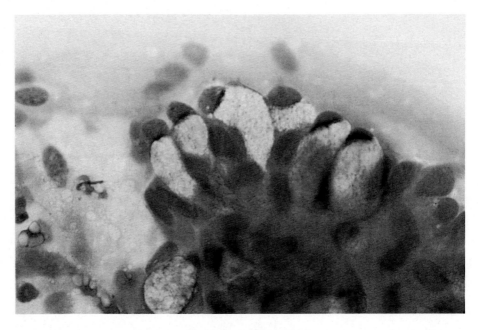

Abb. 3.8. Bürstenbiopsie; PAP; ×400; *Becherzellhyperplasie:* in einem Verband gelegene Becherzellen

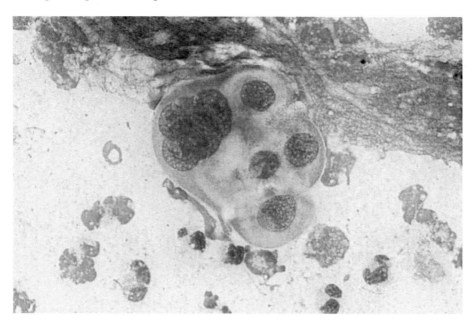

Abb. 3.9. Sputum; MGG; ×630; *reaktive alveoläre Zellen,* umgeben von Schleim und detritischen Zellen

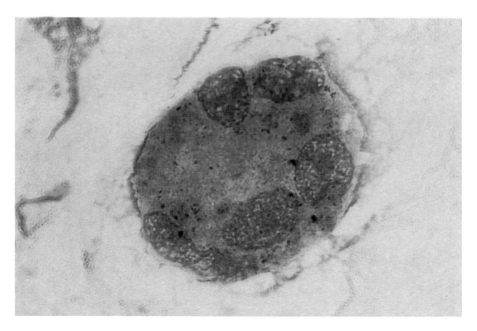

Abb. 3.10. BAL; MGG; ×630; *vielkerniger Alveolarmakrophage*

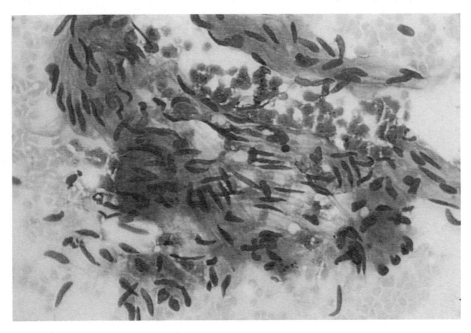

Abb. 3.11. Bürstenbiopsie; MGG; ×400; *Bindegewebe:* in faserartige Struktur eingebettete Fibrozyten

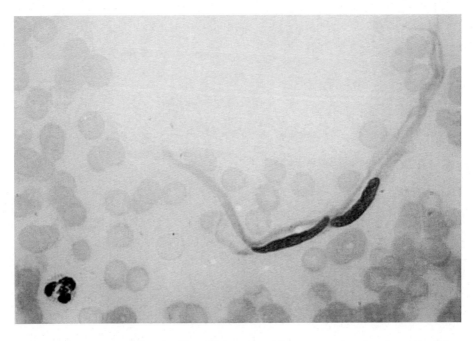

Abb. 3.12. Transbronchiale Biopsie; MGG; ×630; *Fibrozyten* mit schmalem, länglichem Zytoplasma, zentral gelegenem, spindeligem Kern

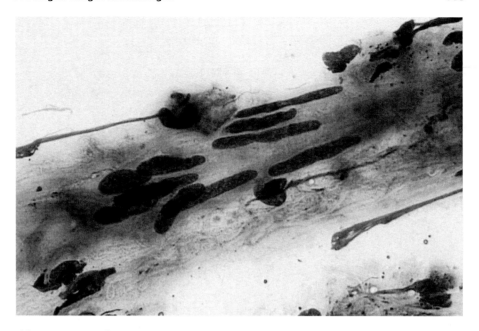

Abb. 3.13. Bürstenbiopsie; MGG; ×630; *glatte Muskelzellen* mit länglichem, an den Polen abgerundetem Kern. Die Kernlagerung ist parallel

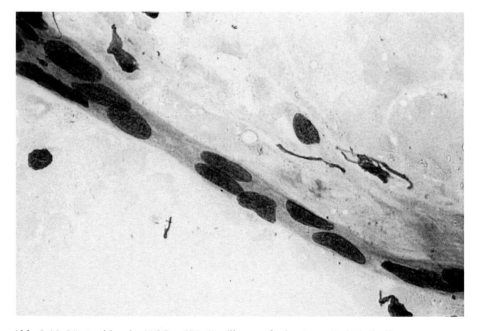

Abb. 3.14. Bürstenbiopsie; MGG; ×630; *Kapillare,* aufgebaut aus Endothelzellen

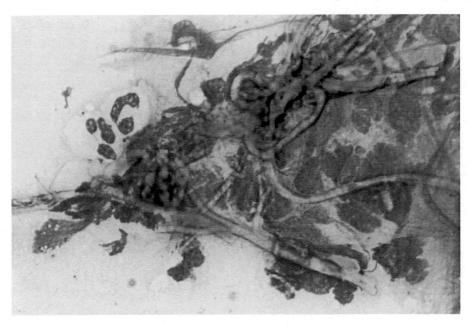

Abb. 3.15. Bürstenbiopsie; MGG; ×630; *elastische Fasern*, Schleim und detritische Zellen

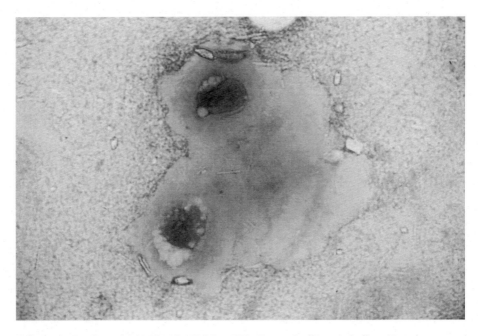

Abb. 3.16. Transbronchiale Biopsie; MGG; ×630; *Knorpelzellen* mit hellem Zytoplasma und rundem Kern, eingebettet in chondromatöser Grundsubstanz, Kristalle

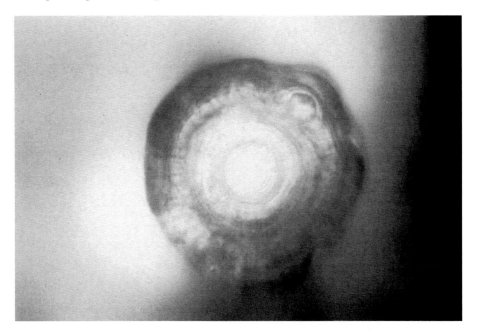

Abb. 3.17. Pleurapunktat; MGG; ×1000; *Psammonkörperchen,* dreidimensional und konzentrisch geschichtet

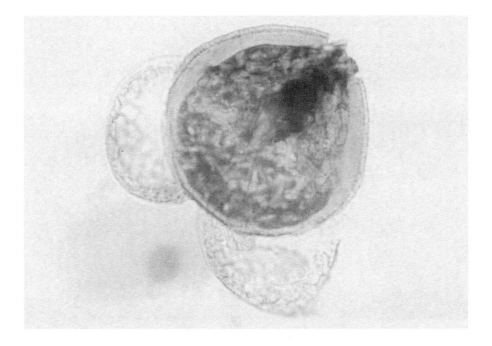

Abb. 3.18. Sputum; MGG; ×630; *Pollen* mit gelbbrauner Eigenfarbe

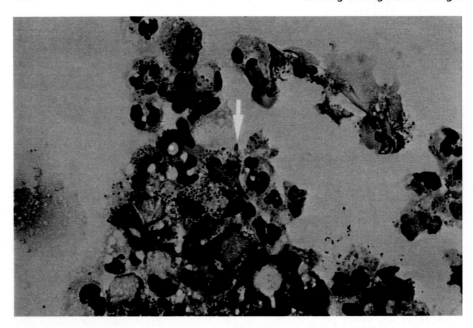

Abb. 3.19. BAL; MGG; ×630; *Kokken, Pneumokokken* (Pfeil), Alveolarmakrophagen und neutrophile Granulozyten

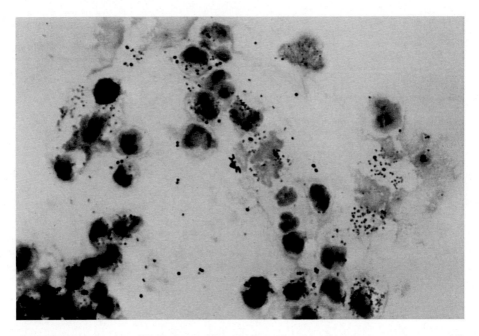

Abb. 3.20. BAL; Gram; ×630; *Gram-positive Kokken*, Alveolarmakrophagen und neutrophile Granulozyten

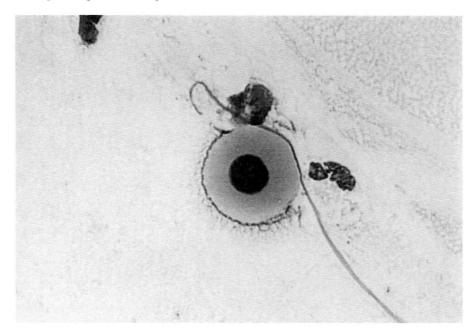

Abb. 3.21. Sputum; MGG; ×1000; *Tuberkulose:* Rundmetaplasie mit zentralem dunklem Kern

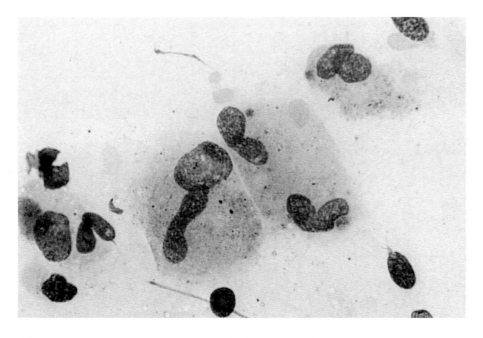

Abb. 3.22. Bürstenbiopsie; MGG; ×630; *Tuberkulose:* Alveolarmakrophagen mit länglichen Kernen

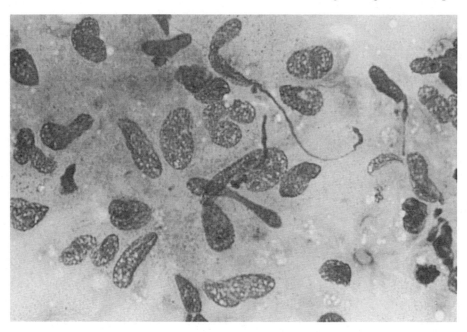

Abb. 3.23. Bürstenbiopsie; MGG; ×630; *Tuberkulose:* Epitheloidzellen mit länglichen, schmalen, sich gegenseitig überlagernden Zellkernen, die Zytoplasmagrenze der Einzelzelle ist nicht erkennbar

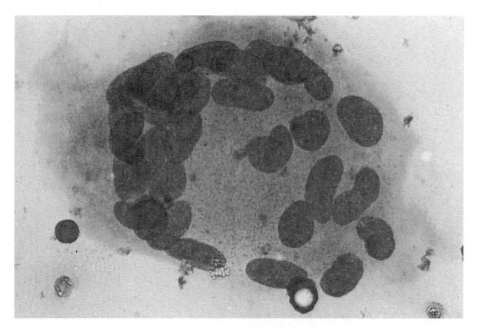

Abb. 3.24. Bürstenbiopsie; MGG; ×630; *Tuberkulose:* Riesenzelle vom Langhans-Typ mit peripher („hufeisenförmig") gelegenen, ovalen bis länglichen Kernen und scharf begrenztem Zytoplasma

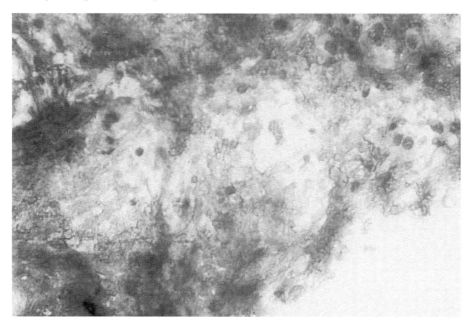

Abb. 3.25. Transthorakale FNP; MGG; ×400; *Tuberkulose:* schmieriger Detritus und einige degenerativ veränderte Zellen

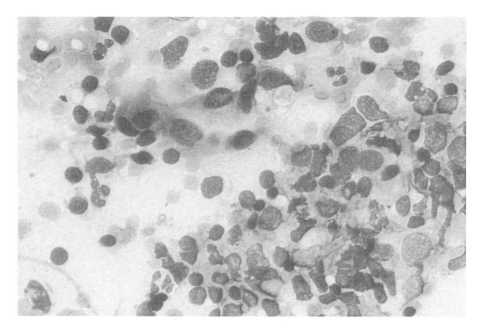

Abb. 3.26. Bürstenbiopsie; MGG; ×630; *Tuberkulose/Lymphknoteneinbruch:* Flimmerzellen und reichlich Lymphozyten

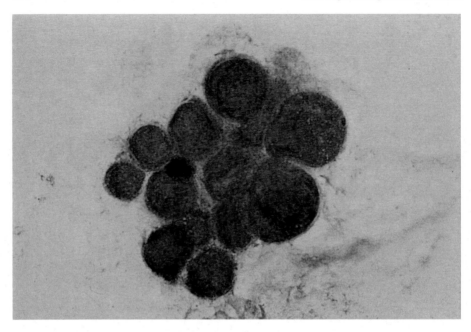

Abb. 3.27. Sputum; MGG; ×630; *Herpes simplex:* mehrere Zellen mit großem dunklem Kern und wenig strukturiertem Kernchromatin

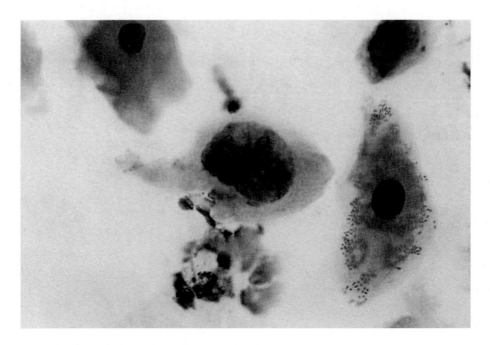

Abb. 3.28. Sputum; PAP; ×630; *Herpes simplex:* große mehrkernige Zelle mit dicht nebeneinander liegenden Kernen und verwaschenem Chromatin, Plattenepithelien

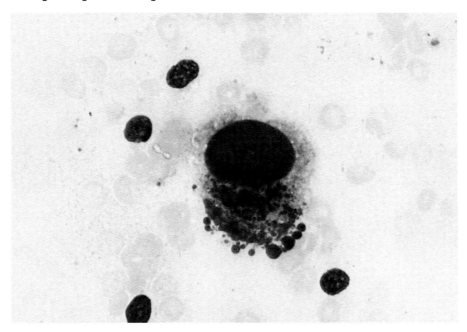

Abb. 3.29. BAL; MGG; ×630; *Zytomegalievirus:* einkernige Zelle mit vergrößertem, dunklen Kern. Im Zytoplasma findet man blauviolette grobe, homogene Einschlüsse

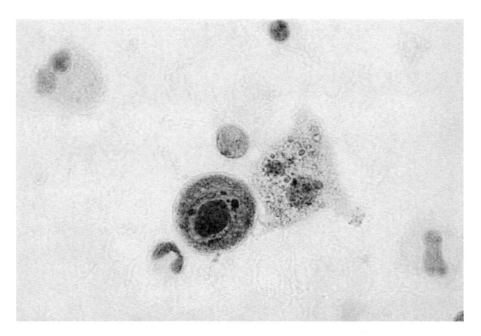

Abb. 3.30. BAL; PAP; ×630; *Zytomegalievirus:* Einkernige Zelle mit deutlicher Kernmembran und Kernrandaufhellung. Im Zytoplasma findet man dunkle, grobe Einschlüsse

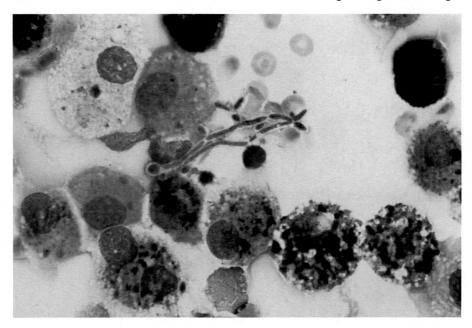

Abb. 3.31. BAL; MGG; ×630; *Candida:* segmentierte Pseudohyphen mit dichter homogener Struktur, rundovale Pilzsporen mit Doppelmembran und Alveolarmakrophagen

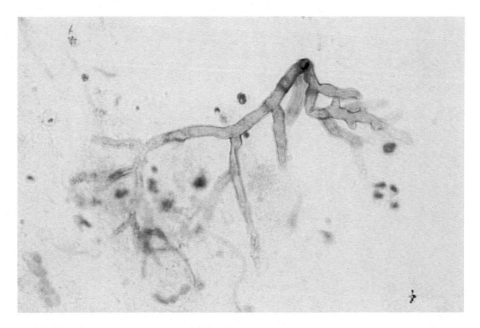

Abb. 3.32. Bürstenbiopsie; PAP; ×630; *Aspergillus:* hohl erscheinende („bambusartige"), septierte Hyphen mit rechtwinkeligen (dichotomen) Verzweigungen

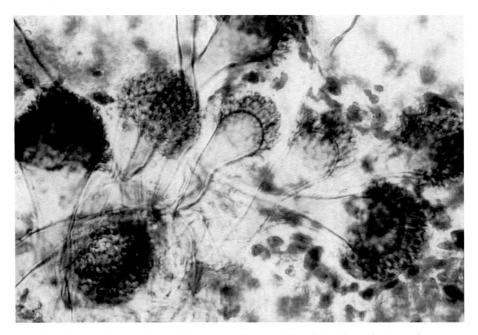

Abb. 3.33. Bürstenbiopsie; PAP; ×630; *Aspergillus:* Fruchtköpfchen (Konidiophoren)

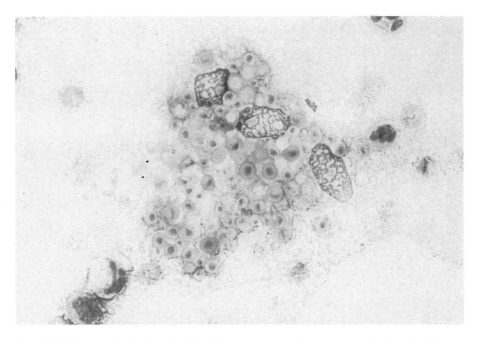

Abb. 3.34. Bürstenbiopsie; MGG; ×630; *Cryptococcus neoformans:* runde, kugelige Sporen mit breiter Doppelmembran, detritische Zellkerne

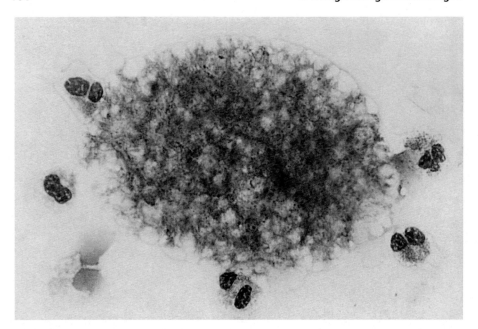

Abb. 3.35. BAL; MGG; ×630; *Pneumocystis Carinii:* Kolonie, bestehend aus vielen rundovalen Zysten mit mehreren eingelagerten punkt- oder strichförmigen Sporozoiten, eosinophile Granulozyten

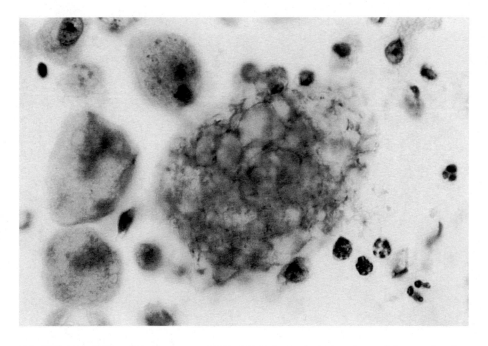

Abb. 3.36. BAL; PAP; ×630; *Pneumocystis Carinii:* Kolonie, bestehend aus vielen rundovalen Zysten mit mehreren eingelagerten punkt- oder strichförmigen Sporozoiten, Granulozyten und Alveolarmakrophagen

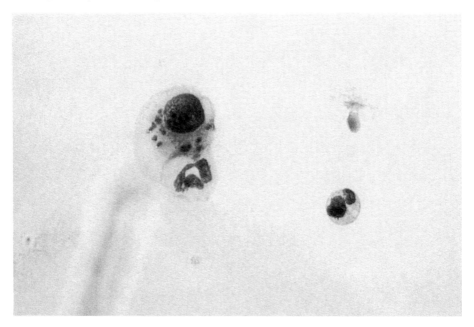

Abb. 3.37. BAL; MGG; ×630; *Leishmania donovanii:* intrazellulär gelegene 2–4 μ große, rundovale Erreger mit dünner Zellmembran, einem großen Nukleus

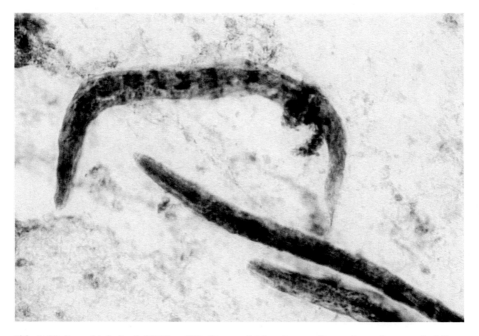

Abb. 3.38. Bronchialsekret; MGG; ×630; *Strongyloides stercoralis:* ca. 1 mm lange spindelige, transparente Larven mit gut sichtbarem Verdauungskanal

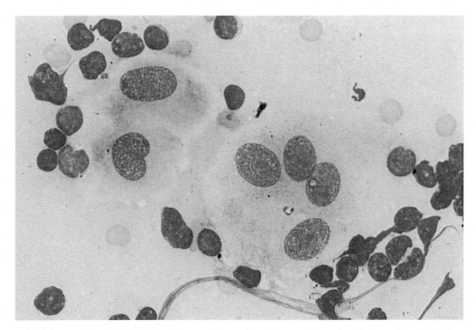

Abb. 3.39. Transbronchiale Lymphknotenbiopsie; MGG; ×630; *Sarkoidose:* Epitheloidzellen mit gut begrenztem, blassem Zytoplasma und rundovalem Kern, Lymphozyten

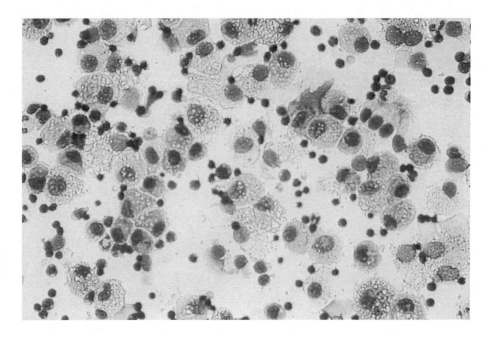

Abb. 3.40. BAL; MGG; ×250; *Sarkoidose:* monotones Zellbild mit reichlich Lymphozyten und Alveolarmakrophagen

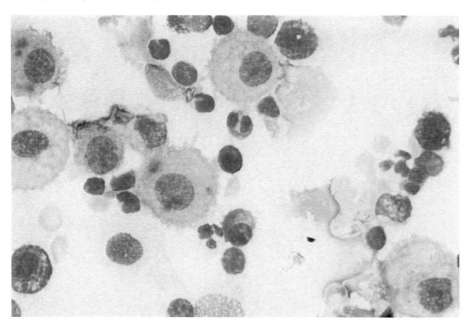

Abb. 3.41. BAL; MGG; ×630; *Exogen allergische Alveolitis:* Buntes Zellbild mit Alveolarmakrophagen, Lymphozyten, Plasmazellen, neutrophilen und eosinophilen Granulozyten sowie Mastzellen

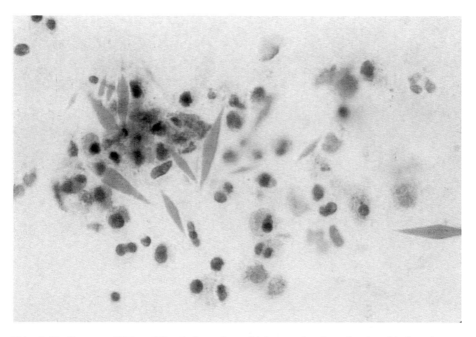

Abb. 3.42. Sputum; PAP; ×630; *Asthma bronchiale:* rot leuchtende rhombische Charcot Kristalle, eosinophiler Detritus

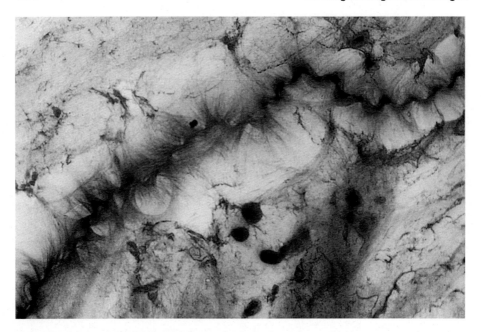

Abb. 3.43. Sputum; MGG; ×630; *Asthma bronchiale:* Curschmann-Spirale mit dunkler zentraler Achse und transparenter Peripherie

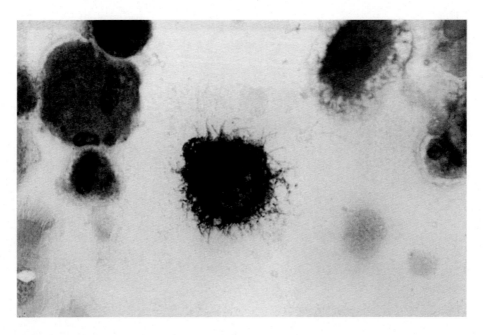

Abb. 3.44. BAL; Immunzytochemie; ×630; *Histiozytosis X:* CD1a-positive Zelle und Alveolarmakrophagen

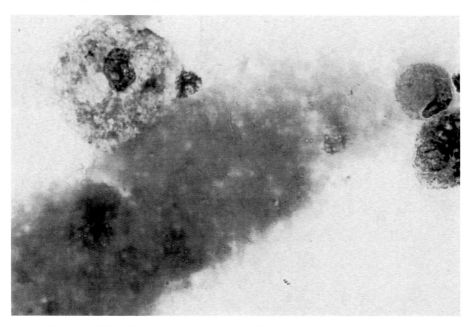

Abb. 3.45. BAL; MGG; ×630; *Alveolarproteinose:* klumpige, an hyaline Zylinder erinnernde Struktur und Alveolarmakrophagen

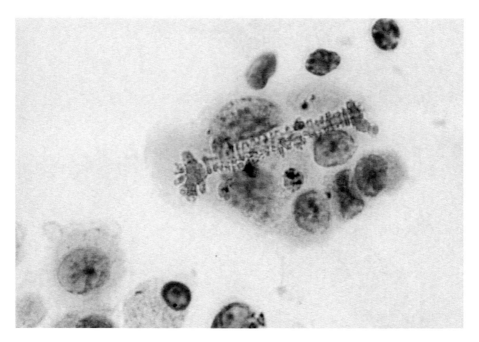

Abb. 3.46. BAL; MGG; ×630; *Asbestose:* phagozytiertes Asbestkörperchen mit gelbbrauner Eigenfarbe und Alveolarmakrophagen

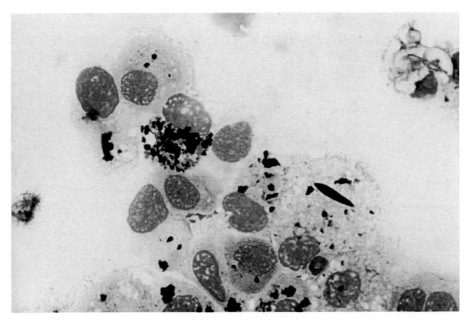

Abb. 3.47. BAL; MGG; ×630; *Anthrakosilikose:* Alveolarmakrophagen mit phagozytiertem anthrakotischem Pigment und Kristalle

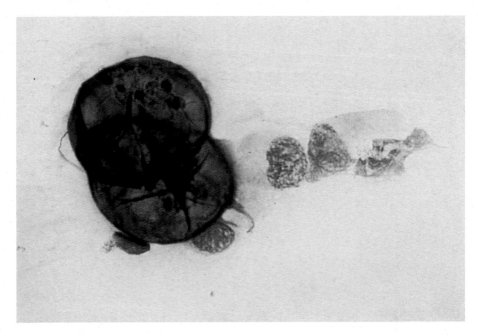

Abb. 3.48. Transbronchiale Biopsie; MGG; ×630; *Aspiration:* riesige Pflanzenzellen und detritische Flimmerzellen

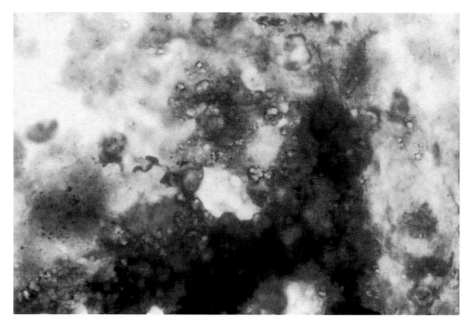

Abb. 3.49. Perthorakale FNP; MGG; ×630; *Kalzifikation:* dreidimensionale amorphe, bröcke-lige Strukturen und Detritus

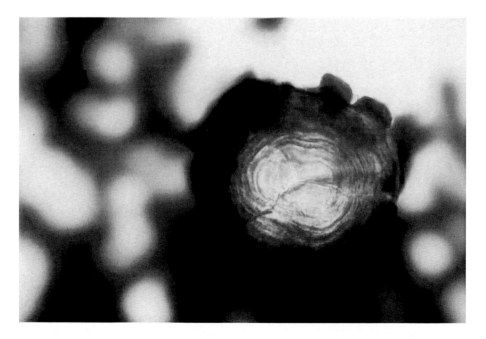

Abb. 3.50. Transbronchiale Biopsie; MGG; ×630; *Broncholithiasis:* dreidimensionale, konzen-trisch geschichtete Struktur mit grauer Eigenfarbe

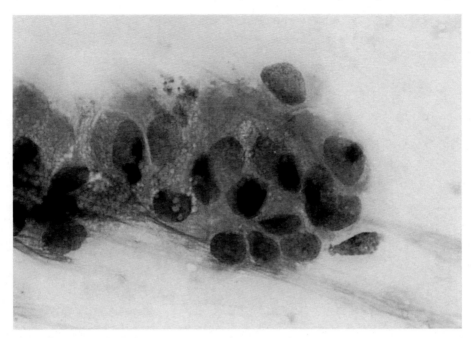

Abb. 3.51. Bürstenbiopsie; PAP; ×630; *Strahlentherapieeffekt:* dichter Verband von entdifferenzierten Zellen mit Amphophilie, z. T. vakuolisiertem Zytoplasma und dunklen Kernen mit Atypien

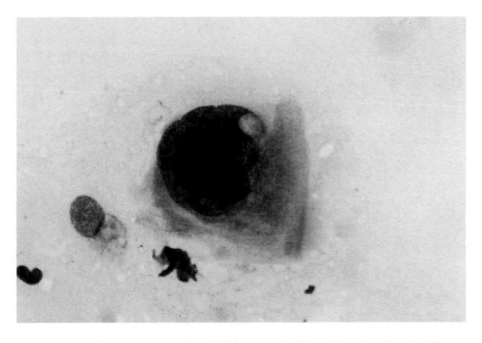

Abb. 3.52. Bürstenbiopsie; MGG; ×630; *Strahlentherapieeffekt:* vielkernige Flimmerzellen mit teilweisem Verlust der Flimmerhaare und eine Becherzelle

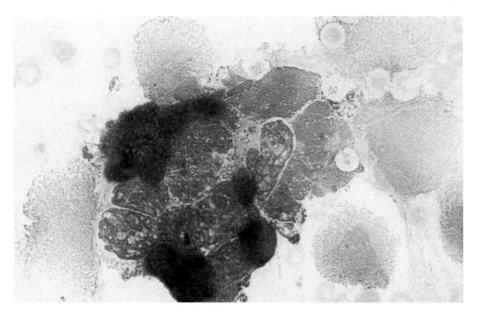

Abb. 3.53. Bürstenbiopsie; MGG; ×630; *Chemotherapieeffekt:* Detritus und detritische Zellen, eine eindeutige Differenzierung von benignen und malignen Zellen ist nicht mehr möglich

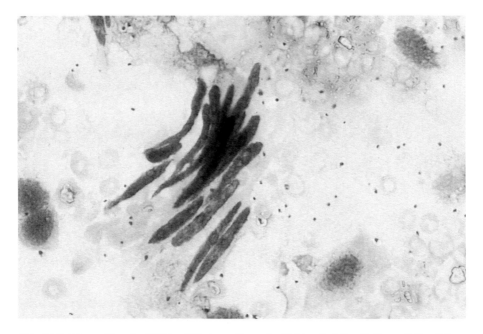

Abb. 3.54. Bürstenbiopsie; MGG; ×630; *Lasertherapieeffekt:* spindelige Zellen mit länglichem Kern und vergröbertem, dunklen Chromatin

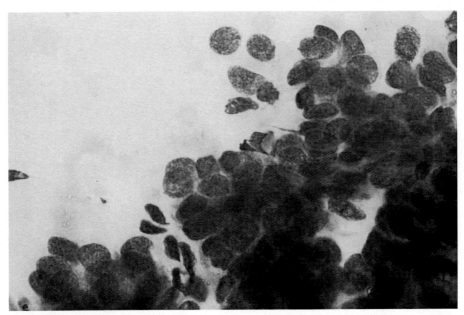

Abb. 3.55. Bürstenbiopsie; MGG; ×630; *Plattenepithelpapillomatose:* dichter papillärer Verband mit Kernüberlagerungen

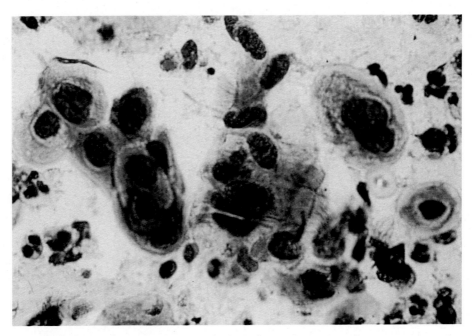

Abb. 3.56. Bürstenbiopsie; PAP; ×630; *Plattenepithelpapillomatose:* atypische z. T. mehrkernige Zellen mit vergrößerten Kernen, unregelmäßiger Kernform, grobem Chromatin und perinukleärer Aufhellung (koilozytäre Veränderungen)

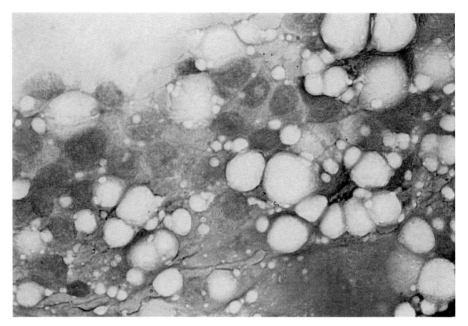

Abb. 3.57. Imprint; MGG; ×630; *Chondrohamartom:* chondromatöse Grundsubstanz, epitheliale Zellen, Fetttropfen

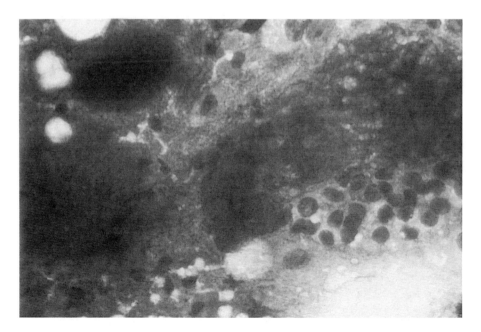

Abb. 3.58. Imprint; MGG; ×450; *Chondrohamartom:* chondromatöse und myxömatöse Grundsubstanz, epitheliale Zellen

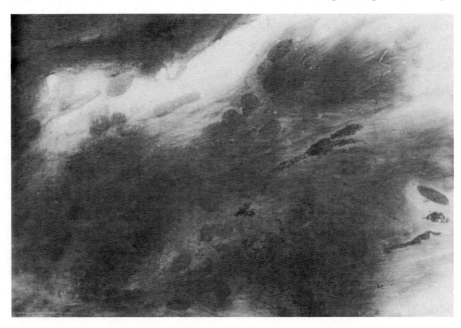

Abb. 3.59. Imprint; MGG; ×450; *Hamartom:* dichte fasrige mesenchymale Grundsubstanz mit reichlich ovalen bis länglichen Kernen

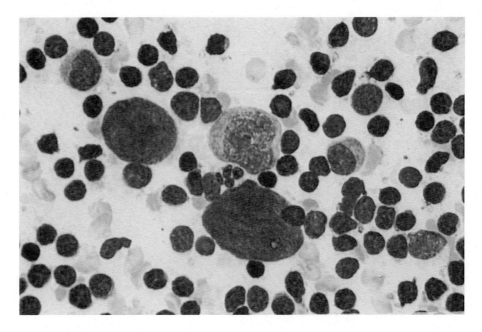

Abb. 3.60. Perbronchiale Punktion; MGG; ×630; *angiofollikuläre Lymphknotenhyperplasie (M. Castleman):* Zellen des lymphatischen Gewebes und polymorphe dunkle Kerne

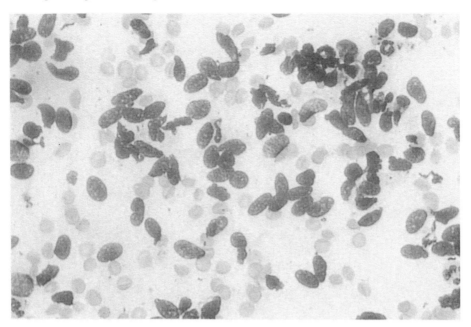

Abb. 3.61. Imprint; MGG; ×630; *Fibrom:* reichlich plumpe, spindelige, nackte Zellkerne mit feinem, gleichmäßig verteiltem Chromatin

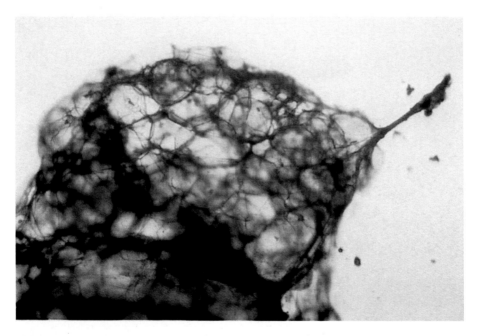

Abb. 3.62. Imprint; MGG; ×630; *Lipom:* im Verband liegende Fettzellen mit leer erscheinendem Zytoplasma und kleinem, an den Rand gedrängten Kern

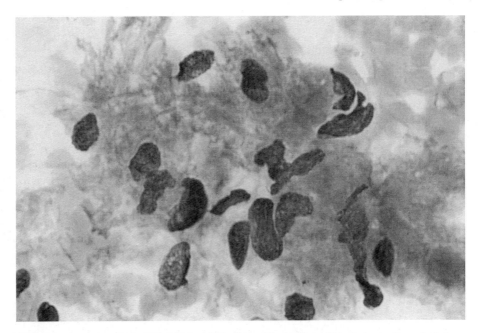

Abb. 3.63. Transthorakale FNP; MGG; ×630; *Neurofibrom:* in zyklamfarbene Grundsubstanz eingebettete, angedeutet spiralförmig angeordnete, längliche Zellkerne

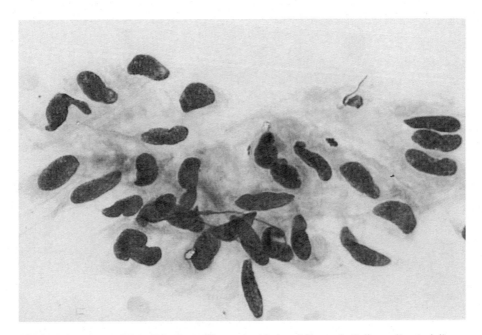

Abb. 3.64. Imprint; MGG; ×630; *Neurofibrom:* im Verband liegende Zellen mit spindeligem Kern und länglichem ausgezipfeltem Zytoplasma

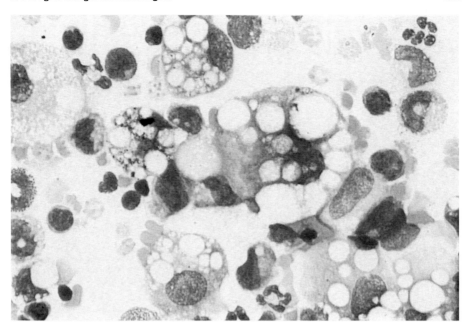

Abb. 3.65. BAL; MGG; ×630; *Lipidpneumonie:* Lipidmakrophagen mit leeren kreisrunden Vakuolen, Lymphozyten und Granulozyten

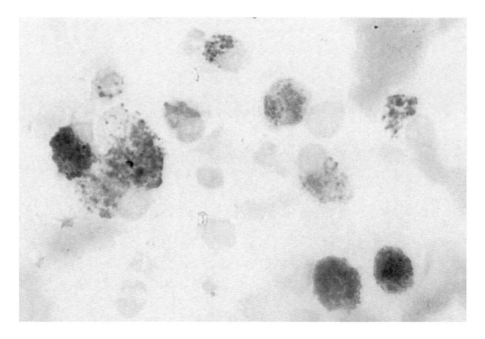

Abb. 3.66. BAL; Berlinerblau; ×630; *alveoläre Hämorrhagie:* reichlich Erythrozyten und mit Eisenpigment beladene Alveolarmakrophagen

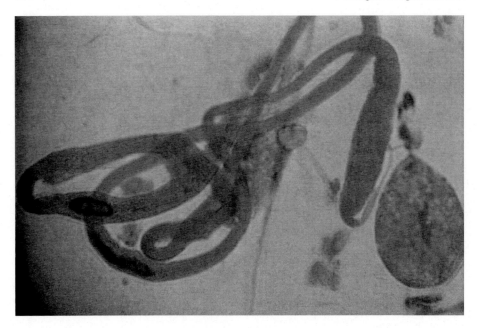

Abb. 4.1. Sputum PAP × 630. *Verhornendes Plattenepithelkarzinom:* polymorphe, verhornende Tumorzellen mit spindeligen, pyknotischen Kernen

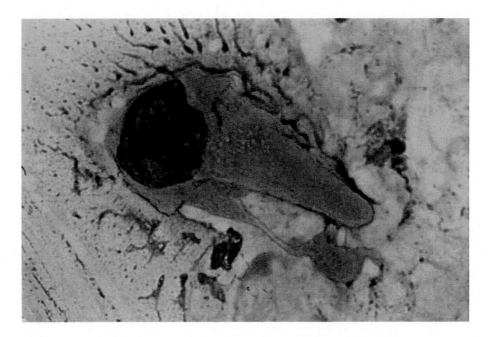

Abb. 4.2. Sputum MGG × 1000. *Verhornendes Plattenepithelkarzinom:* polymorphe, verhornende Tumorzelle mit großem, klumpigem Kern und prominentem Nukleolus

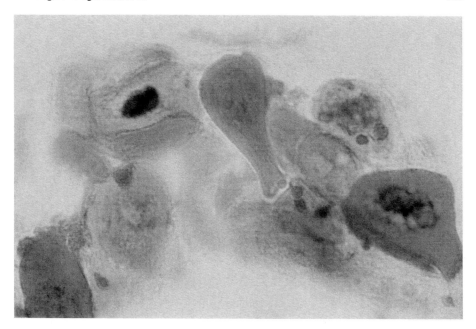

Abb. 4.3. Sputum PAP × 630. *Verhornendes Plattenepithelkarzinom:* unterschiedlich stark verhornende Tumorzellen; teils kernlos (Geisterzellen), teils mit pyknotischen Kernen und perinukleärer lückriger Degeneration. Der Verband zeigt Zellverformung – „puzzleartiges" Bild

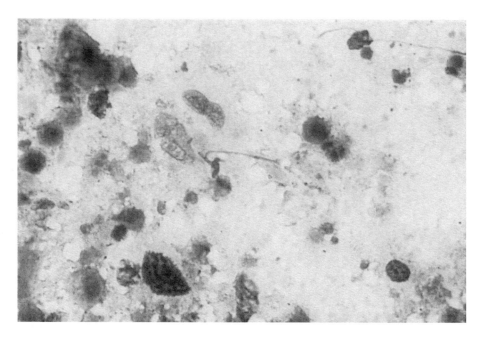

Abb. 4.4. OP-Abklatsch MGG × 630. *Verhornendes Plattenepithelkarzinom:* schmierig-opaker Tumordetritus mit Zelltrümmern und pyknotischen, eckigen Tumorzellkernen

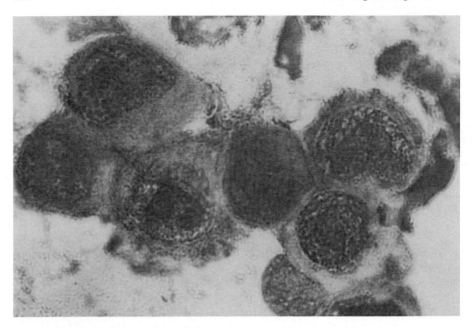

Abb. 4.5. Sputum MGG × 1000. ***Nicht verhornendes Plattenepithelkarzinom:*** Verband von rundovalen Tumorzellen mit großen, z. T. gebuchteten Kernen. Die Kerne mit scholligem Chromatin und auch mehreren großen polymorphen Nukleolen

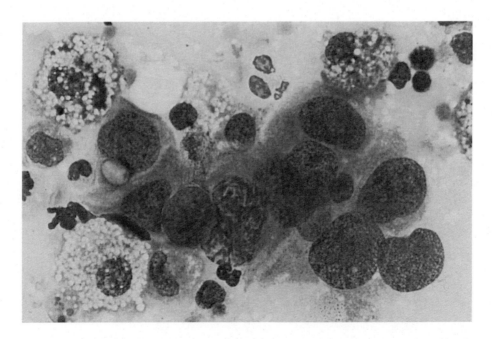

Abb. 4.6. OP-Abklatsch MGG × 630. ***Nicht verhornendes Plattenepithelkarzinom:*** Verband von rundovalen Tumorzellen mit großen, z. T. gebuchteten Kernen und undeutlichen Zellgrenzen. Die Kerne mit scholligem oder klumpigem Chromatin und mehreren großen polymorphen Nukleolen

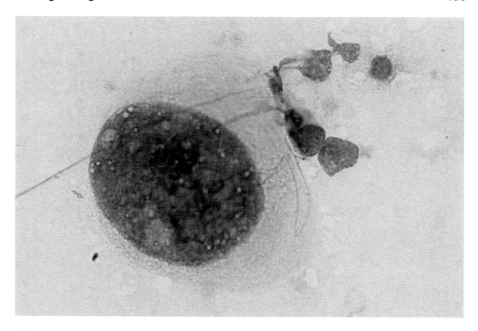

Abb. 4.7. Transbronchiale Lungenbiopsie PAP × 630. *Nicht verhornendes Plattenepithelkarzinom:* einkernige Tumorriesenzelle mit extrem großem, klumpigem Kern. Häufig sind diese Kerne auch plasmalos anzutreffen

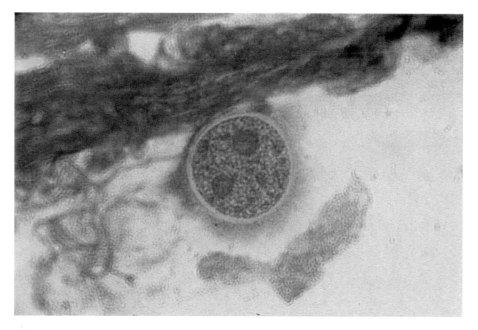

Abb. 4.8. Sputum MGG × 1000. *Nicht verhornendes Plattenepithelkarzinom:* granulozytärer Detritus; runde Tumorzelle mit rundem, klumpigem Kern und großen Nukleolen. An der Oberfläche der Zelle finden sich Mikrovilli

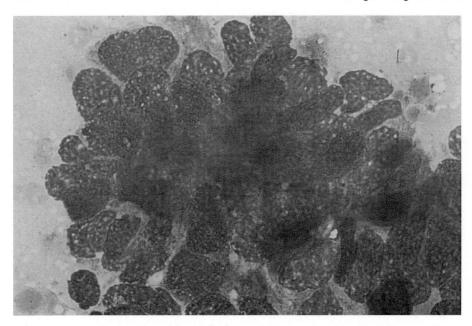

Abb. 4.9. Perthorakales FNP MGG × 1000. ***Basaloides Plattenepithelkarzinom:*** dichter Verband von plasmaarmen Tumorzellen mit gleichförmigen, scholligen, ovalen Kernen. Die Kerne haben z. T. kleine, runde Nukleolen

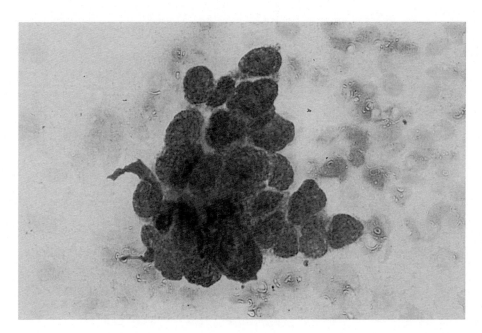

Abb. 4.10. Pe-Abklatsch MGG × 630. ***Basaloides Plattenepithelkarzinom:*** flacher Verband von plasmaarmen Tumorzellen mit ovalen, eher gleichförmigen, scholligen Kernen und runden Nukleolen; vereinzelt Kerneindellungen

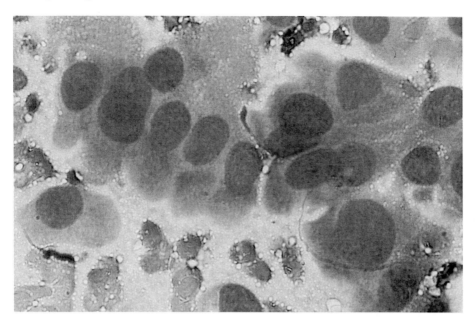

Abb. 4.11. Pe-Abklatsch MGG × 630. *Adenokarzinom des Bronchus:* Verband von zylindrischen Tumorzellen mit exzentrischen, rundovalen, hyperchromatischen Kernen. Die Kerne haben körniges Chromatin und zartes, netziges Plasma

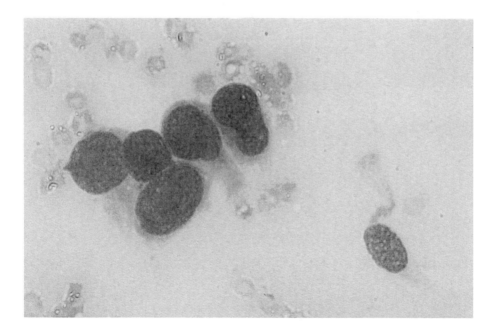

Abb. 4.12. Pe-Abklatsch MGG × 630. *Adenokarzinom des Bronchus:* Eine Flimmerzelle und eine Gruppe von zylindrischen Tumorzellen und Tumorzellkernen. Die Kerne sind hyperchromatisch mit körnigem Chromatin und ein bis drei runden Nukleolen

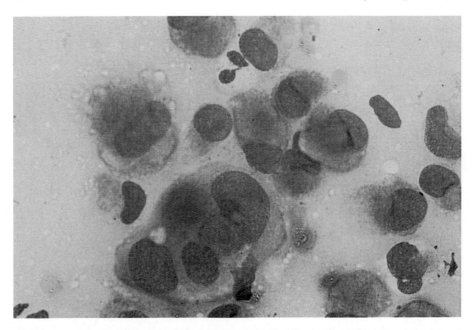

Abb. 4.13. Perbronchiales LK-Punktat MGG × 630. *Siegelringzellkarzinom (Becherzellkarzinom):* scharf begrenzte, rundovale bis zylindrische Tumorzellen mit runden, hyperchromatischen, zellrandbildenden Kernen und dichtem, wolkigem Plasma (Schleim)

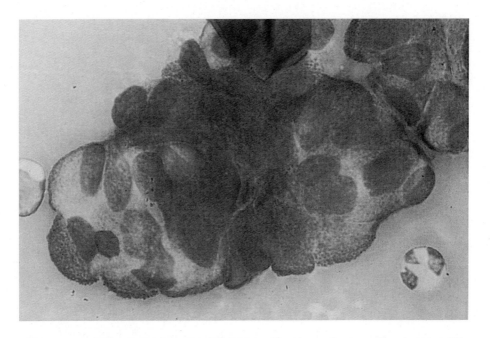

Abb. 4.14. Pe-Abklatsch MGG × 630. *Siegelringzellkarzinom (Becherzellkarzinom):* mäßig differenzierter, dreidimensionaler Tumorzellverband mit runden bis ovalen hyperchromatischen Kernen und teilweise roter Plasmagranulierung

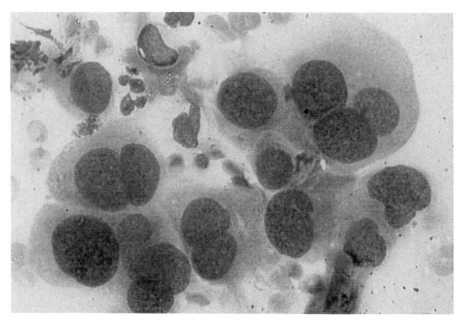

Abb. 4.15. OP-Abklatsch MGG × 630. ***Bronchiolo-alveoläres Karzinom:*** Verband von zylindrischen bzw. runden Tumorzellen mit bis zu drei runden, scholligen Kernen und eher dichtem Plasma

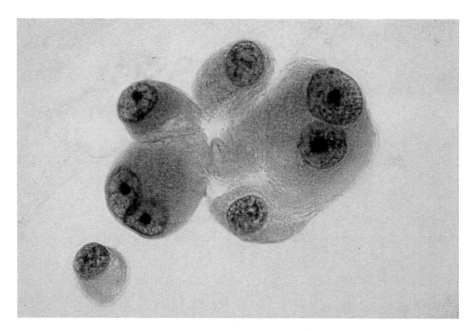

Abb. 4.16. Sputum PAP × 630. ***Bronchiolo-alveoläres Karzinom:*** typischer azinärer Verband von rundovalen Tumorzellen mit exzentrisch gelegenen, runden Kernen. Die Kerne haben scholliges Chromatin und einen deutlichen runden Nukleolus

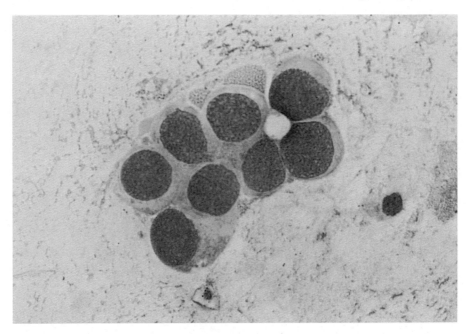

Abb. 4.17. Sputum MGG × 1000. *Bronchiolo-Alveoläres Karzinom:* typischer Verband von kubischen Tumorzellen in Doppelreihenanordnung mit runden, hyperchromatischen Kernen und eher dichtem Plasma

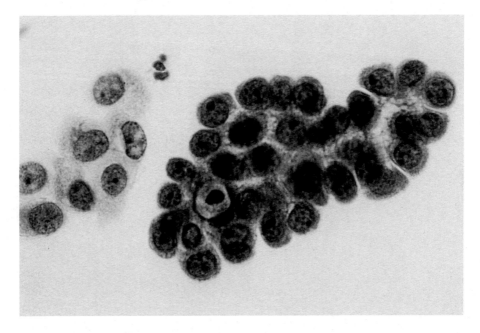

Abb. 4.18. Perthorakale FNP PAP × 630. *Bronchiolo-Alveoläres Karzinom:* einzeln und in einem papillären Verband gelegene kleine, kubische Tumorzellen. Die runden Kerne sind schollig und haben einen runden Nukleolus

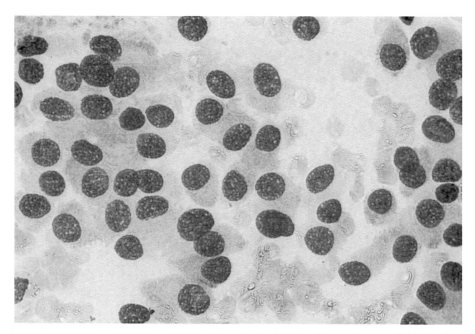

Abb. 4.19. Pe-Abklatsch MGG × 630. *Typisches Karzinoid:* dissoziiert gelegene, gleichförmige, kubische Tumorzellen mit runden, grobkörnigen („Salz-Pfeffer-Struktur") Kernen und zarter rötlicher Granulierung

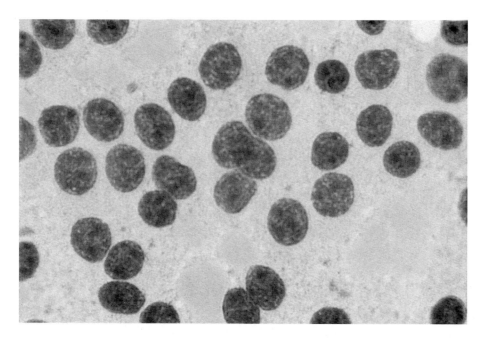

Abb. 4.20. Pe-Abklatsch MGG × 1000. *Typisches Karzinoid:* netziger Hintergrund (Plasmasee); nackte, runde, grobkörnige Tumorzellkerne, z. T. mit kleinen, runden Nukleolen

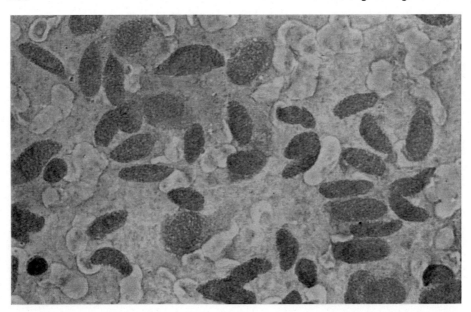

Abb. 4.21. Perthorakale FNP MGG × 630. *Typisches Karzinoid – spindelzellig:* netziger Hintergrund (Plasmasee); dissoziiert gelegene, gleichförmige, längliche Tumorzellen mit elongierten, grobkörnigen („Salz-Pfeffer-Struktur") Kernen, vzlt. mit kleinen runden Nukleolen und zarter rötlicher Granulierung

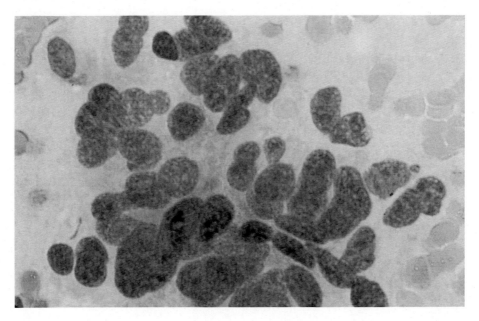

Abb. 4.22. OP-Abklatsch MGG × 630. *Atypisches Karzinoid:* dissoziiert gelegene, unterschiedlich große und unterschiedlich geformte Tumorzellkerne mit grobkörnigem Chromatin und z.T. auch mehreren, meist runden Nukleolen

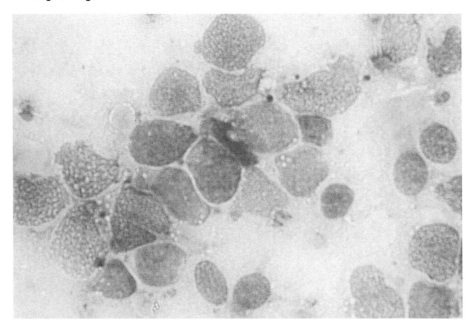

Abb. 4.23. Bürste MGG × 630. *Kleinzelliges Karzinom:* „mosaikartiger" Tumorzellverband mit deutlichem Moulding, daneben zwei Flimmerzellen. Die Kerne haben zartes Chromatin, das Plasma ist schmal bzw. finden sich Plasmatröpfchen (ehemals intermediärzelliger Typ)

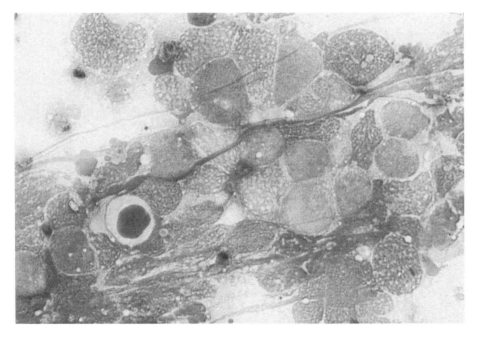

Abb. 4.24. Bürste MGG × 630. *Kleinzelliges Karzinom:* „mosaikartiger" Tumorzellverband mit deutlichem Moulding. Die Kerne haben zartes bis körniges Chromatin, das Plasma ist schmal. Daneben Chromatinschlieren und eine Begleitmetaplasie mit pyknotischem, eckigem Kern (ehem. intermediärzelliger Typ)

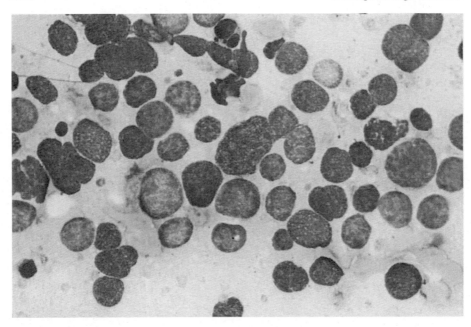

Abb. 4.25. Pe-Abklatsch MGG × 630. *Kleinzelliges Karzinom:* einzeln gelegene, eher gleichförmige, nacktkernige, runde Tumorzellen. Die Kerne haben meist grobes, körniges Chromatin und zeigen nur stellenweise Moulding (ehem. lymphozytenähnlicher Typ)

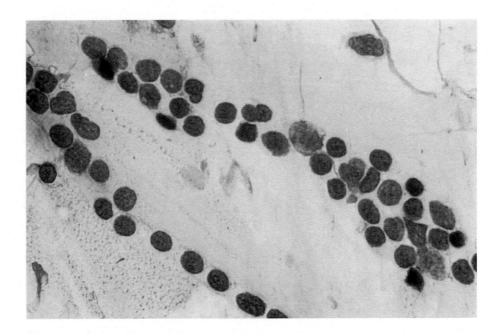

Abb. 4.26. Sputum MGG × 400. *Kleinzelliges Karzinom:* Straßen von eher gleichförmigen, runden, nacktkernigen Tumorzellen. Die Kerne haben grobes körniges Chromatin. Die Anordnung ist ein Ausstricheffekt und vor allem im Sputum zu finden

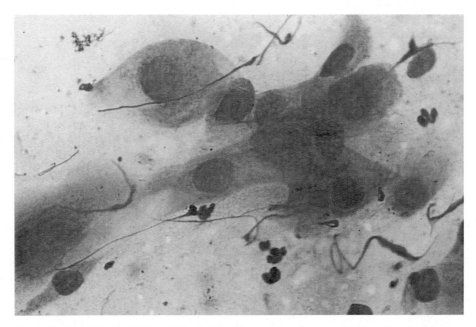

Abb. 4.29. Pe-Abklatsch MGG × 630. *Mukoepidermoidkarzinom – Plattenepithelanteil:* plasmareiche, ovale oder polygonale Plattenepithelzellen mit etwas vergrößerten runden Kernen

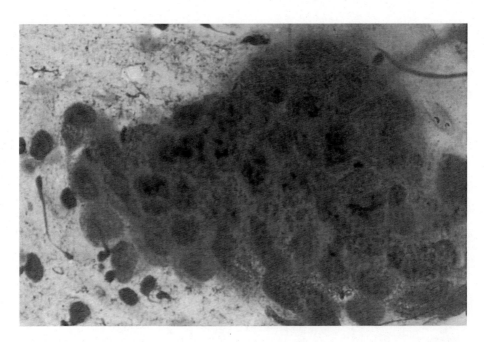

Abb. 4.30. Pe-Abklatsch MGG × 630. *Mukoepidermoidkarzinom – adenomatöser Anteil* (Fall Abb. 4.29): schleimiger Hintergrund; dichter Verband von ovalären Zellen mit rundovalen Kernen (z. T. mit rundem Nukleolus). Das Plasma der meisten Zellen zeigt eine grobe rote Granulierung

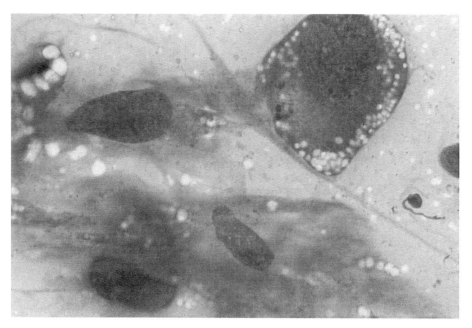

Abb. 4.31. OP-Abklatsch MGG × 600. *Karzinosarkom – sarkomatöser Anteil:* polymorphe, angedeutet spindelige Tumorzellen mit elongierten, groben Kernen und deutlichen Nukleolen sowie eine ovaläre Tumorzelle mit grobem, rundovalem Kern und feiner Plasmavakuolisierung

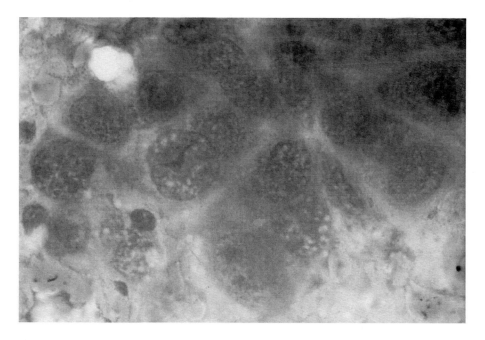

Abb. 4.32. OP-Abklatsch MGG × 600. *Karzinosarkom – karzinomatöser Anteil* (Fall Abb. 4.31): flacher dichter Verband von schlecht abgrenzbaren Tumorzellen mit scholligen, ovalären Kernen. Die Kerne haben mehrere Nukleolen, das Plasma ist stellenweise opak (Plattenepithelkarzinom)

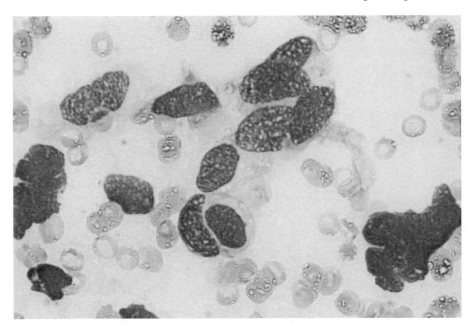

Abb. 4.33. OP-Abklatsch MGG × 630. *Fibrosarkom:* einzeln gelegene, spindelige Tumorzellen mit polymorphen, elongierten Kernen und zartem, fahnenförmigem Plasma. Die Kerne haben grobes, z. T. deutlich quergestreiftes Chromatin

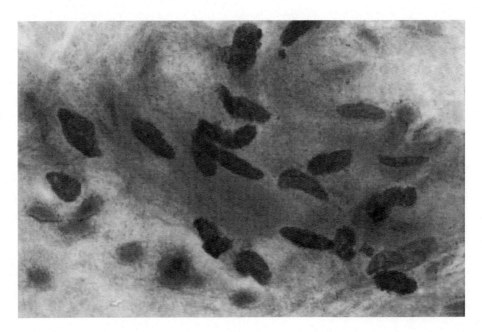

Abb. 4.34. OP-Abklatsch MGG × 600. *Leiomyosarkom:* rosa mesenchymale Grundsubstanz, darin angedeutet parallel geordnete, spindelige Tumorzellen mit längsovalen, wurmartigen oder zigarrenförmigen hyperchromatischen Kernen. Das Plasma ist schmal und dicht

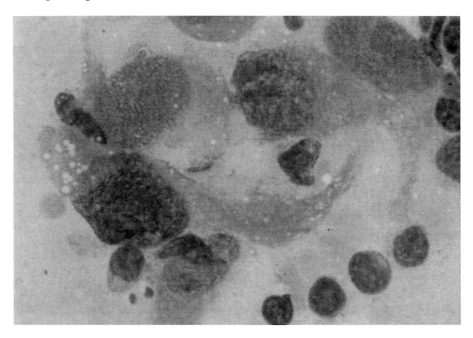

Abb. 4.35. OP-Abklatsch MGG × 600. *Malignes fibröses Histiozytom:* lymphozytärer Hintergrund; große, plumpe, spindelige Tumorzellen mit ovalen, scholligen Kernen. Die Kerne haben extrem große, vielgestaltige Nukleolen

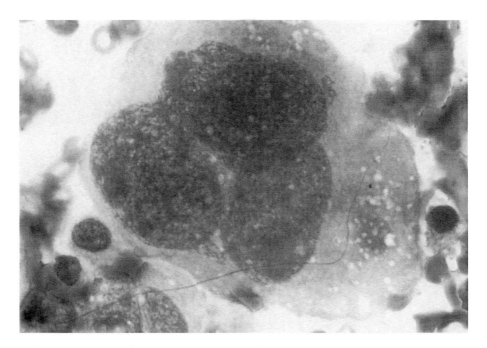

Abb. 4.36. OP-Abklatsch MGG × 600. *Malignes fibröses Histiozytom* (Fall Abb. 4.35): extrem große, polymorphe Tumorriesenzelle mit ovalen, scholligen Kernen und prominenten, vielgestaltigen Nukleolen

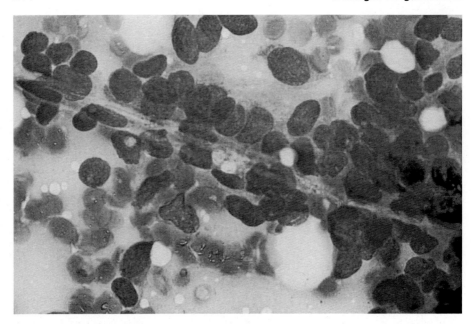

Abb. 4.37. Perthorakale FNP MGG × 630. *Hämangioperizytom:* eine gefäßartige Bildung von spindeligen, parallel liegenden Endothelien, umgeben von z. T. palisadenartig geordneten, kleinen, schmalen Tumorzellen mit teils länglichen, teils rundovalen Kernen. Die Kerne haben körniges Chromatin

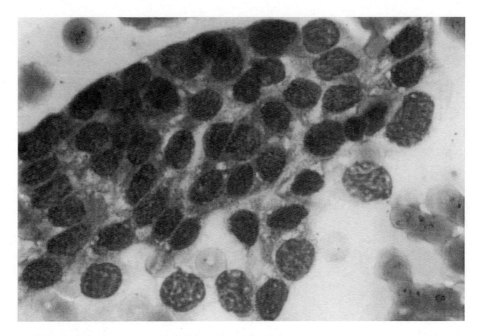

Abb. 4.38. OP-Abklatsch MGG × 600. *Hämangioperizytom:* Verband von kleinen Tumorzellen mit meist rundovalen Kernen. Die Kerne haben körniges Chromatin und vzlt. Nukleolen. Das Plasma ist zartnetzig

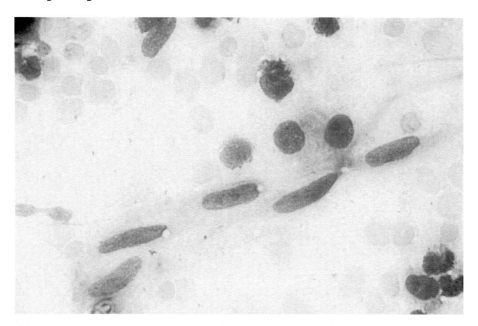

Abb. 4.39. Bürste MGG × 630. *Kaposi-Sarkom:* schmale, „fadenförmige", parallel angeordnete Tumorzellen mit elongierten Kernen. Die Kerne haben dichtes Chromatin und vzlt. kleine Nukleolen

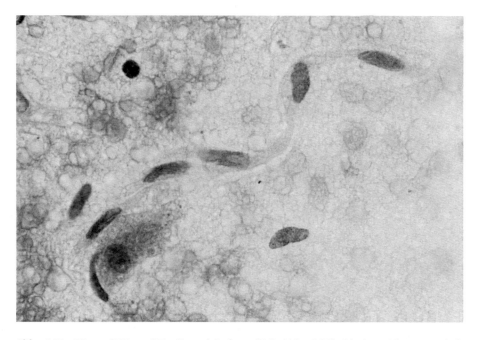

Abb. 4.40. Bürste PAP × 630. *Kaposi-Sarkom* (Fall Abb. 4.39): blutiger Hintergrund; in „wellenförmiger" Anordnung schmale, fadenförmige Tumorzellen mit spitzen, dichten Kernen

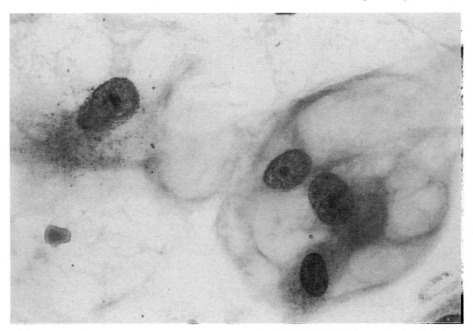

Abb. 4.41. OP-Abklatsch MGG × 630. *Liposarkom:* eine detritische und eine mehrkernige Tumorzelle mit rundovalen, hyperchromatischen Kernen. Die Kerne haben körniges Chromatin und einen deutlichen Nukleolus. Das Plasma ist aus einer lobierten, leeren Vakuole aufgebaut

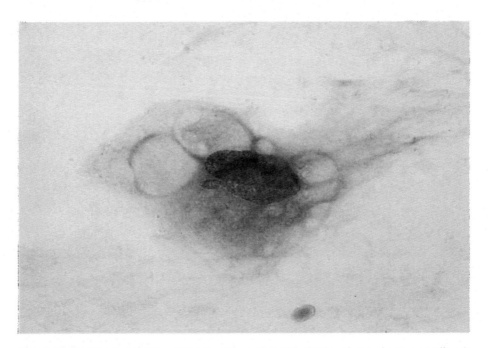

Abb. 4.42. OP-Abklatsch MGG × 630. *Liposarkom* (Fall Abb. 4.41): polymorphe Tumorzelle mit hyperchomatischem Kern. Der Kern hat dichtes Chromatin und mehrere Nukleolen. Das Plasma ist zartnetzig mit mehreren dickwandigen, runden Fettvakuolen, die den Kern eindellen

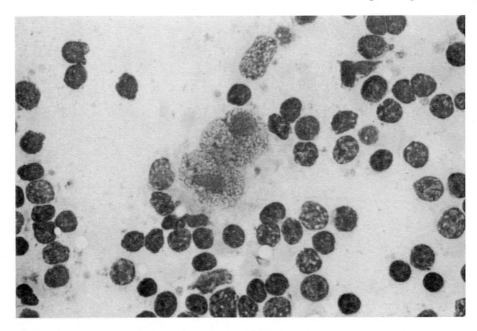

Abb. 4.45. Transbronchiale Lymphknotenpunktion MGG × 630. *Morbus Hodgkin:* lymphozytärer Hintergrund mit typischer, zweikerniger (Spiegelbild) Reed-Sternberg-Zelle. Die Kerne haben körniges Chromatin und prominente Nukleolen

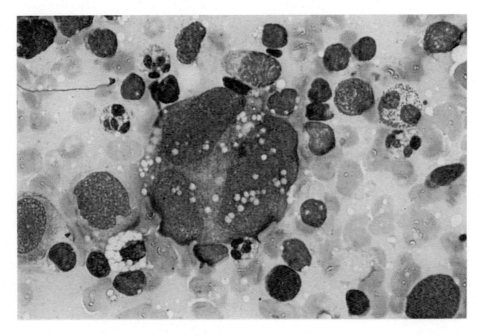

Abb 4.46. Perthorakale FNP MGG × 630. *Morbus Hodgkin:* buntes Bild mit Lymphozyten, neutrophilen und eosinophilen Granulozyten, einer vielkernigen Reed-Sternberg-Zelle und links davon einer einkernigen, runden Hodgkin-Zelle

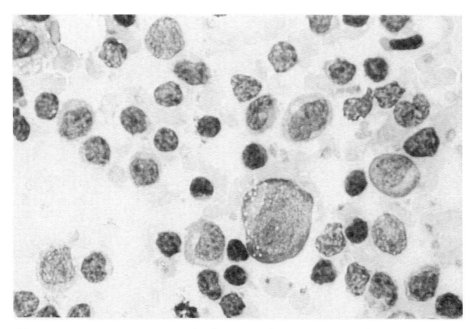

Abb. 4.47. BAL MGG × 630. *Lymphoplasmozytoides Immunozytom:* buntes Bild; kleine Lymphozyten, plasmozytoide Zellen und ein Immunoblast mit großem, blasigem Kern und zentralem Nukleolus. Die rundlichen plasmozytoiden Zellen haben einen scholligem Kern und eine perinukleäre Plasmaaufhellung

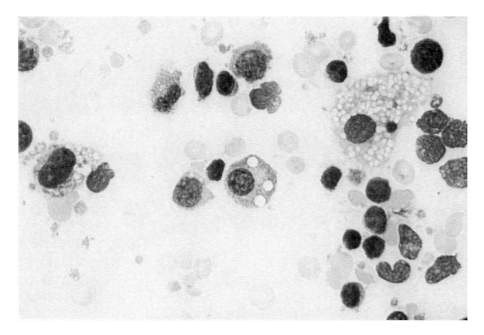

Abb. 4.48. Pe-Abklatsch MGG × 630. *Lymphoplasmozytoides Immunozytom* (Fall Abb. 4.47): neben Makrophagen kleine Lymphozyten, plasmozytoide Zellen und eine Plasmazelle mit runden Vakuolen (herausgelöste Russel-Körperchen = Immunglobulin)

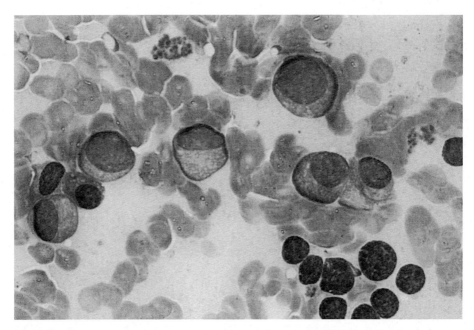

Abb. 4.49. Perthorakale FNP MGG × 630. *Plasmozytisches Lymphom:* dissoziiert gelegene, unterschiedlich große runde oder rundovale Plasmazellen mit exzentrisch gelegenen runden, scholligen Kernen, blauem Plasma und perinukleärer Aufhellung. Rechts unten liegen nackte Tumorzellkerne

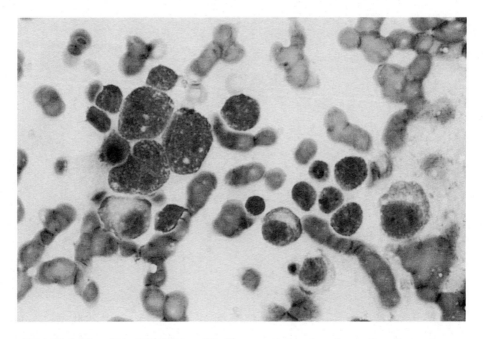

Abb. 4.50. Perthorakale FNP MGG × 630. *Plasmozytisches Lymphom:* dissoziiert gelegene, unterschiedlich große Tumorzellkerne und drei erhaltene Plasmazellen. Die Kerne sind schollig, rund bis oval, z. T. mit Einbuchtungen und deutlichen Nukleolen – Eindruck von Karzinomzellkernen

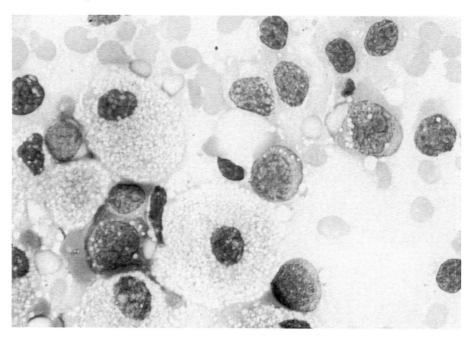

Abb. 4.51. Perthorakale FNP MGG × 630. *Zentroblastisches Lymphom:* Makrophagen und lymphatische Blasten mit rundem, zartem Kern und blauem Plasmasaum. Die blasigen Nukleolen sind zumeist in der Kernperipherie angeordnet

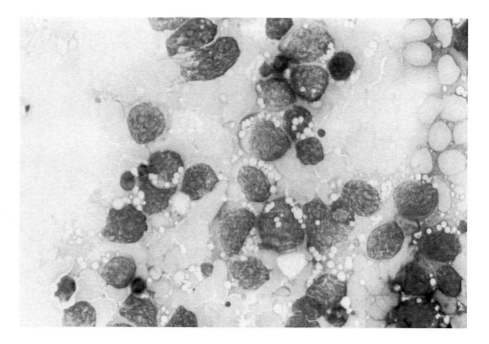

Abb. 4.52. OP-Abklatsch MGG × 630. *Burkitt-Lymphom:* gleichförmige, runde lymphatische Zellen mit runden Kernen und relativ breitem, intensiv blauem, z. T. fein vakuolisiertem Plasma (Fett). Die Kerne sind schollig mit kleinen, blasigen Nukleolen

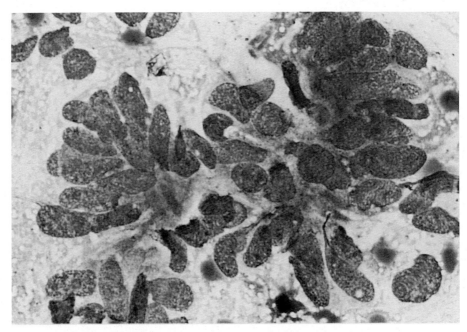

Abb. 4.53. Perthorakale FNP MGG × 630. *Kolonkarzinom:* detritisch-schmutziger Hintergrund; Verband von hochzylindrischen Tumorzellen mit längsovalen Kernen in palisadenartiger Anordnung. Die Kerne haben grobscholliges Chromatin und einen runden Nukleolus

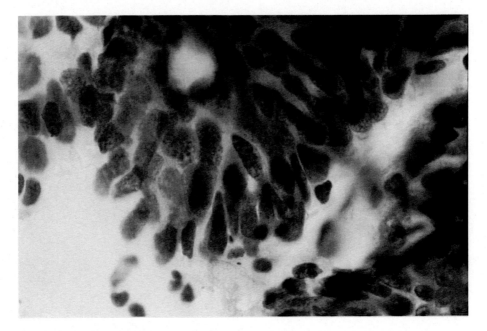

Abb. 4.54. OP-Abklatsch PAP × 400. *Kolonkarzinom:* dichter Verband mit deutlich erkennbarer paralleler, ,,palisadenartiger'' Anordnung der Tumorzellen. Die grobschollig strukturierten, schmalen Tumorzellkerne sind ebenfalls gut erkennbar

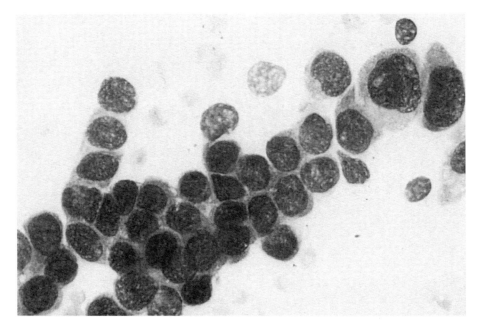

Abb. 4.55. Bürste MGG × 630. *Mammakarzinom:* flacher, gleichförmiger Verband mit gänse-marschartigen Ausläufern von kleinen, kubischen Tumorzellen. Die runden Tumorzellkerne haben körniges Chromatin und z. T. einen kleinen runden Nukleolus

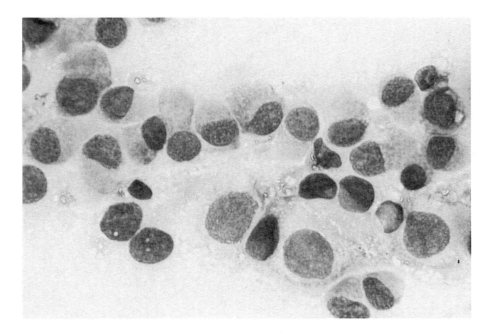

Abb. 4.56. Pe-Abklatsch MGG × 630. *Mammakarzinom (lobulär):* reihenartig angeordnete, gut differenzierte zylindrische Tumorzellen mit exzentrisch gelegenen runden Kernen. Die Kerne mit körnigem Chromatin und z. T. einem kleinen runden Nukleolus

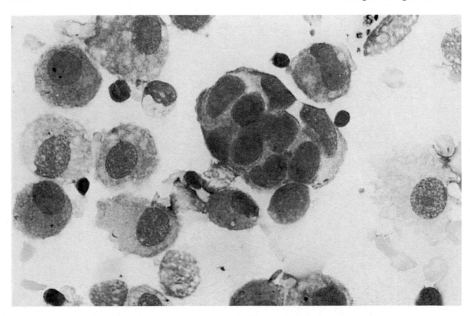

Abb. 4.57. BAL MGG × 630. *Mammakarzinom:* Alveolarzellen, Alveolarmakrophagen und ein dichter, kugeliger Tumorzellverband mit rundovalen Kernen. Die Kerne liegen parallel zur Oberfläche und bilden den Aussenrand des Verbandes

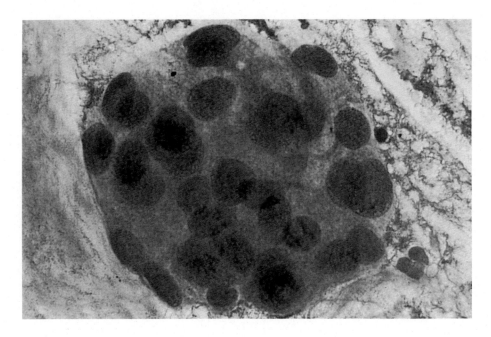

Abb. 4.58. Sputum MGG × 1000. *Mammakarzinom:* schleimiger Hintergrund; kugeliger Tumorzellverband mit rundovalen Kernen. Die Kerne liegen parallel zur Oberfläche und bilden den Außenrand des Verbandes

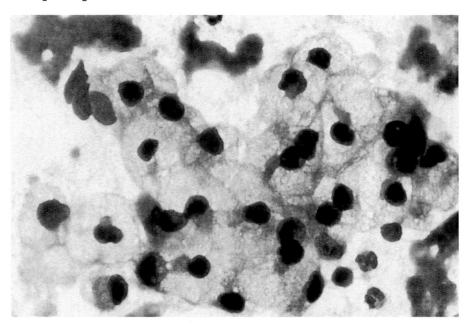

Abb. 4.59. Perthorakale FNP MGG × 630. *Klarzelliges Nierenzellkarzinom:* dreidimensionaler Verband von leer erscheinenden, runden Tumorzellen mit kleinen, runden, exzentrisch gelegenen hyperchromatischen Kernen – pflanzenzellartiger Eindruck

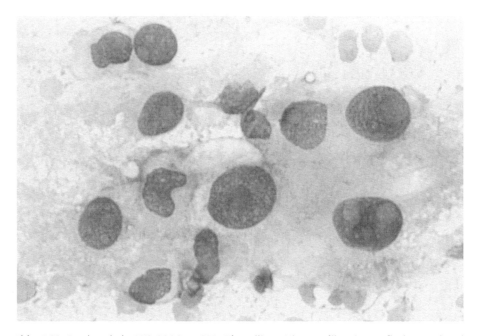

Abb. 4.60. Perthorakale FNP MGG × *630. Klarzelliges Nierenzellkarzinom:* flacher Verband von großen, polymorphen, schlecht abgrenzbaren Tumorzellen mit großen, rundovalen Kernen. Die Kerne haben lockeres Chromatin und prominente Nukleolen

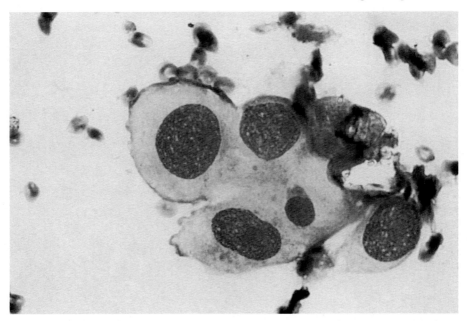

Abb. 4.61. Perthorakale FNP MGG × 630. *Urothelkarzinom:* flacher Verband von rundovalen Tumorzellen mit ovalen Kernen. Die Kerne haben dichtes, klumpiges Chromatin und mehrere Nukleolen. Das Plasma ist homogen und grautönig

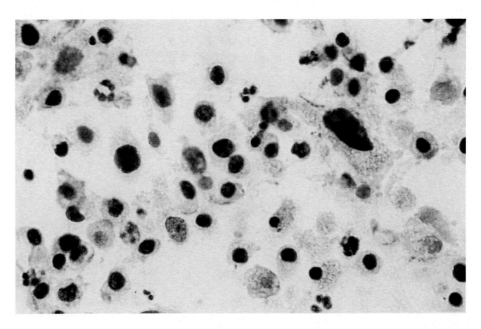

Abb. 4.62. Sputum PAP × 630. *Urothelkarzinom:* dissoziiert gelegene, kleine, rundliche Tumorzellen mit runden bis eckigen pyknotischen Kernen. Das Plasma ist teils netz teils opak-schimmernd

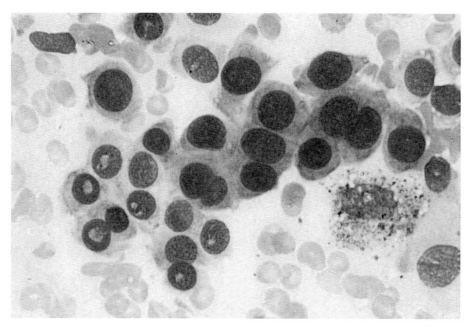

Abb. 4.63. Bürste MGG × 630. *Schildrüsenkarzinom:* flacher Verband von zumeist runden Zellen mit vzlt. zwei runden, scharf begrenzten Kernen. Die Kerne haben grobes Chromatin, z. T. einen Nukleolus bzw. Kernvakuolen (Lochkerne). Das Plasma ist zart graurötlich

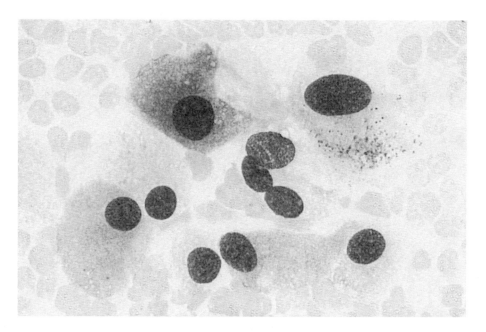

Abb. 4.64. Perthorakale FNP MGG × 630. *Schildrüsenkarzinom (medulär):* vielgestaltige Tumorzellen mit runden bis ovalären, groben Kernen und deutlicher roter Plasmagranulierung

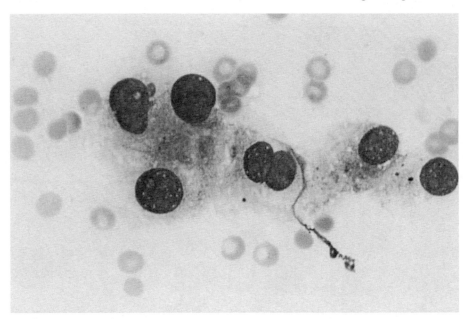

Abb. 4.65. Perthorakales FNP MGG × 630. *Leberzellkarzinom:* flacher Verband von polygonalen Tumorzellen mit z. T. zwei runden, scharf begrenzten, zentral gelegenen Kernen. Die Kerne haben grobscholliges Chromatin und prominente Nukleolen. Das Plasma ist eher dicht mit Pigmentspuren.

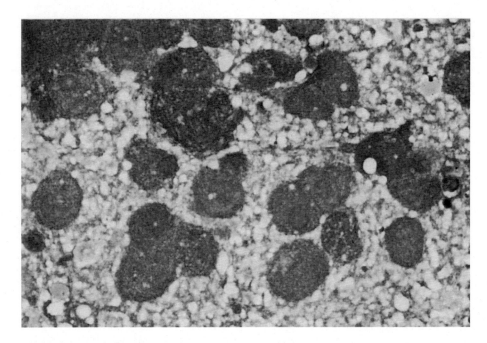

Abb. 4.66. Perthorakale FNP MGG × 630. *Seminom:* typischer netziger Hintergrund; dissoziiert gelegene nacktkernige Tumorzellen mit lockerem Chromatin und z. T. großen, blasigen Nukleolen

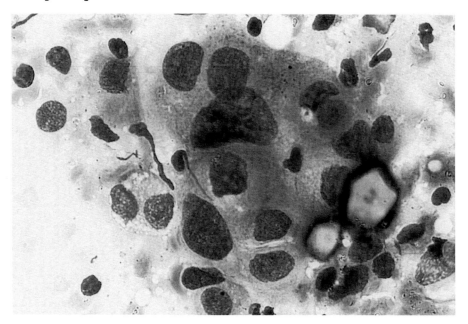

Abb. 4.67. Pe-Abklatsch PAP × 630. *Larynxkarzinom:* flach gelegener Verband relativ plasmareicher, nur mäßig polymorpher, verhornender Tumorzellen. Die Kerne sind klumpig, z. T. auch pyknotisch. (zwei Talkumkörnchen)

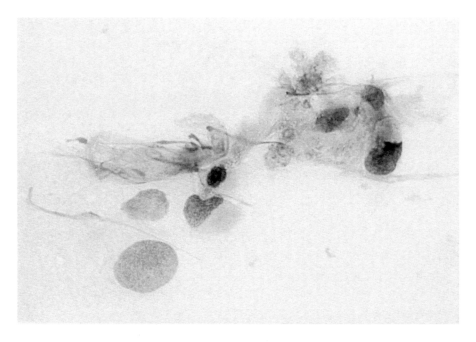

Abb. 4.68. Pe-Abklatsch PAP × 630. *Cervix-Karzinom:* große ovaläre Tumorzellkerne und kleine, schmale, verhornende Tumorzellen mit teils eckigen, pyknotischen Kernen

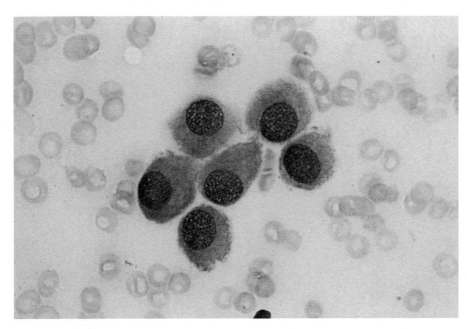

Abb. 5.1. Pl. P. MGG × 600. *Mesothelzellen* mit runden exzentrischen Kernen

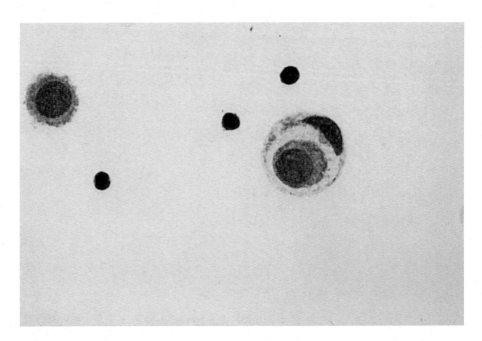

Abb. 5.2. Pl. P. MGG × 600. *Benigner Zellkannibalismus*

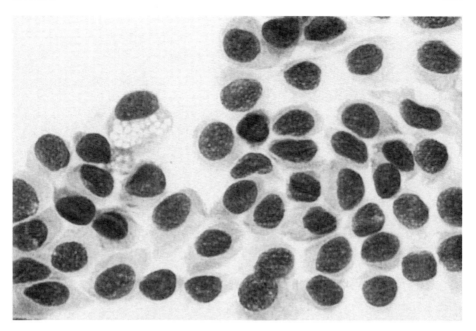

Abb. 5.3. Pl. P. MGG × 600. *Mesothelzellverband* in flacher, schachbrettartiger Lagerung

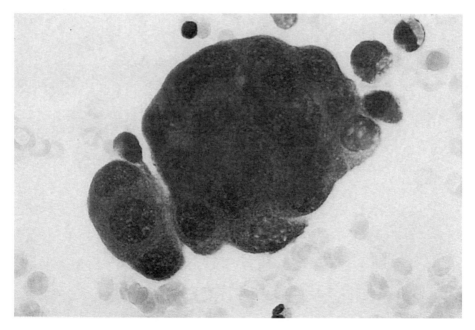

Abb. 5.4. Pl. P. MGG × 600. *Reaktiver dreidimensionaler Mesothelzellverband*

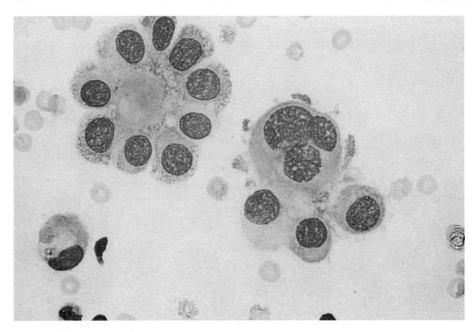

Abb. 5.5. Pl. P. MGG × 600. *Reaktiver Mesathelz Zellverband* mit *Pink-Center* (rund und scharf begrenzt!), daneben eine Zellgruppe mit einer dreikernigen Mesothelzelle

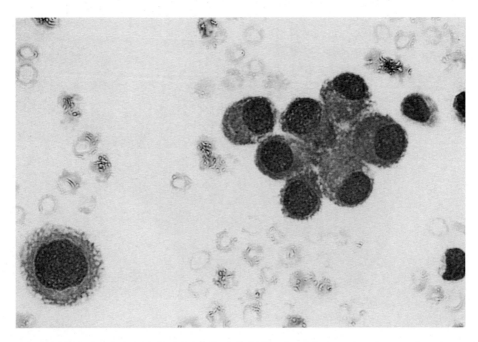

Abb. 5.6. Pl. P. MGG × 600. *Reaktiver Mesothelzellverband* in pseudorosettenartiger Lagerung, daneben eine große Zelle mit Mikrovilli

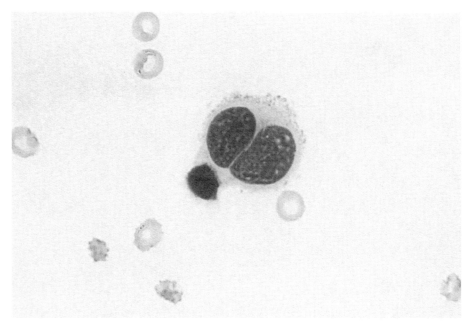

Abb. 5.7. Pl. P. MGG × 600. *Reaktive, doppelkernige Mesothelzelle* mit prominenten Nukleolen, die Kern-Plasmarelation ist zugunsten der Kerne verschoben

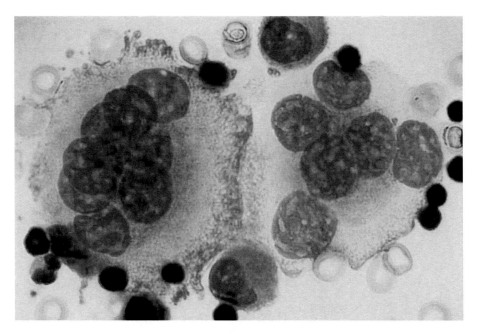

Abb. 5.8. Pl. P. MGG × 600. *Reaktive, vielkernige Mesothelzellen* mit runden, teilweise überlagerten Kernen

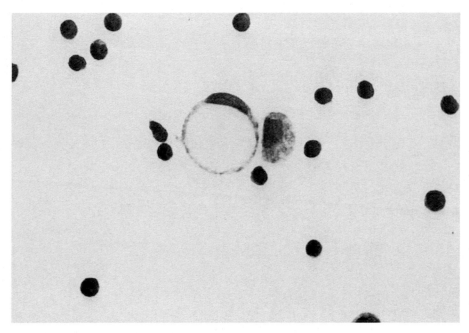

Abb. 5.9. Pl. P. MGG × 600. *Degenerative Mesothelzelle* „Pseudosiegelringzelle"

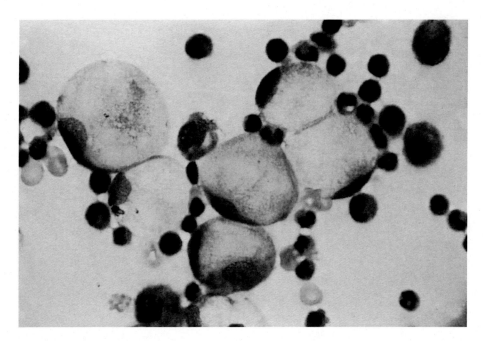

Abb. 5.10. Pl. P. MGG × 600. *Degenerativer Mesothelzellverband*, daneben kleine reaktive Mesothelien, Granulozyten und Lymphozyten

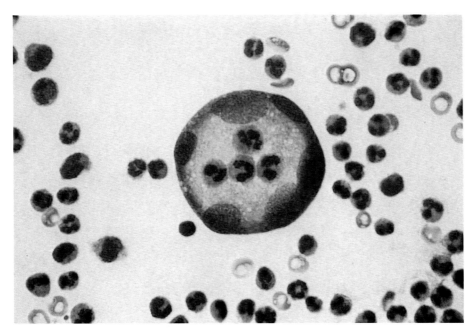

Abb. 5.11. Pl. P. MGG × 600. *Neutrophiler Erguss* mit Phagozytose von Granulozyten

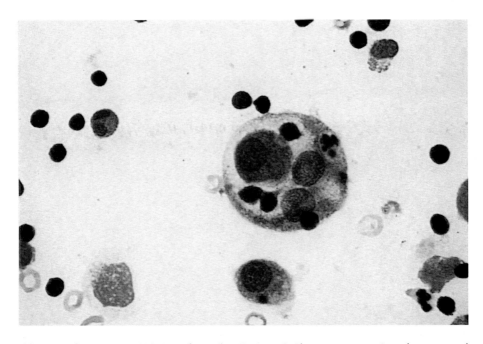

Abb. 5.12. Pl. P. MGG × 600. *Lymphozytärer Erguss* mit Phagozytose von Lymphozyten und einer Mesothelzelle

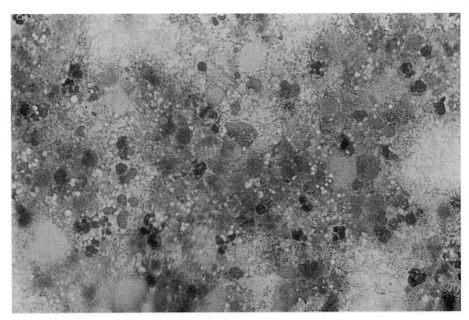

Abb. 5.13. Pl. P. MGG × 600. *Empyem bei Tuberkulose:* schmierig-detritischer Hintergrund mit wenig erhaltenen Granulozyten

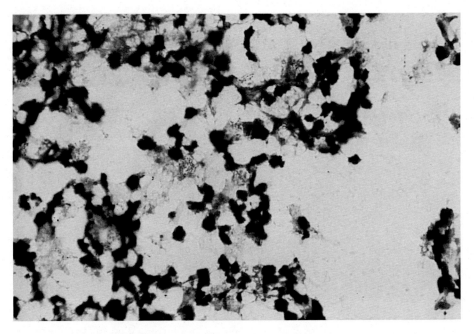

Abb. 5.14. Pl. P. ZN × 600. *Empyem bei Tuberkulose:* ein MGG-Präparat entfärbt und auf Ziehl-Neelsen umgefärbt: *positiv*

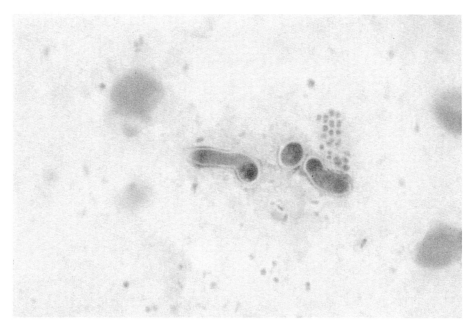

Abb. 5.15. Pl. P. MGG × 600. *Empyem mit Kokken und Oidien: Soor*

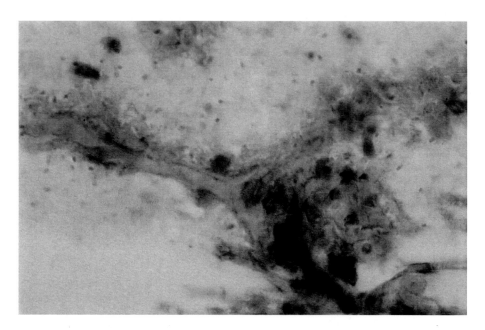

Abb. 5.16. Pl. P. PAP × 600. *Empyem mit dichotom verzweigten Hyphen: Aspergillus*

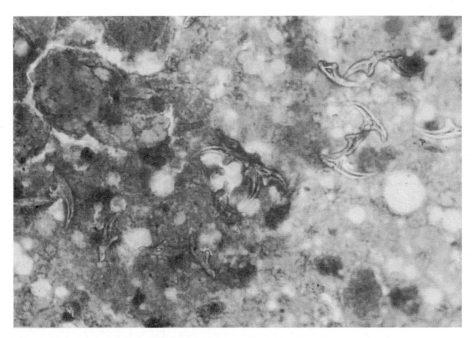

Abb. 5.17. Pl. P. MGG × 600. *Empyem* mit *Echinokokkushäkchen* (rupturierte Zyste)

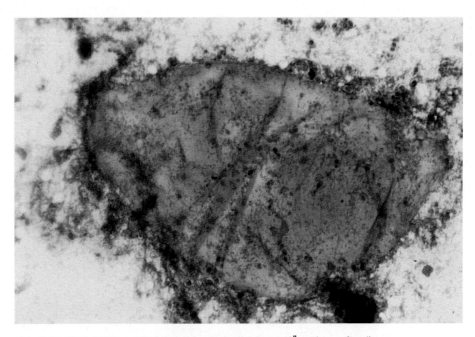

Abb. 5.18. Pl. P. MGG × 600. *Empyem* mit *Speiseresten* (Ösophagusfistel)

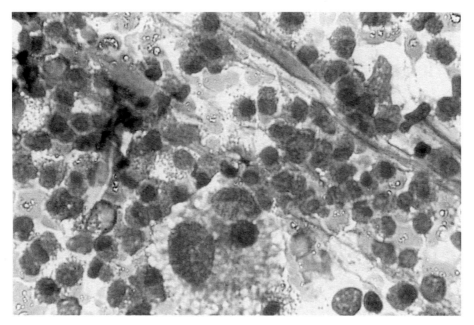

Abb. 5.19. Pl. P. MGG × 600. *Eosinophiler Erguss:* Charcot-Leyden-Kristalle

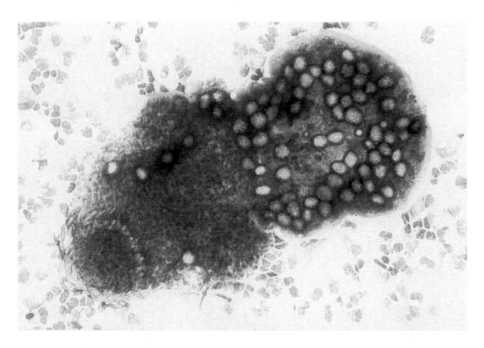

Abb. 5.20. Pl. P. MGG × 600. *Easinophiler Erguss:* Echinokokkus-Kopfanlage mit Hakenkranz (Fehlpunktion einer Lungenzyste)

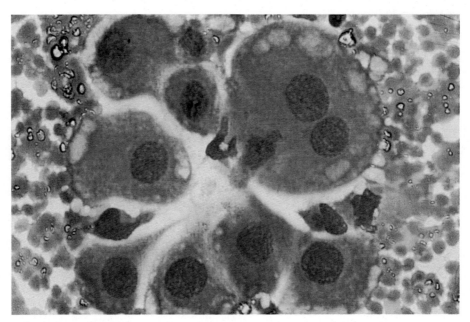

Abb. 5.21. Pl. P. MGG × 600. *Hämorrhagischer Erguss* (nach Trauma): Zellgruppe reaktiver, polymorpher Mesothelzellen mit gleichförmigen runden Kernen

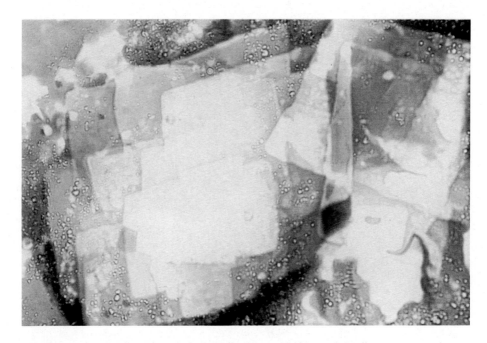

Abb. 5.22. Pl. P. MGG × 600. *Pseudochylöser Erguss:* Cholesterinkristalle

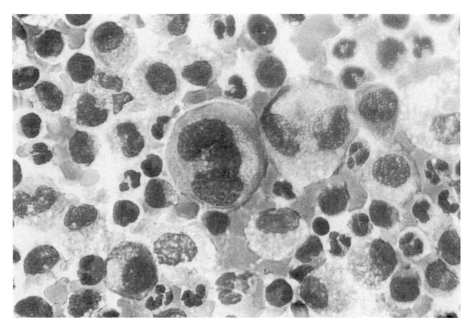

Abb. 5.23. Pl. P. MGG × 600. *Pleuraerguss bei Pankreatitis:* Reaktionsformen der Mesothel-zellen (Alpha-Amylase der Ergussflüssigkeit: 7050 U/l)

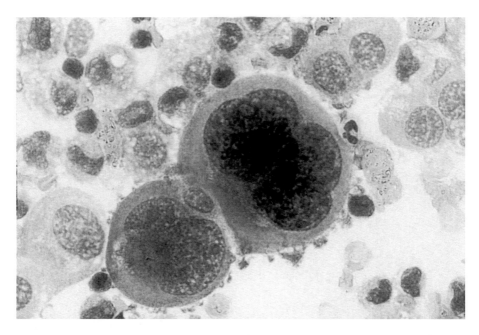

Abb. 5.24. Pl. P. MGG × 600. *Pleuraerguss bei Pankreatitis:* extreme Reaktionsformen, Verwechslung mit Tumorzellen möglich!

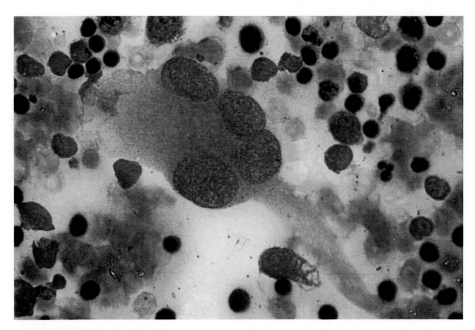

Abb. 5.25. Pl. P. MGG × 600. *Pleuraerguss bei rheumatoider Arthritis:* kaulquappenähnliche Riesenzelle mit mehreren runden Kernen im Kopfteil und geschwänztem Zytoplasma

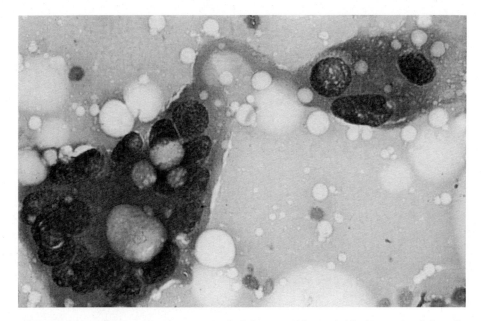

Abb. 5.26. Pl. P. MGG × 600. *Pleuraerguss bei rheumatoider Arthritis:* bizarre, mehrkernige Riesenzelle

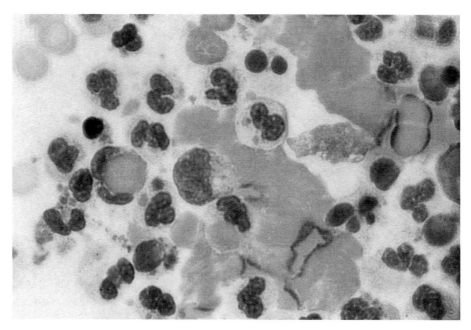

Abb. 5.27. Pl. P. MGG × 600. *Pleuraerguss bei SLE:* LE-Zellen und freie LE-Körper

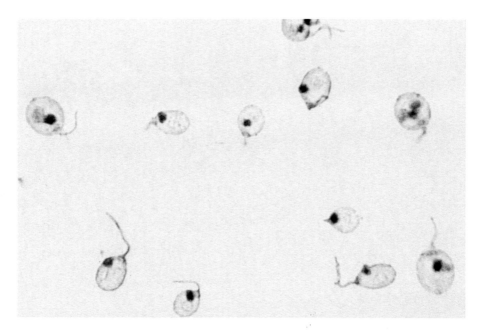

Abb. 5. 28. Pl. P. Colorzyme nDNA-Test × 600. *Pleuraerguss bei SLE:* Positive Farbreaktion der Crithidia lucilae (Parasit mit Kinetoplast und Geisel)

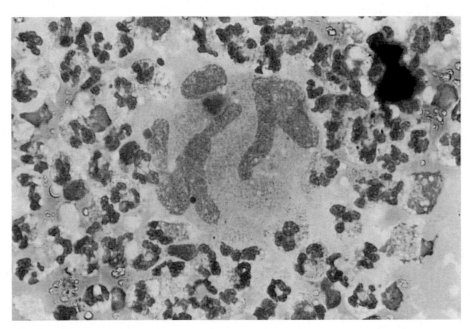

Abb. 5.29. Pl. P. MGG × 600. *Tuberkulöser Erguss:* Riesenzelle mit länglichen, epitheloidzellähnlichen Kernen (im Erguss selten!)

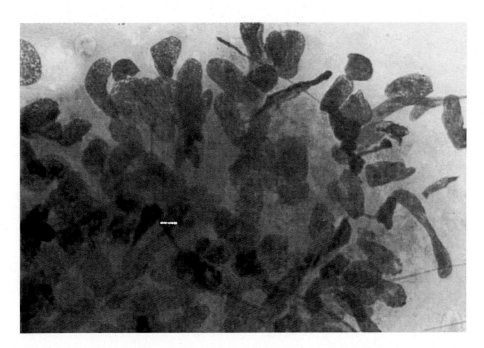

Abb. 5.30. Pl. Biopsie MGG × 600. *Tuberkulöse Pleuritis:* Epitheloidzellen mit schmalen, länglichen, gebogenen Kernen, Kernüberlagerungen und ohne Zellbegrenzungen

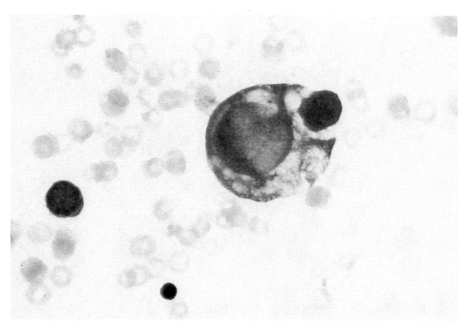

Abb. 5.31. Pl. P. MGG × 600. *Therapieeffekt nach Chemotherapie:* degenerativ veränderte Zelle mit großem gequollenem Kern und vakuolisiertem Zytoplasma, beginnende Phagozytose einer kleinen Mesothelzelle; die Dignität ist nicht beurteilbar

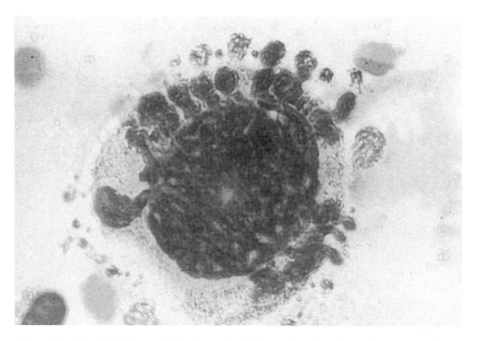

Abb. 5.32. Pl. P. MGG × 1000. *Therapieeffekt nach Chemotherapie:* Tumorzelle mit beginnender Zytolyse

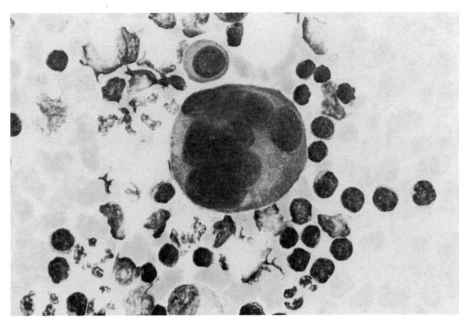

Abb. 5.33. Pl. P. MGG × 600. *Therapieeffekt nach Bestrahlung:* mehrkernige große Mesothelzelle mit opakem Zytoplasma

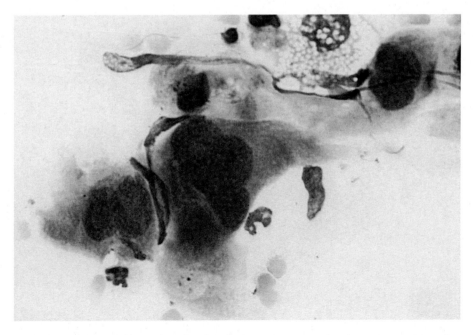

Abb. 5.34. Pl. Biopsie MGG × 600. *Therapieeffekt nach Bestrahlung:* benigne ein- bis mehrkernige Zellen des Granulationsgewebes

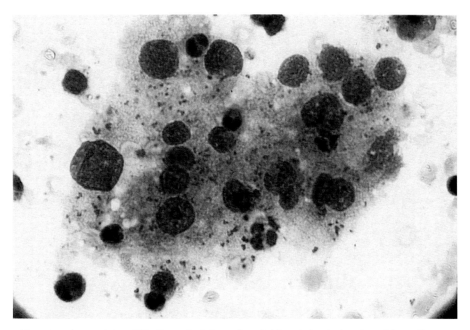

Abb. 5.35. Pl. P. MGG × 600. *Normale Leberzellen:* Fehlpunktion bei rechtsseitigem Erguss

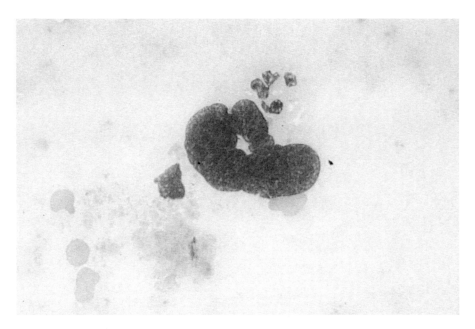

Abb. 5.36. Pl. P. MGG × 600. *Nackter Megakaryozytenkern* in einem hämorrhagischen Erguss; Verwechslung mit einer Tumorzelle möglich!

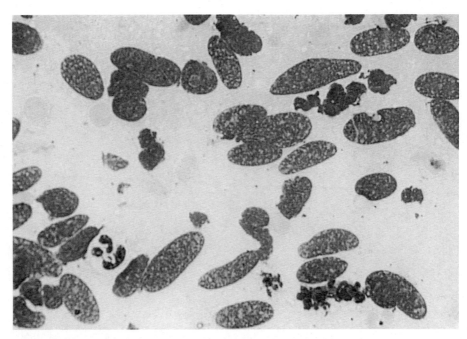

Abb. 5.37. Pl. P. MGG × 600. *Pleurafibrom:* reichlich spindelige Tumorzellen mit mäßiger Anisokaryose und abgerundeten Kernen

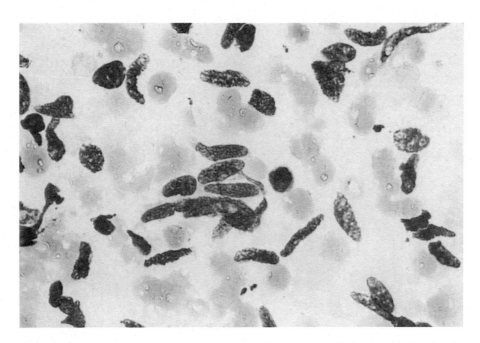

Abb. 5.38. Pl. P. MGG × 600. *Pleurafibrom:* spindelige Tumorzellen mit spitzen, schmalen Kernen

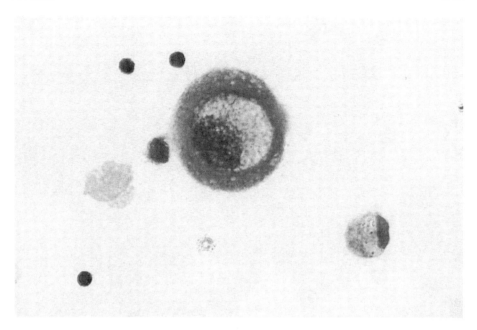

Abb. 5.39. Pl. P. MGG × 600. *Mesotheliom:* doppelkernige Tumorzelle mit parazentral liegenden Kernen, sichelförmiger, fein vacuolisierter, perinukleärer Aufhellungszone und dichtem, opaken Zytoplasmarand

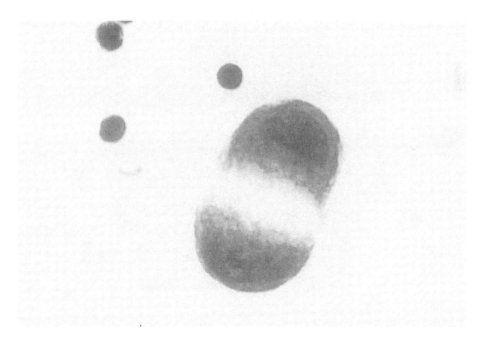

Abb. 5.40. Pl. P. MGG × 600. *Mesotheliom:* Zwei große Tumorzellen sind durch einen hellen Spalt getrennt („window")

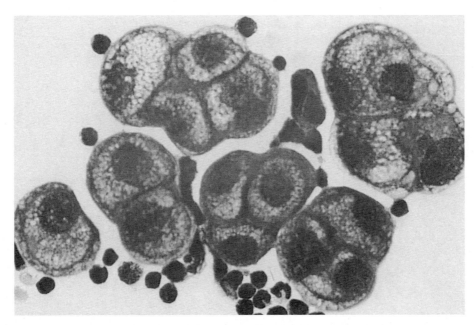

Abb. 5.41. Pl. P. MGG × 600. *Mesotheliom*: kleine Tumorzellverbände in mosaikartiger Lagerung, Tumorzellen mit runden, knopfförmigen Kernen und perinukleärer, kranzförmiger Aufhellungszone

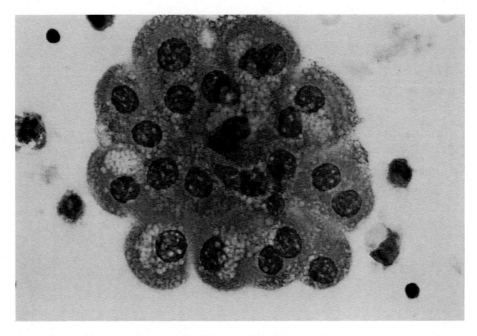

Abb. 5.42. Pl. P. MGG × 600. *Mesotheliom:* maulbeerförmiger Tumorzellverband mit prominenten knopfförmigen Kernen

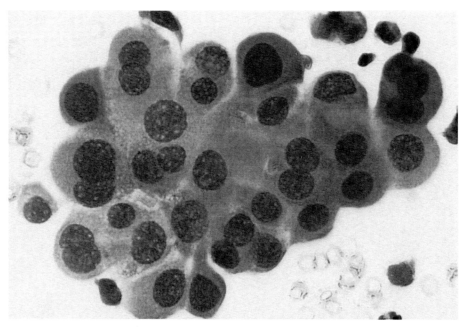

Abb. 5.43. Pl. P. MGG × 600. *Mesotheliom:* dreidimensionaler Tumorzellverband, ein- und doppelkernige Tumorzellen mit opakem Zytoplasma

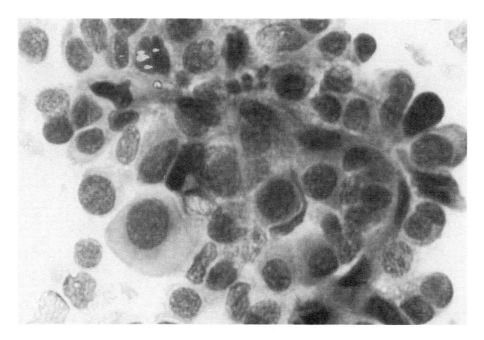

Abb. 5.44. Pl. P. MGG × 600. *Mesotheliom:* papillärer Tumorzellverband mit einem zarten zentralen Bindegewebsstrang

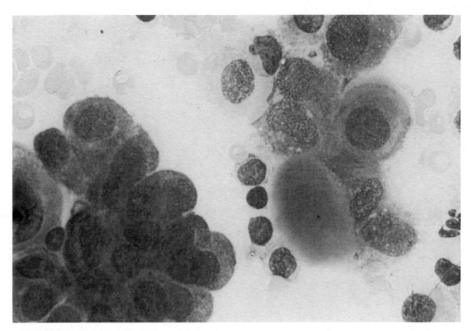

Abb . 5.45. Pl. P. MGG × 600. *Mesotheliom:* extrazellulär gelegenes, unscharf begrenztes Pink-Center

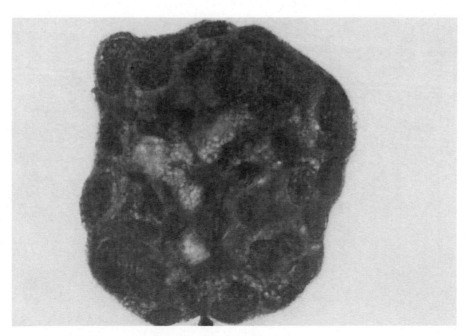

Abb. 5.46. Pl. P. MGG × 600. *Mesotheliom:* kugeliger Zellverband mit polygonal begrenztem Pink-Center

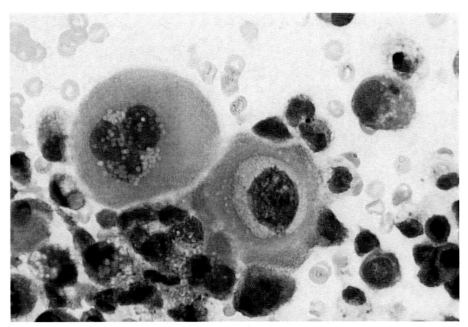

Abb. 5.47. Pl. P. MGG × 600. *Mesotheliom:* Neben kleinen Tumorzellen zwei Riesentumor-zellen mit opakem Zytoplasma und einer schmalen, perinukleären Aufhellungszone– dadurch Schichtung des Zytoplasmas

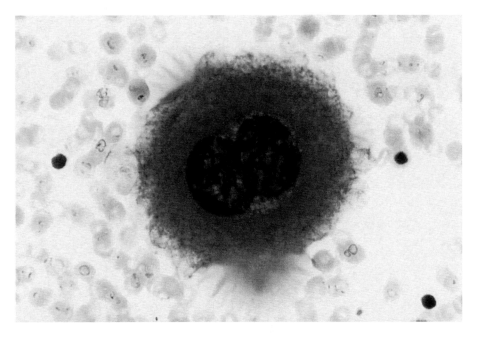

Abb. 5.48. Pl. P. MGG × 1000. *Mesotheliom:* große doppelkernige Tumorzelle mit zarten Plasmaausläufern und Mikrovilli

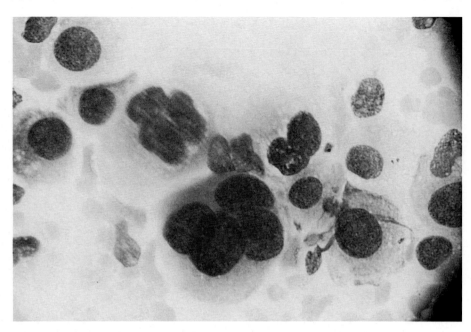

Abb. 5.49. Pl. P. MGG × 600. *Biphasisches Mesotheliom epithelialer Anteil:* ein- und mehrkernige Tumorzellen mit scharf begrenztem Zytoplasma (derselbe Tumor wie Abb. 5.50.)

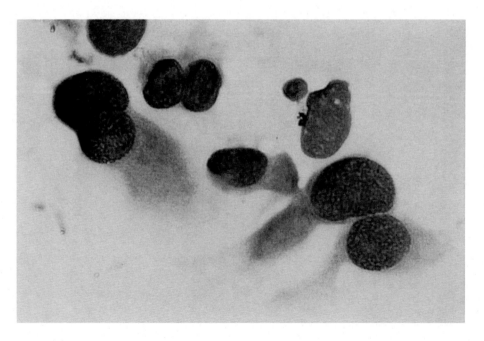

Abb. 5.50. Pl. Biopsie MGG × 600. *Biphasisches Mesotheliom sarkomatöser Anteil:* große Tumorzellen mit hyperchromatischen Kernen und zartem, unscharf begrenztem Zytoplasma (derselbe Tumor wie Abb. 5.49.)

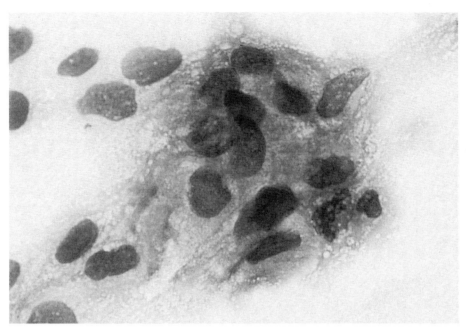

Abb. 5.51. Pl. Biopsie MGG × 600. *Sarkomatöses Mesotheliom:* längliche Tumorzellen, teilweise nacktkernig, teilweise in einem Synplasma liegend

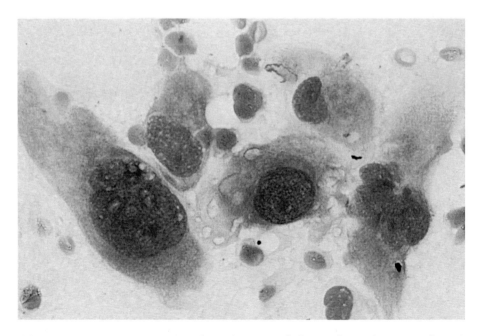

Abb. 5.52. Pl. Biopsie MGG × 600. *Sarkomatöses Mesotheliom:* polymorphe Tumorzellen mit großen hyperchromatischen Kernen und unscharf begrenztem Zytoplasma

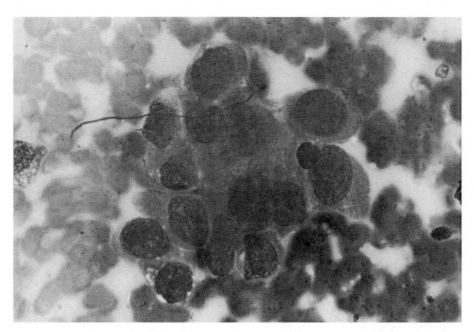

Abb. 5.53. Pl. P. MGG × 600. *Metastasierendes Adenokarzinom des Bronchus:* dreidimensionaler Tumorzellverband, am Verbandrand ist noch eine zylindrische Differenzierung erkennbar

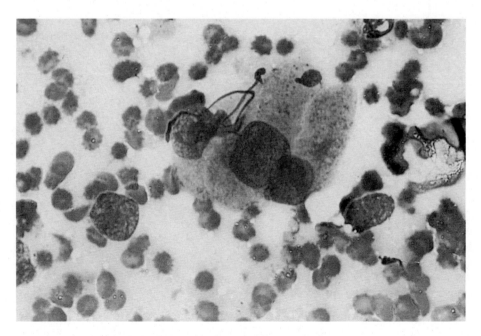

Abb. 5.54. Pl. P. MGG × 600. *Metastasierendes Adenokarzinom des Bronchus:* zylindrische Tumorzellen mit basal gelegenen Kernen und Schlussleiste

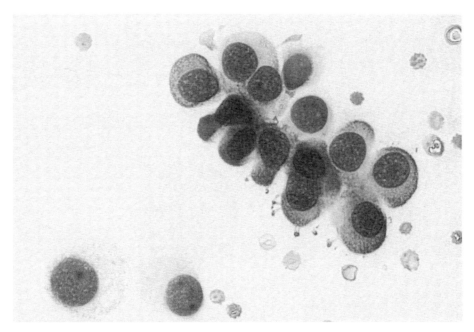

Abb. 5.55. Pl. P. MGG × 600. *Metastasierendes bronchioloalveoläres Karzinom:* doppelreihige Zelllagerung kleiner kubischer Tumorzellen

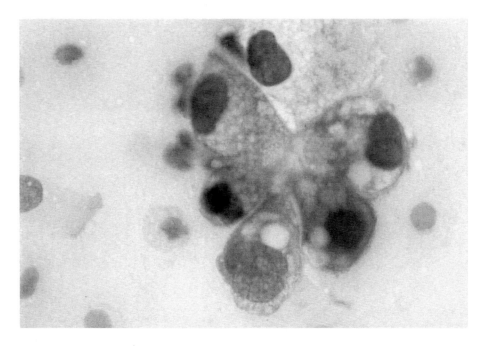

Abb. 5.56. Pl. P. PAP × 600. *Metastasierendes bronchioloalveoläres Karzinom:* Tumorzellverband in azinärer Lagerung mit peripheren Kernen und vakuolisiertem Zytoplasma

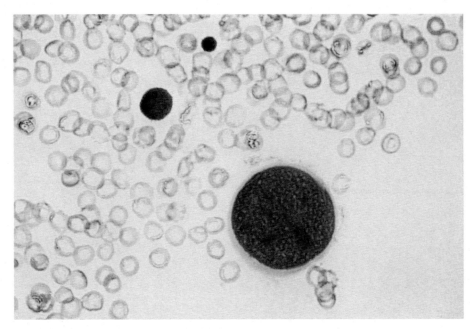

Abb. 5.57. Pl. P. MGG × 600. *Metastasierendes Plattenepithelkarzinom:* großkernige Tumorzelle mit gleichmäßig verteiltem Chromatin und prominenten Nukleolen

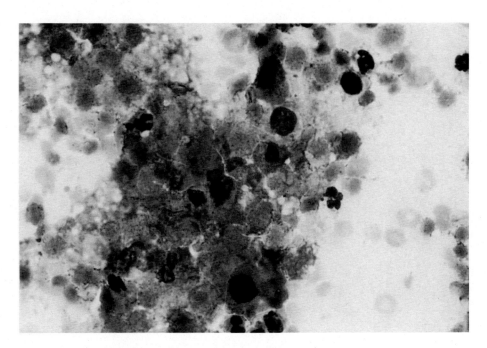

Abb. 5.58. Pl. P. MGG × 600. *Peripheres Plattenepithelkarzinom in den Pleuraraum penetrierend:* Tumordetritus mit polymorphen, hyperchromatischen Kernen

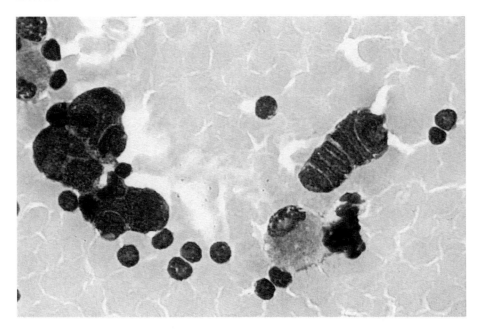

Abb. 5.59. Pl. P. MGG × 600. *Kleinzelliges Karzinom:* zeilenförmige Verbandlagerung, Moulding der Tumorzellen

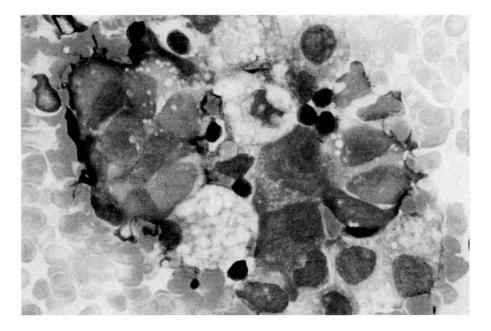

Abb. 5.60. Pl. P. MGG × 600. *Kleinzelliges Karzinom:* kleine dreidimensionale Verbände

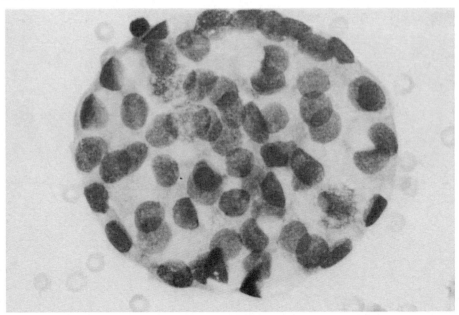

Abb. 5.61. Pl. P. MGG × 600. *Metastasierendes duktales Mammakarzinom:* kugeliger, scharf
begrenzter Zellverband, die Kerne stehen mit ihrer Längsachse paralell zur Kugeloberfläche

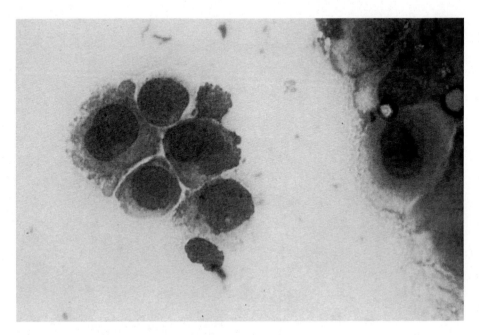

Abb. 5.62. Pl. P. MGG × 600. *Metastasierendes lobuläres Mammakarzinom:* monomorphe
Tumorzellen mit großen hyperchromatischen Kernen

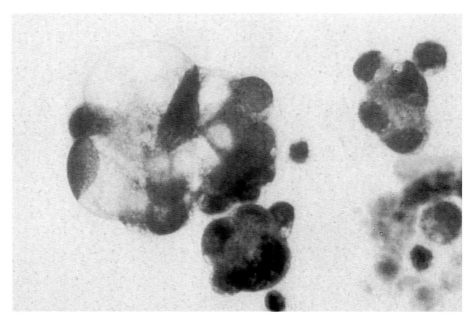

Abb. 5.63. Pl. P. MGG × 600. *Metastasierendes Ovarialkarzinom:* dichte kleine Tumorzellverbände und ein Verband mit großen, ballonartigen Zellen

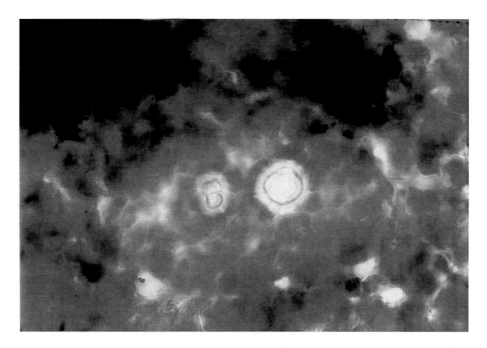

Abb. 5.64. Pl. P. MGG × 600. *Metastasierendes Ovarialkarzinom:* dichter papillärer Verband mit Psammomkörper

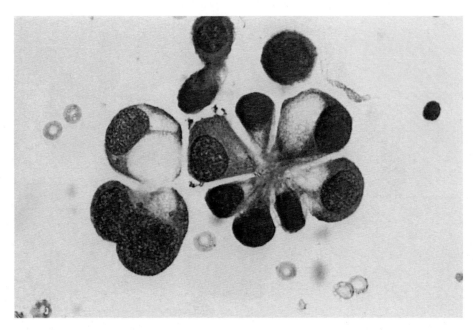

Abb. 5.65. Pl. P. MGG × 600. *Metastasierendes Magenkarzinom:* Tumorzellen, teilweise mit Schleimkugeln im Zytoplasma

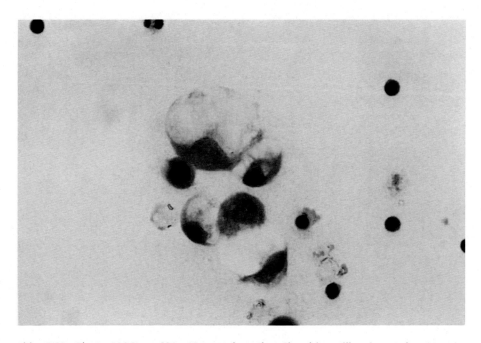

Abb. 5.66. Pl. P. MGG × 600. *Metastasierendes Siegelringzellkarzinom des Magens:* Tumorzellen mit kleinen, an den Rand gedrückten Kernen

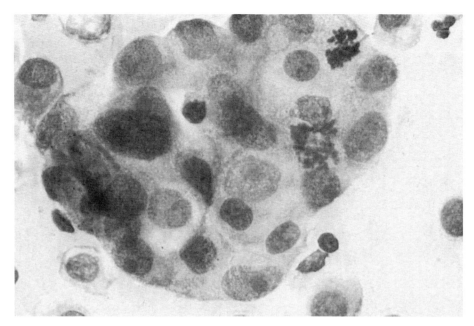

Abb. 5.67. Pl. P. MGG × 600. *Metastasierendes Dickdarmkarzinom:* dreidimensionaler, ungeordneter Tumorzellverband

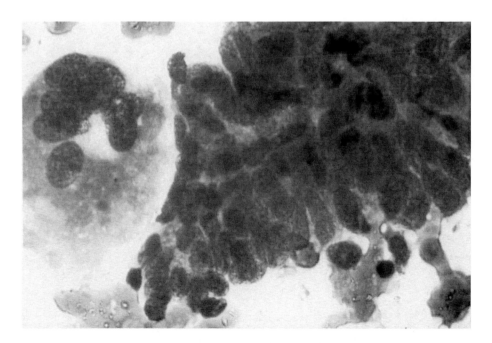

Abb. 5.68. Pl. P. MGG × 600. *Metastasierendes Dickdarmkarzinom:* Papillärer Tumorzellverband mit hochzylindrischen, parallel angeordneten Kernen

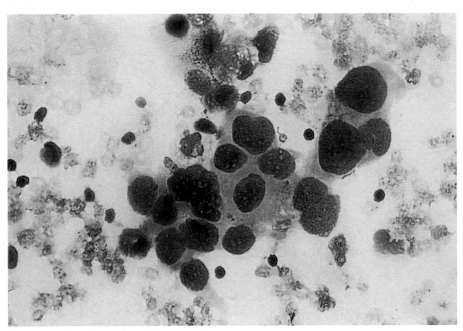

Abb. 5.69. Pl. P. MGG × 600. *Metastasierendes Pankreaskarzinom:* kleine papilläre Verbände mit monomorphen Tumorzellen

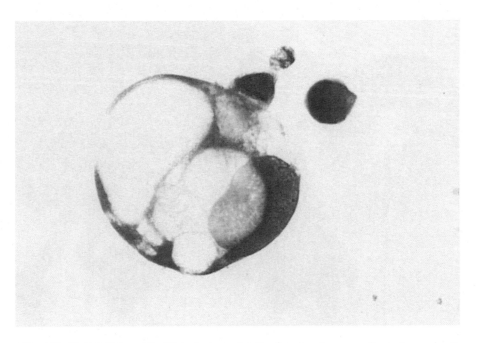

Abb. 5.70. Pl. P. MGG × 600. *Metastasierendes Pankreaskarzinom:* große, polymorphe Tumorzelle mit Riesenvakuolen

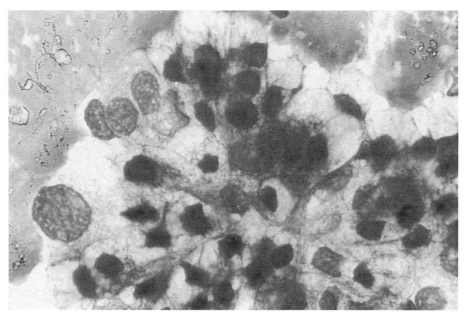

Abb. 5.71. Pl. P. MGG × 600. *Metastasierendes klarzelliges Nierenzellkarzinom:* lockerer „Pflanzenzellen ähnlicher" Tumorzellverband

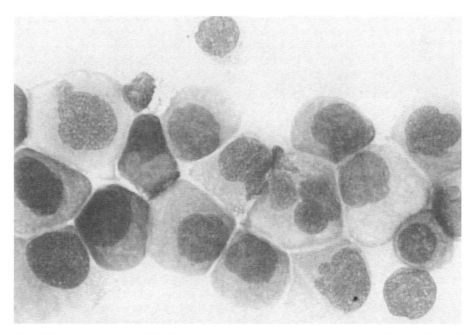

Abb. 5.72. Pl. P. MGG × 600. *Metastasierendes Urothelkarzinom:* große Tumorzellen mit rundovalen Kernen und scharf begrenztem Zytoplasma

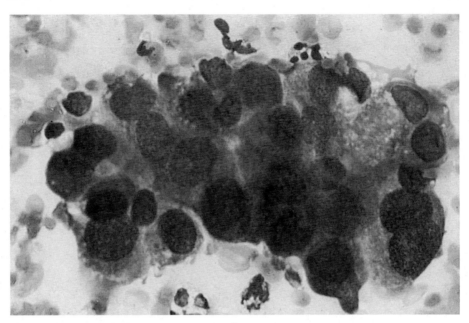

Abb. 5.73. Pl. P. MGG × 600. *Metastasierendes Prostatakarzinom:* dreidimensionaler Tumorzellverband

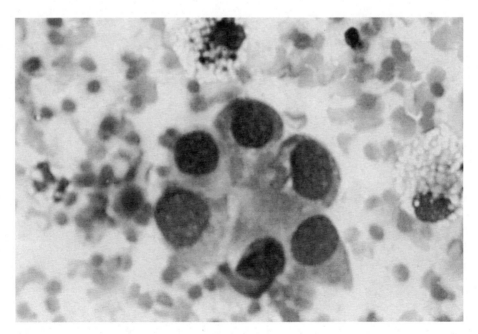

Abb. 5.74. Pl. P. MGG × 600. *Metastasierendes Prostatakarzinom:* Tumorzellverband in pseudorosettenartiger Lagerung

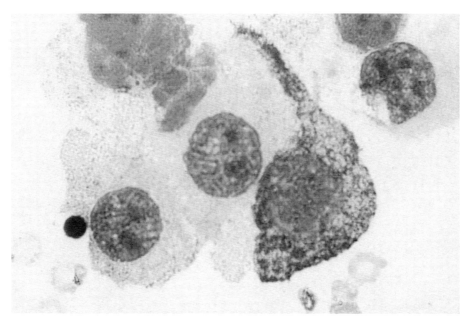

Abb. 5.75. Pl. P. MGG × 600. *Metastasierendes Melanom:* große Tumorzellen mit runden Kernen, prominenten Nukleolen und zartem Zytoplasma; nur eine Tumorzelle mit Melanin-pigment

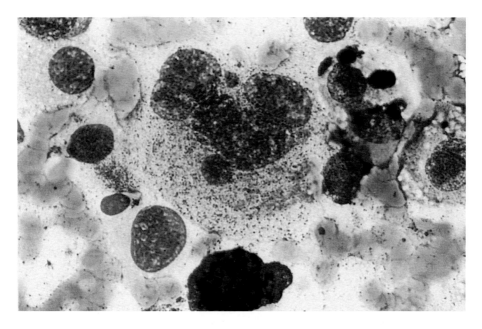

Abb. 5.76. Pl. P. MGG × 600. *Metastasierendes Melanom:* große vielkernige Tumorzelle, daneben pigmentbeladene Makrophagen

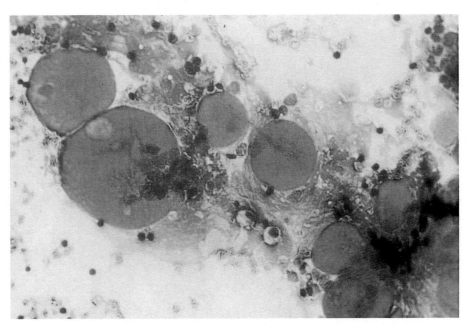

Abb. 5.77. Pl. P. MGG × 400. *Metastasierendes adenoidzystisches Karzinom:* große, runde, homogene Kugeln von detritischem Zellmaterial umgeben

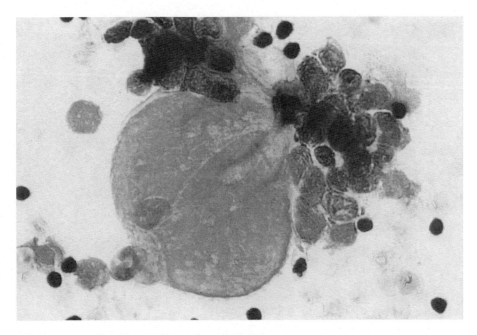

Abb. 5.78. Pl. P. MGG × 600. *Metastasierendes adenoidzystisches Karzinom:* kleine kubische Tumorzellen und eine große homogene Kugel

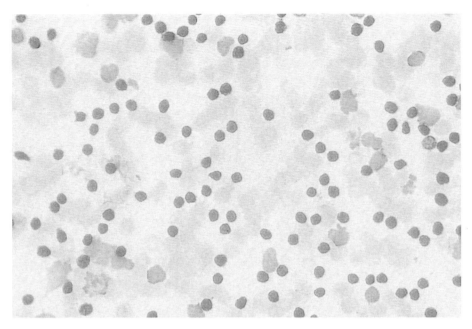

Abb. 5.79. Pl. P. MGG × 250. **B-CLL:** monotones Zellbild kleiner lympatischer Zellen. In der schwachen Vergrößerung morphologisch kein Unterschied zu einem benignen lymphozytären Erguss (Flowzytometrie: CD 19/5, CD 19/23 und CD 19/Kappa, CD 19/Lambda)

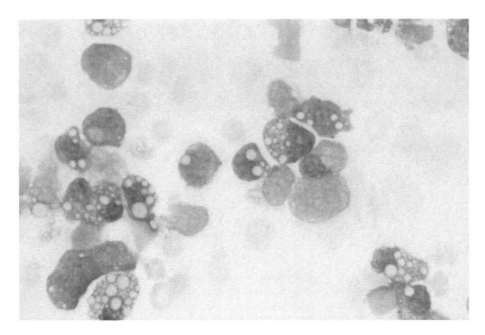

Abb. 5.80. Pl. P. MGG × 600. **Lymphoplasmozytisches Immunozytom:** plasmozytoide Zellen, reichlich Russel-Körperchen (CD 19 pos., CD 5 neg., Elektrophorese und Immunglobuline: Paraprotein IgG Typ Kappa)

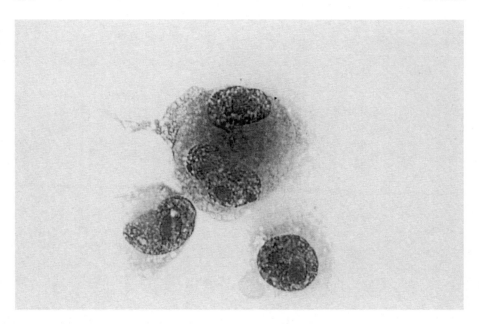

Abb. 5.81. Pl. P. MGG × 600. *Morbus Hodgkin:* zwei große Hodgkin-Zellen und eine doppel-kernige Reed-Sternberg-Zelle mit prominenten Nukleolen

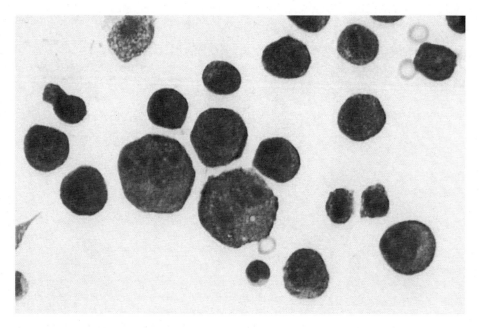

Abb. 5.82. Pl. P. MGG × 600. *Anaplastisches großzelliges Lymphom (Ki-1):* verschieden große, polymorphe Einzelzellen, in der Mitte zwei Sternberg-ähnliche Riesenzellen, doppelkernig und mit prominenten Nukleolen (Ki-1 positiv!)

Abbildungsverzeichnis

Sachverzeichnis*

* Eintragungen im Fettdruck weisen auf wichtige
Eintragungen bzw Begriffserläuterungen hin.

SpringerMedizin

Christoph Zielinski,
Raimund Jakesz (Hrsg.)

Bronchuscarcinom

2000. IX, 79 Seiten. 5 Abbildungen.
Broschiert DM 48,–, öS 336,–
ISBN 3-211-83393-5
Onkologie heute

Das Bronchuscarcinom ist eines der epidemiologisch wichtigsten Probleme der Gegenwart. Der dritte Band der Reihe **Onkologie heute** behandelt die verschiedenen Arten dieser Erkrankung und informiert über die möglichen Therapieformen. Die Autoren gehen auf die Entwicklungen der letzten Jahre, welche eine günstigere Prognose ermöglicht haben, ein und bieten einen kompletten Überblick über die derzeit gängigen Methoden und Verfahrensweisen.

Rudolf Schoberberger,
Michael Kunze

Nikotinabhängigkeit

Diagnostik und Therapie

1999. VIII, 204 Seiten. Zahlreiche Abbildungen.
Broschiert öS 485,–, DM 69,–, sFr 61,–
ISBN 3-211-83169-X

Neben den neuesten Erkenntnissen über die Auswirkungen des Rauchens auf den Organismus und die Rolle des Nikotins als abhängigmachende Substanz wird das Tabakproblem aus internationaler Sicht analysiert. Besonders hervorgehoben werden praxisorientierte diagnostische und therapeutische Verfahren sowie aktuelle und zukunftsweisende Organisationsformen der Rauchertherapie.

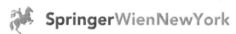 SpringerWienNewYork

A-1201 Wien, Sachsenplatz 4–6, P.O. Box 89, Fax +43.1.330 24 26, e-mail: books@springer.at, Internet: **www.springer.at**
D-69126 Heidelberg, Haberstraße 7, Fax +49.6221.345-229, e-mail: orders@springer.de
USA, Secaucus, NJ 07096-2485, P.O. Box 2485, Fax +1.201.348-4505, e-mail: orders@springer-ny.com
Eastern Book Service, Japan, Tokyo 113, 3–13, Hongo 3-chome, Bunkyo-ku, Fax +81.3.38 18 08 64, e-mail: orders@svt-ebs.co.jp

SpringerMedizin

Friedrich Kummer, Nikolaus Konietzko, Tullio C. Medici (Hrsg.)

Pharmakotherapie bronchopulmonaler Erkrankungen

2000. X, 499 Seiten. 46 Abbildungen.
Gebunden DM 168,–, öS 1176,–, sFr 144,50
ISBN 3-211-83061-8

Im Bereich der Pharmakotherapie von Lungenerkrankungen fehlte bisher ein Nachschlagewerk im deutschen Sprachraum. Meistens wird das Thema lediglich kursorisch in Lehrbüchern der Inneren Medizin und Pneumologie abgehandelt. Erstmalig im deutschen Sprachraum liegt nun dieses fachbezogene Lehrbuch mit neuesten Erkenntnissen der Pharmakotherapie vor. Es wendet sich vor allem an Internisten und Pneumologen, ist aber auch für Pädiater, Thoraxchirurgen und Allgemeinärzte von großem Interesse.

Friedrich Kummer, Meinhard Kneußl (Hrsg.)

Das therapieresistente Asthma

2000. VII, 89 Seiten. 13 Abbildungen.
Broschiert öS 275,–, DM 39,–, sFr 35,50
ISBN 3-211-83401-X

Vier österreichische und zwei deutsche Referenten erörterten am 7. Wiener Asthma Forum, 1998, zum brisanten Thema des therapieresistenten Asthmas folgende Bereiche: die theoretischen Grundlagen der Steroidresistenz und deren Beziehung zu teilweise reversiblen molekularbiologischen Vorgängen, die modernen Methoden der mechanischen Atemhilfe, vielversprechende Erfolge bei der Therapie mit Immunoglobulinen, die Asthmakatastrophen im Kindes- und Aduleszentenalter, hochinteressante Varianten des „Pseudoasthmas" und die praxisrelevanten Aspekte.

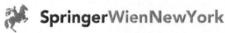

SpringerWienNewYork

A-1201 Wien, Sachsenplatz 4–6, P.O. Box 89, Fax +43.1.330 24 26, e-mail: books@springer.at, Internet: www.springer.at
D-69126 Heidelberg, Haberstraße 7, Fax +49.6221.345-229, e-mail: orders@springer.de
USA, Secaucus, NJ 07096-2485, P.O. Box 2485, Fax +1.201.348-4505, e-mail: orders@springer-ny.com
Eastern Book Service, Japan, Tokyo 113, 3–13, Hongo 3-chome, Bunkyo-ku, Fax +81.3.38 18 08 64, e-mail: orders@svt-ebs.co.jp

Springer-Verlag
und Umwelt

Printed by Books on Demand, Germany